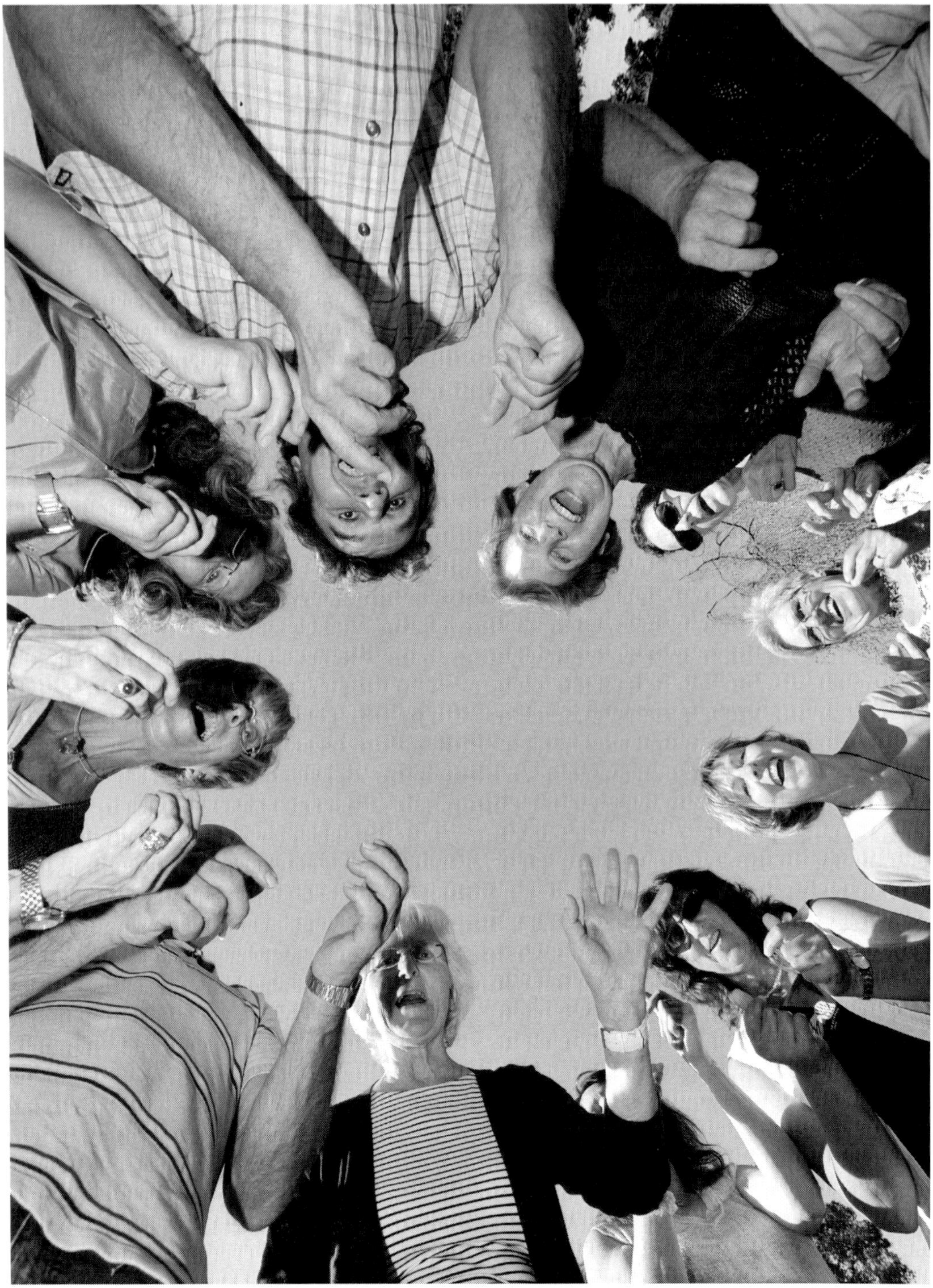

Das Potential des heilsamen Singens

Singende Krankenhäuser e.V.
Internationales Netzwerk

Singend gesunden | FORSCHUNG · PRAXIS · PERSPEKTIVEN

Herausgegeben von
Wolfgang Bossinger – Norbert Hermanns – Thomas Jüchter

Mit Beiträgen von Prof. Dr. Dr. h.c. Hans-Helmuth Decker-Voigt, Sabine Rittner, Dr. Ellis Huber, Prof. Dr. Stephen Clift, Prof. Dr. Gunter Kreutz, Elke Wünnenberg, Dr. Sebastian Stierl, Norbert Hermanns, Wolfgang Bossinger, Thomas Jüchter, Joachim Goerke, Katja Böhm, Dr. Ute Christine Haberer, Andreas Paff, Kordula Voss und Claudia Schubert

IMPRESSUM

Herausgegeben von / edited by
Singende Krankenhäuser – internationales Netzwerk zur Förderung des Singens in Gesundheitseinrichtungen e.V. (SiKra)

Singende Krankenhäuser e.V.
Internationales Netzwerk

Redaktion:	Wolfgang Bossinger, Norbert Hermanns, Thomas Jüchter
Geschäftsstelle:	Singende Krankenhäuser e.V., Klosterhof 11, 88255 Baindt/Ravensburg
Geschäftsführung:	Sonja Heim
Internetadresse:	www.singende-krankenhaeuser.de
E-Mail:	sonja.heim@singende-krankenhaeuser.de

Bibliografische Information Der Deutschen Bibliothek
Die Deutsche Bibliothek verzeichnet diese Publikation in der Deutschen Nationalbibliografie; detaillierte bibliografische Daten sind im Internet über http://dnb.ddb.de abrufbar.

Druck KDD Kompetenzzentrum Digital-Druck GmbH | Leopoldstr. 68 | D-90439 Nürnberg
ISBN 978-3-00-041444-2

Lektorat:	Vera Kimmig
Layout/Satz:	Christof Mühlberger
Cover-Foto:	Sabine Braun

Stuttgart, im April 2013

BILDNACHWEIS

Abbildungen von Sabine Braun >>> www.photo-sabinebraun.eu

Titelfoto | S. 4 | S. 8 (alle Portraits) | S.13 | S. 14 oben | S.23 | S.43 | S. 59 | S. 60 | S. 75 | S. 105 | S. 127 | S. 128 oben | S. 161 | S. 177 | S. 178 | S. 191

Weitere Quellangaben zu den Fotos jeweils auf den Seiten.

INHALTSVERZEICHNIS

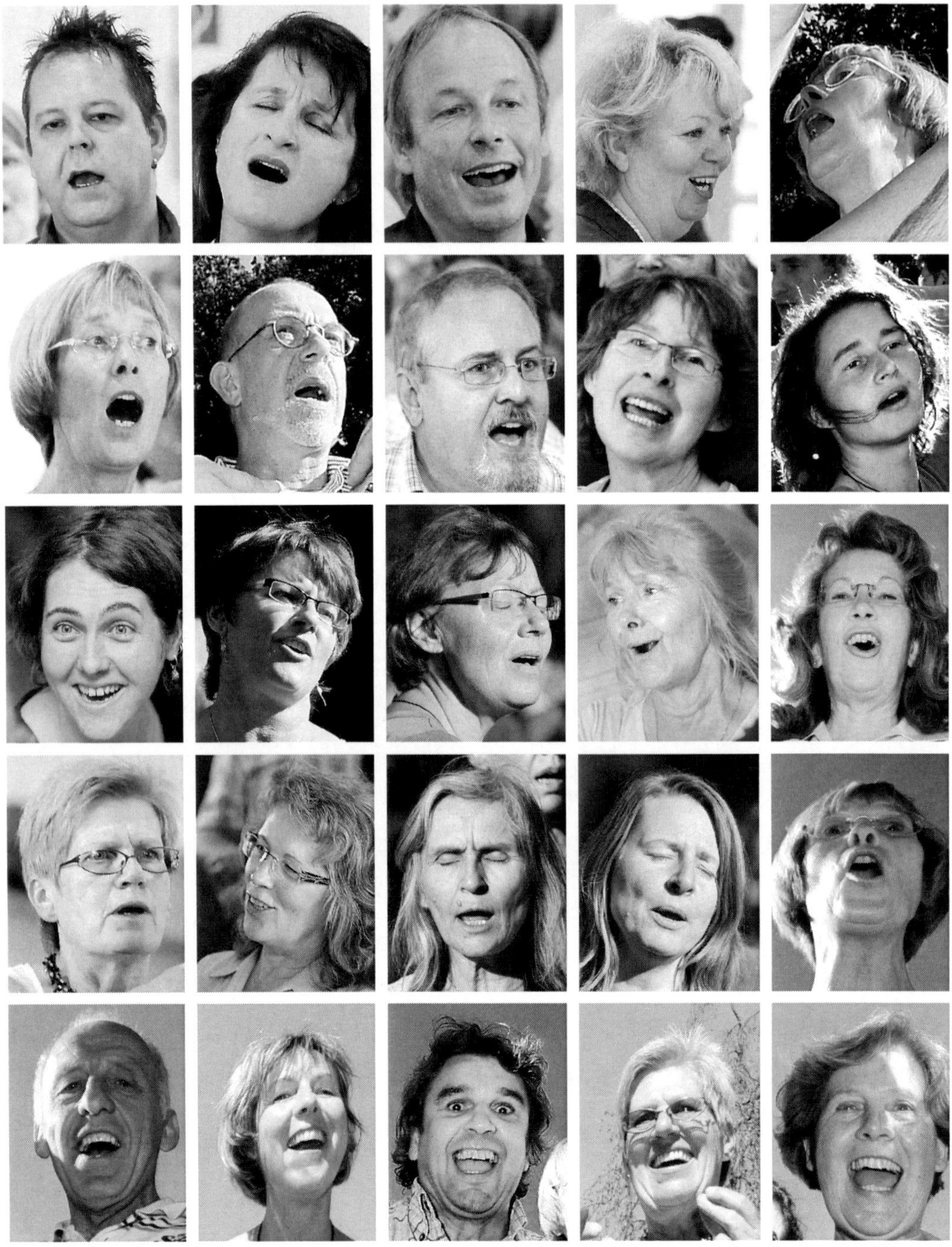

Vorwort der Herausgeber

Singende Krankenhäuser e.V.
Internationales Netzwerk

Endlich ist es soweit ...

wir können das Buch „Das Potential des heilsamen Singens" einer größeren Öffentlichkeit präsentieren. Es ist im wahrsten Sinne des Wortes die Frucht einer mehrere Jahre währenden Aufbauarbeit des Netzwerkes *Singende Krankenhäuser e. V.*, von großer Begeisterung und dem Engagement mitwirkender Patienten, Therapeuten, Singleiter, Wissenschaftler, Klinikchefs und Gesundheitsarbeiter getragen.

Dieses Buch ist ein interdisziplinärer Überblick, mit Beiträgen renommierter Autoren und Experten zum Thema Singen – Therapie – Gesundheit. Ausgangspunkt für dessen Entstehen war die 2. Jahreskonferenz der *Singenden Krankenhäuser e. V.* Ende April 2012 in Lüneburg, an der die Autoren als Referenten und Mitwirkende teilnahmen.

Wir freuen uns sehr, dass die Experten aus unterschiedlichen Fachgebieten für die Herausgabe dieses Buches ihre Vorträge überarbeitet, Workshop-Inhalte beschrieben und damit hochwertige Buchartikel beigesteuert haben. Ebenso sind wir glücklich darüber, in diesem Band auch die Stimmen von Singgruppenteilnehmern, Tagungsteilnehmern, psychiatrieerfahrenen Menschen und anderen Patienten zu hören bzw. zu lesen. Die Anfänge der *Singenden Krankenhäuser e.V.* waren immer vom gemeinsamen Bemühen aller Beteiligten (gerade auch der Klinikpatienten und ehemaligen Patienten) getragen, das heilsame und gesundheitsfördernde Singen und die Idee Singender Krankenhäuser bekannt zu machen und weiter zu verbreiten.

Mit diesem Buch haben wir erstmalig eine eindrucksvolle hochaktuelle Erkenntnisübersicht zum Themenkomplex Singen – Therapie – Gesundheit, aus so unterschiedlichen Blickwinkeln wie der Musiktherapie, Bewusstseinsforschung, Musikwissenschaft, Gesundheitsforschung, der klinischen Praxis, der Sicht von Teilnehmern und Betroffenen, sowie der Sichtweise von Musikern/Künstlern.
So ist dieses Buch bisher auch einzigartig im deutschen Sprachraum und wird hoffentlich dazu beitragen, die Bedeutung des Singens für von Krankheit und Leid betroffenen Menschen, aber auch in der Prävention zu fördern.

Es ist faszinierend zu beobachten, wie interdisziplinär die Entwicklung und Erforschung von Singangeboten für den Gesundheitsbereich derzeit mehr und mehr vorangetrieben wird, getragen von einem Geist kollegialer und kooperativer Zusammenarbeit zwischen Praktikern, Therapeuten, Wissenschaftlern, Singgruppenteilnehmern und Patienten.

Werfen wir nun einen kurzen Blick auf die Beiträge dieses Buches. In Kapitel 1, gewidmet dem gemeinnützigen Netzwerk *Singende Krankenhäuser e. V.*, führen uns ***Wolfgang Bossinger***, der Begründer desselben und **Norbert Hermanns**, dessen amtierender Vorstandsvorsitzender in die Welt der *Singenden Krankenhäuser e.V.* ein. Sie erläutern die Geburt dieser Initiative sowie die Ziele dieses mittlerweile in mehreren Ländern operierenden Vereins.

In Kapitel 2 beschreiben dann führende Experten aus unterschiedlichen Blickwinkeln die Bedeutung des Singens in therapeutischen und heilsamen Kontexten. So erläutert ***Prof. Dr. Dr. h.c. Hans-Helmut Decker-Voigt*** – renommierter Pionier der Musiktherapie – in seinem Beitrag *„Vom Singen als Ritual im Krankenhaus"*, ritual- und entwicklungspsychologische Aspekte von Musik und Gesang. Dabei spannt er in seiner unnachahmlich literarischen Weise und großer Erzählkunst einen weiten Bogen von den Urvölkern bis in die heutige Zeit hinein.

Die Psycho- und Musiktherapeutin ***Sabine Rittner*** hat sich durch ihre Arbeit mit veränderten Bewusstseinszuständen international einen Namen gemacht. In ihren Untersuchungen erkannte sie die gesundheitsförderlichen Tranceprozesse, die beim Singen ausgelöst werden können und beschreibt in ihrem Artikel *„Singen und Trance – Die Stimme als Medium zur Induktion veränderter Bewusstseinszustände im Kontext von Singgruppen"*, wie auftretende Trance-Phänomene therapeutisch nutzbar gemacht werden können.

In ihrem wissenschaftlichen Beitrag *Singende Krankenhäuser aus Sicht von Singgruppenleiter/Innen* präsentieren die Singforscher, Musikwissenschaftler ***Prof. Dr. Gunter Kreutz***, Gesundheitsforscher ***Prof. Dr. Stephen Clift***, sowie ***Katja Böhm***, wissenschaftliche Mitarbeiterin des Forschungsprojektes, und ***Wolfgang Bossinger***, Musiktherapeut und Begründer des Netzwerkes, erste Ergebnisse aus ihrer von Herbst 2011 bis April 2012 mit mehr als 400 Teilnehmern von Singgruppen an Kliniken und Gesundheitseinrichtungen in Deutschland durchgeführten Studie.

Zunächst befassen sie sich hier mit der Sichtweise erfahrener Singgruppenleiter auf die Singgruppen und Singprozesse. Es handelt sich hierbei um das erste Forschungsvorhaben, das sich systematisch mit der Bedeutung von Singgruppen und Singen im klinisch-stationären Bereich beschäftigt. Auch wird die praxisnahe Forschung, die unmittelbar wieder in die Praxis einfließt, beleuchtet. In späteren Phasen des Forschungsprojektes soll dann die Sichtweise der Singgruppenteilnehmer untersucht werden und mit der der Singleiter in Beziehung gesetzt werden.

„Singend in Beziehung Sein - Heilsames Singen in der Psychoonkologie" lautet der Beitrag der Psychologischen Psychotherapeutin, Musikerzieherhin und Dozentin der SiKra-Singleiter-Weiterbildung ***Elke Wünnenberg***. Sie schildert darin, wie sie in ihrer klinischen Arbeit mit Krebspatientinnen das Singen als Ressource für Krankheitsbewältigung und Gesundheitsfürsorge einsetzt. Sie entwickelt einen integrativen Ansatz, der das beziehungsstiftende Moment des Singens als Dreh- und Angelpunkt für dessen heilsame Wirkung begreift und das Selbstheilungspotenzial des Singens als ein Selbstregulationsmodell theoretisch-methodisch reflektiert. Elke Wünnenberg veranschaulicht ihre Ausführungen über eindrückliche Patientenrückmeldungen. Über die Beschreibung anthropologischer Grundannahmen leistet sie einen wichtigen Beitrag zur Entwicklung eines Leitbildes der *Singenden Krankhäuser e.V.*

Dr. Ellis Huber, einer der großen Gesundheitspioniere und Präventivmediziner in Deutschland, führt in seinem Beitrag *Gesundheit und soziale Entwicklung – zur Perspektive eines singenden Gesundheitswesens* aus, in welchem Umfang und welch bedeutsame Rolle soziale Dimensionen bei der Krankheitsbewältigung und für unsere Gesundheit spielen. Das soziale Bindegewebe, das seiner Meinung nach so wichtig ist, um Gesundung, Selbstwertgefühl und Resilienz zu stärken, zerfalle immer mehr. Mit kritischer Stimme warnt er vor Profitdenken, vor Solidaritätsverlust im deutschen Gesundheitssystem und entwirft die Vision, wie sich Krankenhäuser mit „Reparaturmedizin" in gesellschaftliche Zentren für Gesundung, soziales und kulturelles Leben verwandeln können: Durch das Einbeziehen von Singen, künstlerischen Therapien und komplementärtherapeutischen Angeboten.

Im Kapitel 3 kommen Gestalter und Pulsgeber zu Wort: Der singende ärztliche Direktor des Psychiatrischen Krankenhauses Lüneburg (PKL) ***Dr. Sebastian Stierl*** im Gespräch mit ***Wolfgang Bossinger***; ***Claudia Schubert***, Leiterin des Sozial- und Kulturzentrums des PKL, und ***Andreas Paff***, Musiktherapeut im PKL im Gespräch mit ***Thomas Jüchter*** sowie einigen Teilnehmer, die ***Natalie Gambke*** auf der Tagung getroffen hat.

Das vierte Kapitel ist dem Lüneburger Musiker ***Joachim Goerke*** gewidmet, der in seinem viel beachteten Workshop auf der Jahrestagung seinen spontanen, lebendigen Zugang zu den Singgruppenteilnehmern erfahrbar macht. Im Gespräch mit ***Thomas Jüchter*** erzählt er sehr persönlich über die Bedeutung des Singens, seine Erfahrungen auf der Tagung und in seinen Singgruppen.

Auf dem Podium trafen sich ***Wolfgang Bossinger, Dr. Ellis Huber, Dr. Sebastian Stierl, Dr. med. Ute Christine Haberer, Prof. Stephen Clift*** und ***Prof. Dr. Gunter Kreutz***, um über die Zukunft heilsamer Singangebote und Perspektiven im Gesundheitswesen zu diskutieren. Die spannende Debatte unter Moderation von ***Kordula Voss*** und ***Norbert Hermanns*** zum Nachlesen im Kapitel 5.

Am Ende des Buches im Kapitel 6 finden Sie Informationen zur Arbeit der Singenden Krankenhäuser e.V., zur Singleiter-Weiterbildung, sowie links zu anderen Sing-Initiativen.

Danksagungen

Unzählige Menschen haben zum Gelingen der Tagung und Verwirklichung dieses Bandes beigetragen. In erster Linie danken wir allen Autoren für die Zur-Verfügung-Stellung ihrer Referatsthemen. Damit unterstützen sie mit großem Idealismus und großer Sympathie die Anliegen der *Singenden Krankhäuser e.V.* für ein humanistisches, ganzheitliches, singendes Gesundheitswesen. Dem/der Leser/in seien die vertiefenden Lektüren der Autoren wärmstens empfohlen. Sie finden weitere Veröffentlichungen am Ende der jeweiligen Beiträge.

Unser Dank geht auch an Vera Kimmig, die alle Texte lektoriert hat, an unseren Grafiker Christof Mühlberger, an Katharina Neubronner, Iris Rieg-Hermanns und Karin Jüchter für kritische Anmerkungen und Korrekturlesen, an Martina Mackamul, 2. Vorsitzende des Vereins, und SiKra-Geschäftsführerin Sonja Heim für ihre wirtschaftliche Beratung, an Barbara Wentzel, Rechtsanwältin aus Hamburg, für ihre juristische Fachkompetenz und Betreuung, an Claudia Schubert und ihrem Team, für die exzellente Organisation der Lüneburger Tagung, an Matthias Fleischmann, der für die Ton- und Filmaufnahmen zuständig war, und nicht zuletzt an alle Teilnehmer unserer Singgruppen für ihre Stimmen, ihre Resonanzen und Inspirationen

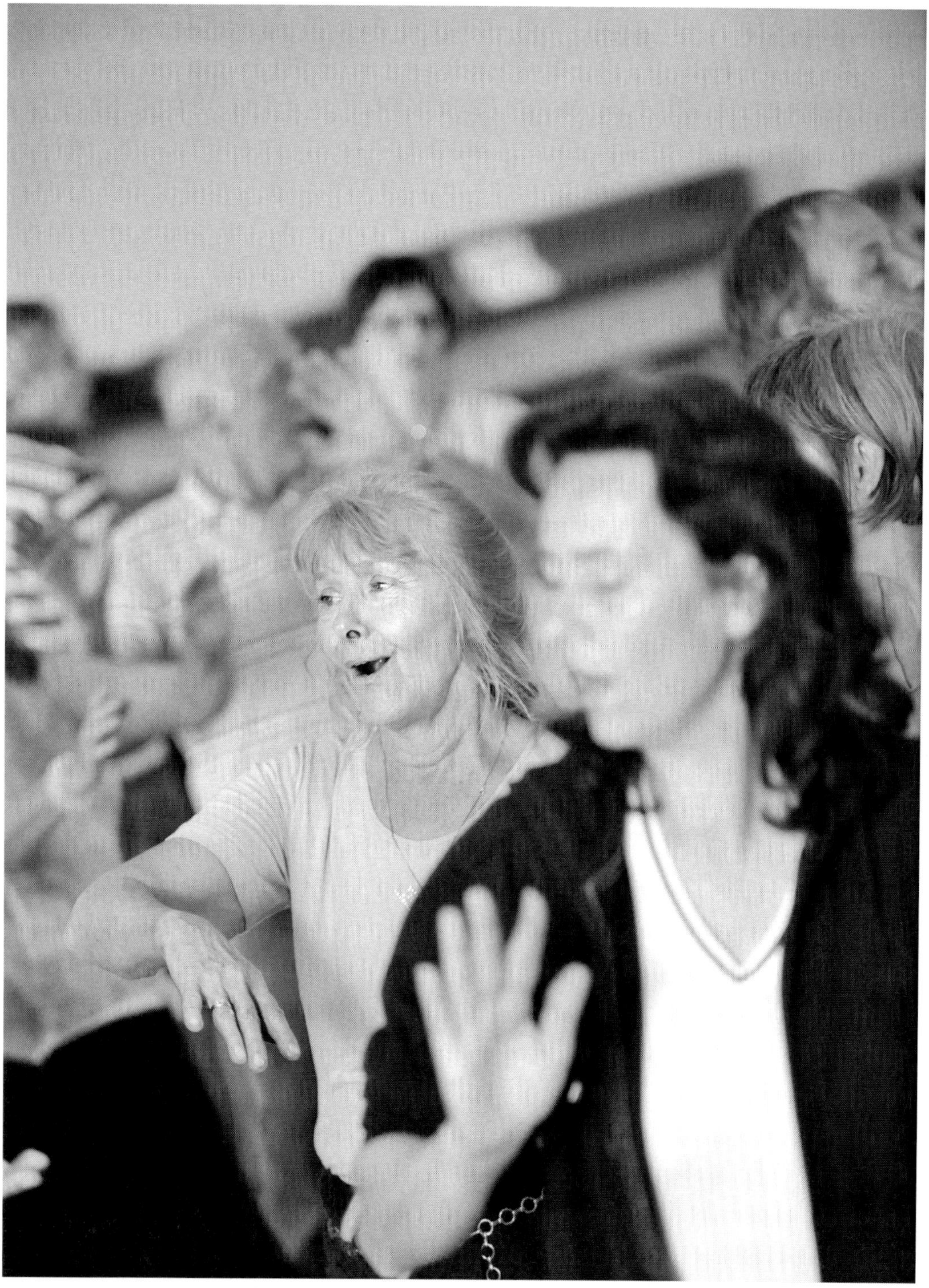

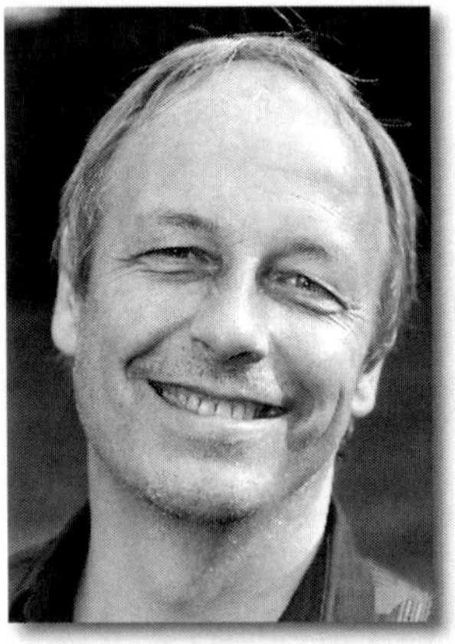

Wolfgang Bossinger

Diplom-Musiktherapeut (FH), Psychotherapie (HPG), Systemischer Familientherapeut, Singleiter und Weiterbilder begründete 2009/2010 *Singende Krankenhäuser – internationales Netzwerk zur Förderung des Singens in Gesundheitseinrichtungen e. V.* Er war 1. Vorsitzender bei Singende Krankenhäuser e. V. von 2010 bis 2012 und ist jetzt Ehrenvorsitzender. Bossinger ist Leiter der Akademie für Singen und Gesundheit, Vorstandsmitglied bei il canto del mondo e. V. und der Deutschen Stiftung Singen.

Er studierte Musiktherapie an der Fachhochschule der Stiftung Rehabilitation in Heidelberg. Danach 3-jährige musiktherapeutische Forschungstätigkeit an der Universität Ulm und der dortigen Universitätskinderklinik (Hauptschwerpunkt: Musiktherapeutische Begleitung krebskranker Kinder und Jugendlicher sowie musiktherapeutische Weiterbildung von Medizinstudenten). Seit 1989 Aufbau der Musiktherapie an der Fachklinik für Psychiatrie, Psychotherapie und Neurologie Christophsbad Göppingen. Im Mittelpunkt seiner klinischen, sowie präventiven Tätigkeit steht seit mehr als 20 Jahren die Erforschung und Praxis gesundheitsfördernder und therapeutischer Wirkungen des Singens. Zahlreiche Veröffentlichungen (Bücher, Artikel, Filme, CDs) zu der Thematik.

>>> *Info: www.healingsongs.de*

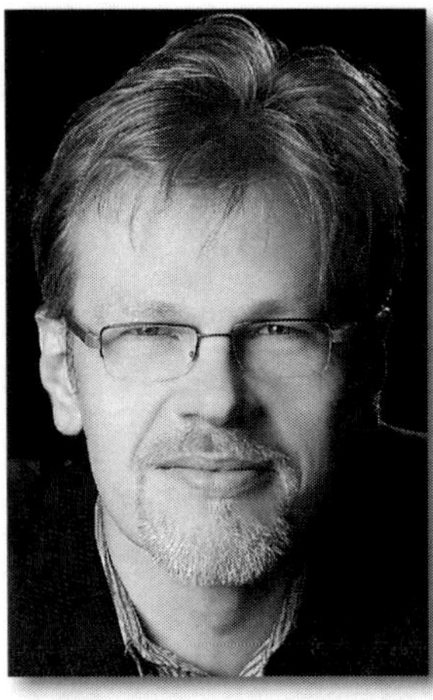

Norbert Hermanns

Dipl. Musiktherapeut (DMtG), Dipl. Sänger, Dipl. Religionspädagoge, 1.Vorsitzender *Singende Krankenhäuser e.V.*
Koordinator Musiktherapie LebensWert e.V. / Psychoonkologisches Therapiezentrum an den Unikliniken (UK) Köln, Musiktherapeut Palliativzentrum / UK Köln, Mitglied im Bundesarbeitskreis der Musiktherapeuten in der Onkologie, Seminarleiter und zertifizierter Singleiter, Mitglied des Opernchores der Stadt Köln seit 1994, freiberuflicher Sänger, Gastvorträge und Seminare als Referent in Europa, Rundfunk- und Fernsehbeiträge.

In dem folgenden Beitrag möchten wir eine Einführung in die Entstehungsgeschichte, die Tätigkeiten, Ziele und Visionen von *Singende Krankenhäuser e. V.* geben.

Eine Einführung

Singende Krankenhäuser e.V.
Internationales Netzwerk

Über die Entstehung von *Singende Krankenhäuser*

>>> von *Wolfgang* Bossinger

Wie kam es zu der Entstehung des internationalen Netzwerkes *Singende Krankenhäuser e. V.*?
Die heilsame Kraft des Singens ist seit etwa 20 Jahren mein großer Schwerpunkt und hierüber hatte ich Bücher (Die heilende Kraft des Singens, Schwingung und Gesundheit) verfasst und Singveranstaltungen, Seminare und Weiterbildungsangebote mit tausenden von Menschen durchgeführt.

Besonders Singformen für Amateursänger, die man als gesundheitsförderndes Singen bezeichnen könnte – also das Singen einfacher Lieder mit heilsamen Texten in unserer Muttersprache, oder aus allen Kulturen der Welt, ohne Noten in Verbindung mit Bewegung – erwies sich nach meinen Erfahrungen als besonders effektiv für „Laiensänger". In kurzer Zeit kann es hier gelingen, dass die Sängerinnen und Sänger in Flow-Zustände eintauchen, sich tief entspannen, Stress abbauen und Erfahrungen intensiver Gemeinschaft machen. In mehr als hundert Interviews mit Teilnehmern zu ihren Singerfahrungen fand ich beeindruckende Zeugnisse für das Auftreten sogenannter strong experiences with music – also besonders starker Singerfahrungen – die oft begleitet waren von sogenanntem Thrill-Erleben (Schauer, Gänsehaut, Tränen) in Verbindung mit positiven emotionalen, heilsamen und transzendenten Erfahrungen.

Dennoch dachte ich lange Zeit, dass solche Formen des Singens sich nicht bei schwerkranken Menschen mit Depressionen, Angstzuständen, Psychosen oder schweren körperlichen Erkrankungen eignen. Vielmehr war ich der Ansicht, dass Patienten in einer psychiatrischen oder psychosomatischen Klinik durch solche intensiven Singerfahrungen eher überfordert würden. Dies war ein schwerwiegender Denkfehler, der sich, wie später die Praxis zeigte, als völlig unbegründet erwies. Vielmehr ist eher das Gegenteil der Fall – schwerkranke Patienten profitieren in besonderer Weise von solchen Singangeboten ...

Singen als Therapie für Obdachlose

Während ich mein Buch „Die heilende Kraft des Singens" schrieb, stieß ich bei meinen wissenschaftlichen Recherchen auf Forschungen, die mich besonders faszinierten. Die Singforscherinnen Betty Bailey und Jane Davidson untersuchten mit Methoden der qualitativen Sozialforschung, welche Wirkung die Teilnahme von Obdachlosen an einem Amateur-Chor hatte. Dieser „homeless-choir" wurde 1996 in Montreal, Kanada, gegründet und ging ursprünglich zurück auf die Initiative eines jungen Mannes, der als Helfer in einer Suppenküche für Wohnsitzlose mitarbeitete.

Die Idee hierzu kam dem späteren Chorleiter, als er sich an seine eigene Zeit in einem Chor erinnerte – an seine damaligen Gefühle der Freude und Zufriedenheit. Er erhoffte sich ähnlich positive Auswirkungen auf die Obdachlosen. Bei den Teilnehmern des Chors handelte es sich um wohnsitzlose Menschen mit massiven emotionalen Problemen, Alkoholismus und/oder Drogenabhängigkeit. Einige litten zusätzlich an schwerwiegenden psychischen Erkrankungen wie Schizophrenie oder Depressionen. Unter den Chormitgliedern waren die meisten soziale Außenseiter, hatten kaum stabile Beziehungen und lebten auf der Straße.

Bailey führte ausführliche Interviews mit den Chormitgliedern zu den Wirkungen des Singens durch, die wissenschaftlich weiter ausgewertet wurden. Die Ergebnisse waren verblüffend: Viele der Wohnsitzlosen berichteten von einer Abnahme ihres Alkohol- oder Heroinkonsums durch das gemeinsame Singen. Gewalt und Aggression zwischen den Mitgliedern hatten abgenommen, während Empathie und soziale Verhaltensweisen zunahmen. Einige der Chormitglieder hatten zum Zeitpunkt der Untersuchung bereits stabile Beziehungen aufgebaut oder sogar wieder einen festen Wohnsitz oder einen Job gefunden. Die Chormitglieder führten diese positiven Veränderungen auf das gemeinsame Singen und die damit verbundene Stärkung ihres Selbstwertgefühles zurück. Die beiden Forscherinnen kamen zu dem Ergebnis, dass die Wirkung des Singens im Chor vergleichbar war mit einer erfolgreichen klinischen Psychotherapie.

Das „Gesangsexperiment“

Diese Forschungen inspirierten mich sehr: Ich hoffte darauf, dass auch für psychisch und körperlich kranke Menschen ähnliche Effekte durch das gemeinsame Singen möglich werden konnten – insbesondere durch Formen des Singens, in denen es um Freude, Verbundenheit und Gesundheitsförderung und nicht um Leistung und Perfektion ging. Außerdem vermutete ich zusätzliche Wirkungen solchen Singens bei langfristiger Teilnahme – besonders für ehemalige Patienten, weil es hierdurch zum Entstehen sozialer Netzwerke und einer dadurch möglichen Überwindung von Isolation und Einsamkeit kommen konnte. So entschloss ich mich 2006 zusammen mit meinen beiden musiktherapeutischen Kolleginnen Dorit Schradi und Simone Wagner schließlich zu einem „Gesangs-Experiment“.
Wir starteten mit einer ersten offenen Singgruppe an der psychiatrisch-neurologischen Klinik Christophsbad Göppingen, an der ich seit mehr als 20 Jahren als Musiktherapeut tätig bin. Es begann alles ganz klein, mit 4 - 6 Mitwirkenden. Das Besondere an diesem Singprojekt bestand darin, dass es von Anfang an offen für jeden war – für Patienten, ehemalige Patienten, Mitarbeiter, Angehörige und Menschen aus der Stadt und Umgebung. Glücklicherweise unterstützten auch die Geschäftsführung und die ärztliche Leitung der Klinik Christophsbad dieses eher ungewöhnliche Konzept von Anfang an.

Sehr rasch kamen mehr und mehr gesangsbegeisterte Patienten und Teilnehmer hinzu, so dass wir bereits nach 4 Jahren eine volle Klinik-Kapelle mit wöchentlich 70 - 90 singenden Teilnehmern hatten. Da die Gruppe aus allen Nähten platzte, schufen wir 2010 zusätzlich noch das Chorprojekt „Sing to be Happy“, das einerseits unser heilsames Singen entlasten sollte, andererseits aber auch den hochmotivierten und mittlerweile sehr gesangserfahrenen Teilnehmern eine weitere Möglichkeit geben sollte, ihre Freude und Begeisterung über das Singen auch nach außen zu tragen und mit der Öffentlichkeit zu teilen. Katharina Neubronner übernahm hierbei zusammen mit mir die Chorleitung und ermöglichte den gesangsbegeisterten Teilnehmern auch neue interessante (ansprechende) Formen der Stimmbildung und Stimmentfaltung durch eine erfahrene Gesangspädagogin.

Singende Krankenhäuser entsteht ...

Die Wirkung unseres Sing-Experimentes übertraf all unsere Erwartungen. Immer wieder äußerten viele der Patienten, wie unterstützend und heilsam sie unsere Angebote erlebten und wie wohltuend die Erfahrungen von Gemeinschaft und Verbundenheit waren. Besonders deutlich machte mir dies ein Mediziner, der aufgrund einer schweren Depression an unserer Klinik behandelt wurde. Für ihn war die Singgruppe eine der wirksamsten Therapien überhaupt. Er forderte, dass solche Singgruppen an vielen Kliniken eingerichtet werden müssten und bot spontan seine Mitarbeit an. Hinzu kam ein Klinikleiter, der ebenfalls an unserer Klinik wegen eines Burn Out behandelt wurde und von der Singgruppe so angetan war, dass er unbedingt selbst bei sich ein Singendes Krankenhaus initiieren wollte. Aus dieser regelrechten Beauftragung durch die Patienten heraus entschloss ich mich schließlich Anfang 2009 Singende Krankenhäuser als Organisation zu etablieren. Da ich bereits seit vielen Jahren im Vorstand des gemeinnützigen Vereines Il canto del mondo – internationales Netzwerk zur Förderung der Alltagskultur des Singens e.V. tätig war, besprach ich mit Dr. Karl Adamek, dem 1. Vorsitzenden von Il canto del mondo, Singende Krankenhäuser, zunächst als eine Canto-Initiative zu etablieren.

Innerhalb eines Jahres zeigte sich jedoch, dass diese wichtige Arbeit der Singförderung an Krankenhäusern und Gesundheitseinrichtungen einer eigenständigen Vereinsgründung bedurfte, um den anstehenden Aufgaben gerecht werden zu können: Aufgrund des rasanten Wachstums von Singende Krankenhäuser, sowie aufgrund rechtlicher Fragestellungen, wie z. B. der Möglichkeit Spenden entgegenzunehmen, Gemeinnützigkeit zu erlangen, geschäftliche Vertretung der Organisation nach außen zu ermöglichen u.v.m. kam es schließlich dazu, dass unter meiner Federführung im Mai 2010 *Singende Krankenhäuser e. V.* als eigenständiger gemeinnütziger Verein in den Räumen der Klinik Christophsbad in Göppingen – der Geburtsstätte von Singende Krankenhäuser gegründet wurde. *Singende Krankenhäuser e.V.* ist weiterhin freundschaftlich und ideell verbunden mit Il canto del mondo und ist sehr dankbar, dass Dr. Karl Adamek und il canto del mondo uns von Anfang an so beherzt unterstützt haben.

Strukturell begann ich in der Aufbauphase von Singende Krankenhäuser e.V. damit, einen internationalen wissenschaftlichen Beirat zusammenzustellen – und überraschenderweise gelang dies in kürzester Zeit. Das Projekt *Singende Krankenhäuser e.V.* stieß bei Wissenschaftlern und Therapeuten von Kanada bis Finnland, von USA bis Österreich von der Schweiz bis China auf große Begeisterung. Bald versammelten sich eine stattliche Anzahl führender Gehirnforscher, Musikwissenschaftler, Musiktherapieprofessoren, Chrono-Mediziner und Musikmediziner im wissenschaftlichen Beirat von *Singende Krankenhäuser e.V.*.

In der nächsten Phase begannen wir damit, einzelne Kliniken mit einzubeziehen, an denen es bereits Singleiter mit ähnlichen Projekten gab, oder die sich im Aufbau befanden. Wir schufen die Basis für ein Netzwerk. Außerdem erstellten wir eine Broschüre, ein Konzept und begannen mit Filmaufnahmen über Singgruppen und -formen an verschiedenen Kliniken, um das Thema und unser Anliegen besser darstellen zu können und entwickelten erste Ansätze für eine entsprechende Weiterbildung von Singleitern. Von Anfang an wirkten an der Entstehung von *Singende Krankenhäuser e.V.* begeistert Patienten, ehemalige Patienten und Teilnehmer der Singgruppen aus der Umgebung der Klinik mit. Es herrschte eine regelrechte Aufbruchsstimmung. Besonders betont wurde von der Seite der Patienten-Sänger immer wieder, wie unterstützend sie die „Begegnung auf Augenhöhe" beim Singen erlebten. Viele dieser Menschen leiden nicht nur unter ihren Krankheitssymptomen, sondern – aufgrund der Tabuisierung psychischer Krankheiten – auch unter sozialer Isolation und Stigmatisierung.

Singen auf Augenhöhe

In der Singgruppe sind sie einfach Teil der Gruppe ohne Unterschied. Egal ob Patient, Pfleger, Hartz IV-Empfänger, Hausmeister oder Geschäftsführerin – jeder ist willkommen und wir haben sogar manchmal Babies und kleinere Kinder dabei, die von ihren Mütter und Vätern mitgebracht werden und Seniorinnen und Senioren bis über 80 Jahre – es handelt sich also um eine Art Mehrgenerationen-Singen. Begegnungen dieser Art sind in unseren Gesellschaften selten geworden. Dieses gemeinsame Singen schafft ein tragfähiges soziales Netzwerk, aus dem heraus Freundschaften und gegenseitige Unterstützung im Alltag entstehen – man könnte also sagen eine gemeinde-orientierte Form der Musiktherapie, die sowohl präventiv wie auch sekundär- und tertiärpräventiv (für bereits erkrankte und chronisch kranke Menschen) wirkt.

Doch Singende Krankenhäuser ist mehr als das – es geht nicht nur um das Fördern solcher integrativer Singgruppen in psychiatrischen Klinikkontexten, sondern – wie sich in der Folgezeit zeigte – um viel mehr. Singen kann Menschen dabei helfen, schwere körperliche Erkrankungen wie Krebs, chronischen Schmerz, Schlaganfälle und eine Reihe weiterer Erkrankungen und Behinderungen besser zu bewältigen, wie im folgenden Kapitel dargestellt wird.

Die Neuausrichtung und große Dynamik der *Singenden Krankenhäuser* e.V.

>>> *von Norbert Hermanns*

Die *Singenden Krankenhäuser* haben sich in den vergangenen Jahren mit einer unglaublichen Dynamik entwickelt. Dies ist vor allem dem enormen Einsatz unserer Ehrenvorsitzenden Wolfgang Bossinger und Katharina Neubronner sowie unserer Geschäftsführerin Sonja Heim zu verdanken. Aufgrund der gestiegenen Nachfrage bieten wir nun auch zusätzliche Weiterbildungsseminare in Norddeutschland an. Heilsame Sing-Angebote in Kliniken und Gesundheitseinrichtungen entstehen nun vermehrt in allen Teilen der Republik. So wurde in Baden Württemberg im November 2012 bereits das zehnte Singende Krankenhaus zertifiziert. In Anbetracht dieser Entwicklung und des großartigen Potentials der Sing-Angebote an Kliniken und anderen Einrichtungen, sowie der Fülle anstehender Aufgaben ist es notwendig, daß wir uns immer wieder besinnen, unser Profil schärfen, uns neu ausrichten und die Strukturen anpassen. Dieser Tagungsband wird zur inhaltlichen Profilierung beitragen.

Wir werden zukünftig noch stärker unsere Mitglieder zur Mitwirkung einladen und Aufgabenschwerpunkte / Zuständigkeiten präzisieren. Nur mit der Hilfe unserer zahlreichen Mitglieder und vor allem der Patienten können wir uns weiterentwickeln. Die Unterstützung unserer Mitglieder und deren Begleitung in Aufbau und Durchführung von Singgruppen werden wir durch Gespräche, in Angebot von Hospitationsmöglichkeiten, Praxismodulen und in einem erweiterten Mitgliederbereich unserer Homepage durch Bereitstellung hilfreicher Informationen gewährleisten. Auch die gezielte Vernetzung der Mitglieder untereinander werden wir in diesem Rahmen erleichtern, um z.B. Praxisgruppen vor Ort gründen zu können.

Die besagte Profilschärfung erleichtert die Kooperation mit anderen Organisationen wie „Il canto del mondo“ und der „Akademie für Singen und Gesundheit“ von Wolfgang Bossinger und Katharina Neubronner, welche sich stärker auf den Bereich der Prävention und Gesundheitsförderung konzentrieren“. Der Schwerpunkt von Singende Krankenhäuser liegt hingegen in unserem Namen begründet: *Singende Krankenhäuser e.V.* engagiert sich für heilsame Singangebote im gesamten Gesundheitsbereich und die Förderung singtherapeutischer Ansätze in speziellen Bereichen wie Aphasie, Atemwegserkrankungen, Demenz, Depressionen, Frühgeburten, Krebserkrankungen, Parkinson, Palliativtherapie, Schmerzerkrankungen, traumatische Belastungen bei Kindern und Jugendlichen.

Gemeinsam mit international führenden Wissenschaftlern untermauern wir unsere Arbeit durch wissenschaftliche Forschungsprojekte zur gesundheitsfördernden Wirkung des Singens. Hier ist vor allem der Präsident der *Singenden Krankenhäuser e.V.* Prof. Stephen Clift und das von ihm geleitete Sydney De Haan Research Centre zu nennen. Prof. Clift, Prof. Grenville Hancox und ihr Team entwickeln bereits seit mehr als 10 Jahren Singgruppen-Projekte für Patienten und erforschen deren Effekte auf die Gesundheit. Ihre Forschungsergebnisse, sowie die aktuell vom Sydney De Haan Research Centre gemeinsam mit den Singenden Krankenhäusern / Prof. Gunter Kreutz, Katja Böhm und Wolfgang Bossinger durchgeführte Studie, fördern die Anerkennung und Akzeptanz unserer Sing-Angebote in Kliniken und öffnen den Dialog zu Krankenkassen und Stiftungen. Die gewonnenen Erfahrungen und Erkenntnisse vermitteln wir in fundierten Weiterbildungen an Fachkräfte aus Krankenhäusern, Gesundheitseinrichtungen und Altersheimen.

Eine große Herausforderung stellt die Finanzierung unseres wachsenden Netzwerkes bezüglich neuer Projekt-Entwicklungen, qualifizierter Schulung und Begleitung unserer Mitglieder dar. Wir sind dabei, hier neue Wege zu beschreiten und zählen auf die Unterstützung unserer Mitglieder.

Befruchtung des Krankenhauswesens

Um mit Prof. Gerald Hüther zu sprechen, möchten wir den vielerorts bereits stattfindenden Prozess von einer ausschließlich funktionalen Betrachtungsweise hin zu einer salutogenetischen Sicht des Patienten fördern, um aus Krankenhäusern Gesundwerdhäuser werden zu lassen. Wir möchten den Patienten in seinen Grundbedürfnissen nach Selbstwahrnehmung /- Akzeptanz, Anerkennung, Selbstwirksamkeit, Verbundenheit und Resonanz wahrnehmen und seine entsprechenden Ressourcen stärken.

Der Dialog mit Therapieformen wie Logopädie, Physio-, insbesondere Atemtherapie usw. kann die Effekte unserer Singangebote steigern, in dem wir spielerisch, kreativ und ausdrucksbeseelt deren Impulse zur Leibhaftigkeit aufnehmen. Andererseits können auch wir besagte Therapien mit unserem „beherzten" Ansatz bereichern:

- Indem z.B. logopädische „Übungen" ausdrucksbeseelt sind / einen konkreten Adressaten / eine konkrete Aussage bekommen und ein bestimmtes Gefühl mitschwingt
- indem der Atem als E-motion, als Verklanglichung des Gefühls strömt …

könnten wir zu einer humaneren Kultur und einer erneuerten Sichtweise auf die Patienten in den Kliniken und Praxen beitragen.

Fürsprecher und Botschafter

In den letzten Jahren bekamen wir engagierte Fürsprecher und Botschafter – allen voran unsere Schirmherrin Gerlinde Kretschmann, die als ehemalige Grundschullehrerin und passionierte Kirchenchorsängerin den *Singenden Krankenhäusern e.V.* manche Türe öffnet.

Immer mehr Prominente tragen dazu bei, daß die *Singenden Krankenhäuser e.V.* sowohl im Gesundheitswesen als auch in der breiten Öffentlichkeit mehr Resonanz finden, dass die Idee des heilsamen Singens immer mehr Anklang findet.

Wir freuen uns mit Ihnen, den Patienten und den Mitgliedern auf den weiteren Weg – und hoffen, dass Sie uns mit Ihren Anregungen, stets willkommener Kritik und Unterstützung bereichern – auf dass dieses lebendige, patientennahe Netzwerk weiter ranke und blühe.

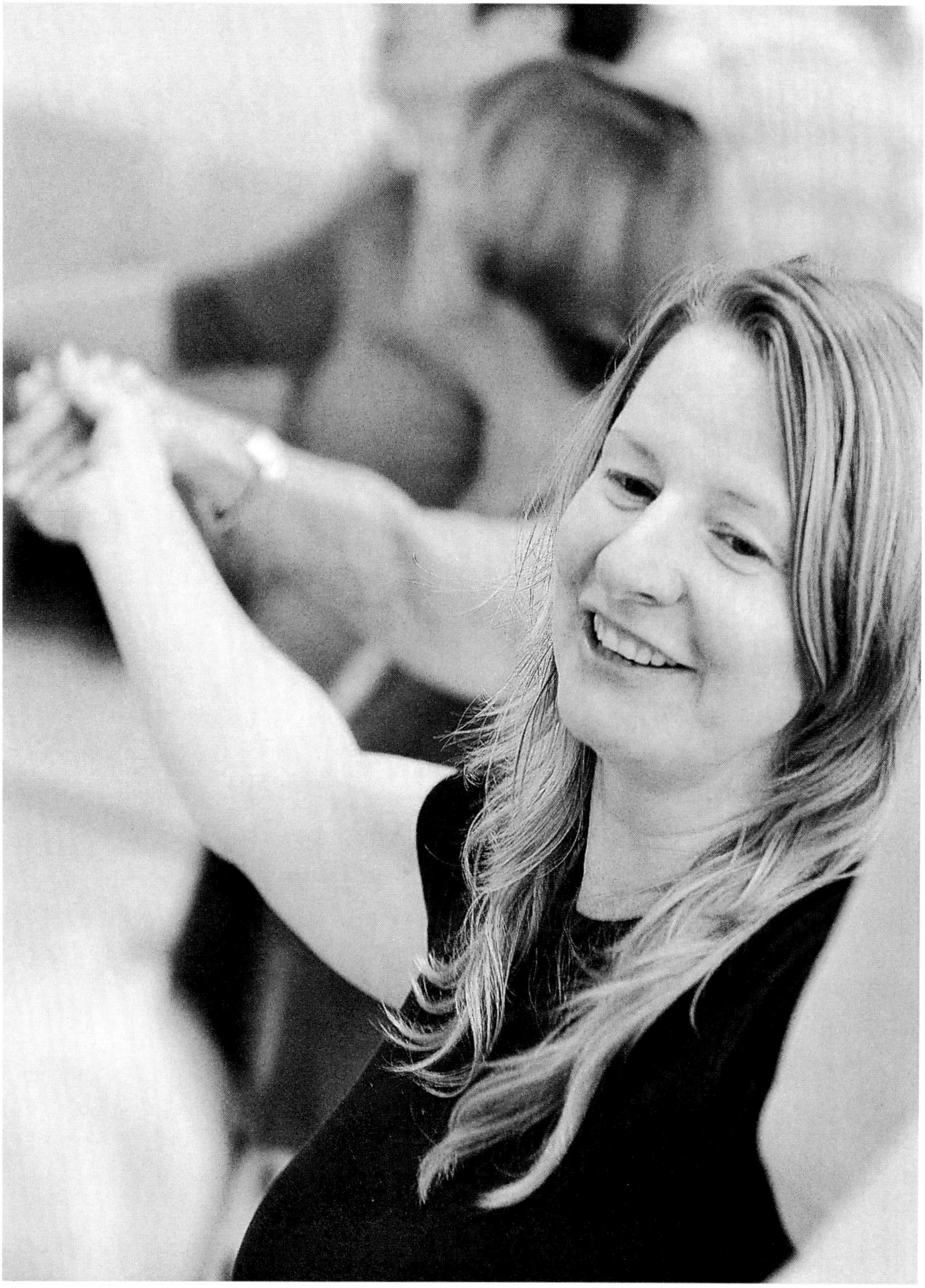

Hans Helmut Decker-Voigt

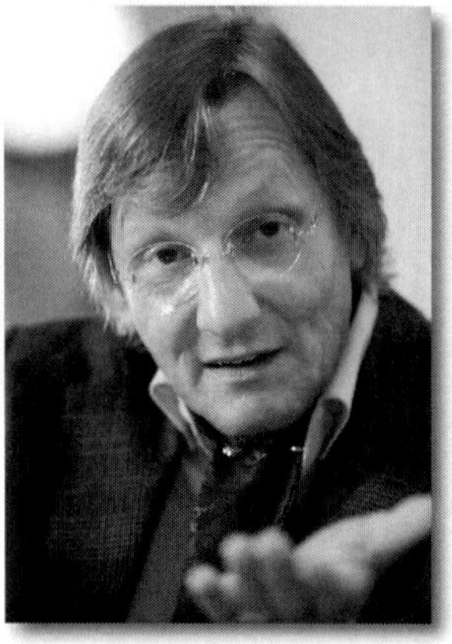

Professor Dr. Hans-Helmut Decker-Voigt, Prof. h.c. der Kunstwissenschaften und Dr. h.c. der Rostropovitsch Hochschule Orenburg, ist 1945 geboren und wuchs in einem Celler Pfarrhaus auf. Nach dem Studium der Musik und Erziehungswissenschaften bis zum Vordiplom in Deutschland studierte er Ausdrucks- und Musiktherapie in USA (Master of Arts/ M.A.) und schloß ein Promotionsstudium in Psychologie bei Prof. Ph.D. Les Carr an (Ph.D., nur außerhalb der BRD führbar) sowie später eine Promotion in Musikwissenschaft in Deutschland bei Prof. Dr. Hermann Rauhe.

- bis 2010: Direktor des Instituts für Musiktherapie an der Hochschule für Musik und Theater Hamburg, seitdem emeritiert und als Senior-Professor berufen.
- Präsident der Akademie für Weiterbildung in künstlerischen Psychotherapieformen der Herbert von Karajan – Stiftung Berlin
- Mitbegründer der Europäischen Hochschule für Berufstätige (EHB) in Leuk/Schweiz.

Neben seiner Tätigkeit als wissenschaftlicher und belletristischer Autor und Kolumnist gibt Decker-Voigt folgende Periodika heraus:

- Therapie und Erziehung durch Musik, Buchreihe bei Eres Editition, Lilienthal seit 1975
- Musik und Kommunikation, Buchreihe bei Eres Edition, Lilienthal seit 1987
- ENERGON - Musik und Gesundsein, CD- und Handbuchreihe (1997 - 2007)
- Musik und Gesundsein (MuG), Halbjahres-Zeitschrift für Musik in Therapie und Beratung
- Seit 2009 im Dr. Ludwig Reichert-Verlag Wiesbaden (zusammen mit Ralph Spintge, Eckhard Weymann und Hans-Ulrich Schmidt (seit 2002))
- Praxis der Musiktherapie, Buchreihe bei Hogrefe Verlag für Psychologie, Göttingen (seit 2009)
- Die längste Tätigkeit ist die Arbeit in literarischen Formen von Kolumnen, Erzählungen und Romanen. Decker-Voigt ist Gründungsmitglied des Verbandes Deutscher Schriftsteller (VS).Sein publizistisches Schaffen ist dabei nicht nur den Lesern seiner Kolumne in der Allgemeinen Zeitung der Lüneburger Heide, Uelzen, sondern durch die Übersetzung in inzwischen 14 Sprachen zunehmend auch international vielen Menschen bekannt.

>>> www.decker-voigt-archiv.de

Eröffnungsvortrag zur 2. Internationalen Jahreskonferenz im Mai 2012

Musik ist Ritual – Ritual ist Bewusstheit

Singende Krankenhäuser e.V.
Internationales Netzwerk

>>> *von Hans-Helmut Decker-Voigt*

Konzept einer Ritualpsychologie für Musik im therapeutischen Kontext am Beispiel der Bewegung der *„Singenden Krankenhäuser e.V."*

„Wo Ritual ist, soll Bewusstsein werden" (Sigmund Freud)

„Die Abwendung von Ritualen ist eines der ernstesten Probleme unserer Zeit" (Susanne Langer)

Es wäre wünschenswert, wenn alle Geschäftsführerinnen und Geschäftsführer, alle leitenden Ärztinnen und Ärzte von Krankenhäusern einmal in eine solche Atmosphäre eintauchen könnten, wie dies hier in der Lüneburger Psychiatrie als Gastgeber der 2. Internationalen Konferenz der Fall war. Eine Klinik, in der der ärztliche Direktor im Kittel mit Gitarre die Krankenzimmer betritt. Eine Klinik, in der der Geschäftsführer singt und mitsingt. Manche am deutschen Gesundheitswesen leidende Direktor/Innen oder Geschäftsführer/Innen und Gesundheits-Politiker/Innen müssten dann weniger leiden.

In den gegenwärtigen Psychotherapie-Schulen lernen wir: Überraschung ist einer der ersten und elementaren Schritte zur Wendung der Ereignisse in der Psychodynamik des einzelnen Patienten bzw. in der Dynamik einer Patientengruppe.

Die Person der Therapeutin und die „merk-würdigen" Appelle der Instrumente in ihrem (Musiktherapie -) Raum (auch in der Kunsttherapie, Theatertherapie, Holzwerkstatt usw.) „wenden" etwas im Patienten, lenken zunächst um, um später nach Beziehungsaufbau zu den psycho-physischen Schmerzanlässen und – Hintergründen und deren Bearbeitung, zurückzukehren. Verändert zurückzugehen - und Veränderung der Seelenlandschaft des Patienten ist die breitspektralste therapeutische Kunstaufgabe in allen Disziplinen: Medizin, Psychologie, Psychotherapie, künstlerische Psychotherapie, Pflege, Künste und Kunst-Werk, Kunst-Prozess im Krankenhaus. Stiftungen wie die ***„Life-Music-Now"*** von ***Yehudi Menuhin*** und die sich stürmisch entwickelnde Initiative der *Singenden Krankenhäuser e.V.* repräsentieren die letztgenannten Bereiche.

Eine Erfahrung mit „Überraschung als Instrument" aus den USA, im Umfeld institutionalisierter Therapie: Dort ging der Dekan des Arts Institute in Cambridge/Boston, Prof. Dr. Shaun McNiff in eine Kommissionssitzung des Government, um knapp 100 000 Dollar für den Studiengang „Künste in der Psychiatrie" zu beantragen. McNiff sprach in dieser Sitzung kein einziges Wort. Er – sang! Er sang seinen Antragstext zum Djemben-Rhythmus den verdutzten Abgeordneten vor und erhielt weit mehr Dollar als die beantragten, bewilligt. „Überraschung" ist als Mittel für manche Not-Wendung nicht nur prominent in jeder Psychotherapie, sondern auch eine Option außerhalb.

Ich ahmte dies einmal bei einem Hamburger Großsponsor nach – und erhielt, zumindest einen Teil der Kosten für den 8. Weltkongreß für Musiktherapie 1996 in Hamburg, bei dem 52 Nationen vertreten waren. Ich wiederholte mein „Ab"-Singen von Bitten um eine Projektfinanzierung durch die AOK (Allgemeine Ortskrankenkasse, größte Pflichtkasse in Deutschland) im Rheinland vor 100 Geschäftsführern und nochmals vor dem Kongress der Lufthansa-Ärzte, wegen rezeptiver Musiktherapie-Behandlungsmodelle bei Flugangst. Ich sang im Stil subsemitionaler Tubenbildung (s. Gregorianik) - ausnahmslos mit dem Erfolg, schlagartig einsetzender Aufmerksamkeit des Publikums und spielerischer Vergnügtheit, die in den beiden letztgenannten Gruppen jeweils im Mitsingen mündete (Do-Re-Mi aufwärts und abwärts genügte). Diese Tubengesänge führten im spontan entstandenen Lufthansa-Kongress zu einem Lufthansa - Kanon bzw. bei der AOK mündete es in einem vokalen Impro-Spiel mit den dazu einladenden Lauten und Leuten von „A-O-K".

Aktuelle Variante wäre mit dem Chant von **Katharina Neubronner** in der Liedersammlung der *Singenden Krankenhäuser e.V.*: *„Oh, lass es dir gut gehen…"* die Variante: *„AOK – lass es dir gut gehen, AOK – lass es dir gut gehen – egal, was geschieht und egal, was geschehen – AOK – lass es dir gut gehen …."*

Ritual hebt hervor, lässt bewusst(er) werden, Ritual ist per se eine Überraschung durch die Abgrenzung zum Alltag. Singen, jedes Spiel mit dem meiststrapazierten und standardisierten, geschienten Ausdrucks-Instrument Stimme, ist eine solche Überraschung und verspricht Besonderes.
Was wir anlässlich von Geburtstagen aus dem hoffnungslos, im tiefen Keller der Töne landenden

„*Happy Birthday*“ machen, ist für den Song und das Geburtstagskind meistens peinlich, bestenfalls rührend! Aber es war und ist eigentlich eines der schönsten und wirksamen Rituallieder, wenn man die zweite Strophe mit einbezieht und Text wie Melos nicht wie eine Zwangsformel abfertigt, sondern als Ritual, jemanden heraushebend und mit ihm die Feiernden:

„Happy birthday to you, with old friends and new, and happyness too ...“ usw.)

Kurzgeschichte vom Spiel im Alltag

Was in solchen Szenen, wie oben umschrieben, Dynamik auslöst, ist die Verbindung von scheinbar Unverbindbarem: Alltag und Spiel. Diese Verbindung transportieren wir einmal auf die gesundheitspolitische Meta-Ebene, woraus sich eine Zielrichtung ergibt: Das Gesundheitswesen. In ganzen Teilen seiner Mehrklassengesellschaft und Lobby-Politik ein Gesundheits“un“wesen. Das Gesundheitswesen muss noch mehr an- und zusammengebunden werden mit den Medien der künstlerischen Therapien: Musik, Tanz, Kunst, Skulptur, Poesie, Theater. Die genannte Reihenfolge entspricht dem Werden und Wachsen des Menschen und seines Sensoriums vom fetalen „Alter“ über Säuglings- und Frühkindheit. Davon später mehr, wenn es um die unerreichbare Appellwirkung der singenden Stimme geht.

Diese Anbindung und Einbindung von Musik in das Gesundheitswesen war die Aufgabe der Pioniere der deutschsprachigen Musiktherapie der letzten 55 Jahre. Seit den ersten Anstrengungen wurde versucht, Musik und Gesundheit als eine Gesundheitswissenschaft zu profilieren. Heute wird dieses Profil öffentlich sichtbar und vor allem hörbar gemacht, durch die Ausbildungen an zwölf staatlichen wissenschaftlich- künstlerischen Hochschulen und Fachhochschulen im deutschsprachigen Bereich, die zum Diplom – bzw. Master – und Promotionsabschluss in Musiktherapie führen. Dazu kommen die ca. 15 privaten Ausbildungen. Dann die inzwischen nicht mehr zählbaren Weiterbildungen (mehr oder weniger seriös. (siehe „Musiktherapie im Fernstudium“, sowie dem Bereich der Community Music Therapy, CMT).

In dieser Weiterbildung sehe ich die Bewegung der *Singenden Krankenhäuser* als eine, deren Entwicklung sich geradezu in einem Quantensprung verbreitet. Durch Singgruppen, Chöre, Gospel– und Chant-Gruppen innerhalb des Symbols des Gesundheitswesens, dem Krankenhaus, der Klinik, werden Menschen mit unterschiedlichsten Rollen vereint. Alle Rangstufen ärztlicher Hierarchie,

Therapeut/Innen, Pfleger/Innen, Küchenpersonal, Raumpflegepersonal und zentral in dieser Bewegung die Patient/Innen und ihre Angehörigen finden sich darin, können sich finden. Und manche finden sich erstmals seit langer Zeit wieder selbst in der Begegnungsgestaltung durch Musik.

In vier mir bekannt gewordenen Kliniken wirken auch Geschäftsführer/Innen mit Lust am Singen mit. Was lockt, was verführt, was wirkt im Singen? Mit Daniel Sterns Entwicklungspsychologie wissen wir inzwischen um die Bedeutung entwickelter Vitalitätsaffekte, um Affektabstimmungskunst, die seit dem frühesten intermediären Spiel-Raum zwischen Mutter (Bezugsperson) und Säugling/Kleinstkind „geübt“ werden. *„Kommt eine Maus die Treppe herauf, macht Klingelingeling, ist die, der.......zu haus?“* Wer sich an solches Spiel mit eigenen oder anvertrauten Säuglingen und Kleinstkindern erinnert, erinnert sich der Spielfreude, an die Musik der Stimmen, ihre Abstimmung aufeinander im gemeinsamen Gefühlshöhepunkt (Interaffektivität).

Diese prä- und paraverbalen Erfahrungen (das ganze Spektrum der Stimme) geschehen nur aufgrund der Prosodie (Gesamtheit spezifischer sprachlicher Eigenschaften wie Akzent, Intonation, Quantität und (Sprech-)Pausen) in der Spielstimme und können in jeder Altersstufe des Lebens reaktiviert werden. Doch durch nichts so schnell und so sehr wie durch Singen.
Gelingende Affektabstimmungen zwischen Menschen ergeben die Belohnung der Interaffektivitäten: Momente und Zeitstrecken, in denen wir einen starken Affekt mit anderen synchron teilen.
Das reicht vom befreienden Gelächter anlässlich von Situationskomik, oder eines guten Witzes, über die Höhepunkte jedes klassischen Musikstücks, das bei uns pilare Ejakulationen („Aufrichten der Haare“ nicht nur im Nacken) und zugehörige seelische Hochs auslöst, bis zum Eintauchen der eigenen Stimme in den Klangteppich der Gemeinsamkeit einer Singgruppe oder eines Chores.

Erinnern wir an den Psychoanalytiker und Gruppenpsychologie-Pionier **Horst Eberhard Richter**. In seinem Buch **Die Gruppe** aus den 70 er Jahren, sieht er diese in der Funktion einer Mutter. Heute würde er hinzufügen *„einer guten Mutter, wenn sie für das Kind und mit ihm singt.“*

Bleiben wir noch bei einigen Schlüsselwörtern des Wissens um die Wirkung unserer Stimme auf uns selbst und auf andere.

Weitere Brückenpfeiler zum Wissen(schafts)-Hintergrund

Die Hauptlieferanten meiner Sicht auf die Verbindung von Musik und Gesundheit sind

- die (analytische) Entwicklungspsychologie,
- die Phänomenologie der Tiefenpsychologie und Psychoanalyse,
- Forschungsergebnisse und – Verschränkungen mit der Neurophysiologie.

Einige entwicklungspsychologische Aspekte: Von der intrauterinen Entwicklung an, leben wir alle in folgender Trias. Wir werden und wachsen in

1. ununterbrochener taktiler und dann haptischer Erfahrung – und Empfindungswelt, zeitgleich mit
2. ununterbrochener Bewegung, Vorläufer späteren kinästhetischen Erlebens (durch die Atmung der Mutter, durch die Kontraktionen ihrer Gelenke, durch die Arbeit ihrer inneren Organe, wie ihrer Peristaltik) und -
3. Stimmen!

Wir hören die Mutter sprechen und – wenn sie genug von ihrer Mutter und deren Mutter gelernt hat – viel summen und singen. Aktuell gibt es rund 400 Bücher auf dem Markt, die für die Schwangerschaft das Singen als die häufigere Stimmaktivität empfehlen als das Sprechen. Bestandteil des Unterhalts für das in ihr wachsende Kind, das die Hörwelt der Musik später als Unterhaltung benennen wird, obwohl die frühe Hörwelt auch hirnphysiologisch gesehen wichtige Nahrung ist. Sie ist notwendiger Unterhalt für das Wachstum der Hirnmasse, sowie für das sich entwickelnde Sensorium.

Das Medium Stimme, das unsere Hörentwicklung neben den mütterlichen Herzrhythmen am meisten prägt, ist die Basis für alles spätere Hören. Die italienische Psychoanalytikerin Maiello nimmt an, dass die mütterliche Stimme eine (Vor-) Wahrnehmung davon ist, dass etwas „da ist" (bei vokaler Aktivität) oder etwas abwesend ist. Noch nicht zu verstehen als Erfahrung späterer Trennung und Wiedervereinigung, von Distanz und Nähe – jedoch Vorstufen davon, eben Protowahrnehmungen.

Halten wir fest: Jedes spätere Singen reaktiviert in uns diese frühe Stufe von Anwesendem, von Nähe, statt Abwesendem. Von Nähe statt Distanz, von Zusammensein statt Isolation. Hier sprechen wir von der Einsamkeit mitten im Business des Krankenhausalltags. Wir lassen offen, wieweit die möglichst perfekt und präzise getimte Ablaufkette medizinischer, therapeutischer und pflegerischer Schritte, im

Blick auf menschlichen Kommunikationsaustausch, wen einsamer macht: Den Patienten oder sein Behandler- und Begleiterteam. Ärzteserien à la *In aller Freundschaft* zeichnen ein Alltagsbild des Klinikpersonals, das weniger zum Himmel als bis in die Freundeskreise und Familien der Behandler schreit.

Das klangliche Profil der zunächst vorwiegend von der mütterlichen Stimme bestimmten prä- und postnatalen Hörwelt wird unter ritualpsychologischen Aspekten das wichtigste Profil sein und bleiben für unsere späteren Anrufe („Huhu – Tante Ulriiike!") auf Bahnhöfen oder in Flughäfen oder das eigene Summen oder Singen im finsteren Walde, der heute mehr in nächtlichen Tiefgaragen wächst. Auch die bereits benannte pilare Ejakulation beim Hören der mariaesken Mutterstimme in ***J.S. Bach`s*** Weihnachtsoratorium *„Schlafe mein Liebster, genieße der Ruh..."* – sie alle sind im Blick auf die psychologischen Funktionen mehr als nur im ersten Grad verwandt.

Ritual mit Musik – Veranschaulichendes und Definitorisches

Sigmund Freud`s Psychoanalyse definiert: ***„Ritual ist grundsätzlich Hervorhebendes"*** und nach der Tiefenpsychologie eines ***Carl Gustav Jung*** hat ein Ritual die Aufgabe, das Bewusstsein, gegenüber dem Hier und Jetzt, hervorzuheben. Wir lernen psychologiegeschichtlich, dass Jung sich bei aller Distanzierung von Freud in diesem Erkennen mit ihm einig blieb. Ein Ritual, das *„auf der Nadelspitze der Gegenwart"* ***(Freud)*** erlebt wird, bezieht immer auch Vergangenheit und Zukunft ein. Eine „schöne Beerdigung", eine „gute Leiche" wird aus der Vergangenheit heraus in der Gegenwart ritualisiert – als Bestandteil der Trauerarbeit, zugunsten der Zukunft. Die kleine Verabschiedung eines zu entlassenden Patienten nach überstandener schwerer CA-OP oder die Bewillkommnung eines neuen Chefarztes, werden ritualisiert in der Gegenwart, als Beitrag zur Gestaltung eines Übergangs in die nächste, neue Zukunft. Jedes Ritual basiert auf zeremoniellen Bestandteilen der Heraus- oder Hervorhebung. Inhaltlich richten sich diese an den Sitten und am Brauchtum der jeweiligen Region aus. Begrüßungsrituale, Abschiedsrituale funktionieren zwar durch Komponenten einer Zeremonie, inhaltlich aber wird diese von Bräuchen und Sitten der Region, des Ortes, der Gruppenaufgaben dieses Ortes und seiner Familien genährt. Lichtmessfeiern an der Elbe im reformierten Mecklenburg-Vorpommern werden als Volksfest gefeiert, wie der Fasching im katholischen Rheinland. Zu Lichtmessfeiern in Bayern wurden dagegen eigene Gesangbuchteile für die Gottesdienste eingerichtet.

Oder Begrüßungsrituale: Als ich 1995 in Sao Paolo einen medizinischen Kongress besuchte, geschah etwas Überraschendes, also Unerwartetes. Als die dortigen Auslandsgäste, darunter auch ich, begrüßt wurden, stand der einheimische Zuhörerblock jeweils für den einzelnen Auslandsvertreter ganz kurzfristig von den Sitzen auf. Für eine bis drei Minuten wurde uns Auslandsgästen eine Willkommensstrophe in der jeweils heimatlichen Sprache gesungen. Dies wurde verbunden mit einer temperamentvollen Tanzgruppe im Hintergrund der Bühne, auf der wir als Gäste standen.
Das Aufstehen und Be-Singen von Gästen, sowie der Tanz, sind festes Ritual, wiederholbar und vorhersehbar in bestimmten Kreisen Brasiliens. Die Mühewaltung des Lernens von Liedern aus dem Heimatland eines Gastes, ist situativ bezogenes Ritual, ist Überraschung. Die Strophe, die mir gesungen wurde – nein, keine aus der Deutschlandhymne – war: „*Ein Hase saß im tiefen Tal, singing hollypollydoodle all the day, übt Segelflug wie Lilienthal, singing...*".

Ich hatte es zehn Jahre vorher in einem Einführungsband zur Musiktherapie als Beispiel für die Evergreens bei melodiewiederholungssüchtigen Kindern (ein Zeitbereich um die Sprachschranke herum, also Mitte-Ende 2. Lebensjahr) abdrucken lassen. Eine brasilianische Studentin in Hamburg hatte es nach Sao Paolo mitgenommen. Heute war sie Professorin und eben zuständig für das „*Welcome to Germans*".

Oder: Als ich Anfang dieses Jahrzehnts in Japan eine Spezialklinik mit 140 schwerst- und mehrfach behinderten Patienten besuchte, wurden wir Gäste vom Plenum der Patienten, Therapeuten, Pfleger und Ärzten besonders begrüßt. Wir hörten die Ausdrucksmöglichkeiten der Rollstühle der Patienten als Percussionsinstrumente. Stimmen mit einer Fülle von Lautierungen, basierend auf einer sich langsam herauskristallisierenden ruhigen Herzrhythmusfigur. Das war einer der berührendsten instrumental-vokalen Klangteppiche, der je für uns ausgerollt wurde.

Etymologisches zum Begriff des „Rituals"

Die Geschichtswerdung des Wortes: Ritual.

Ich bitte Sie, gleich die Prosodie, die Musik von Lauten, nicht einfach zu hören, sondern ihr zuzuhören. Am Ende werden Sie etwas wiedererkennen. (Referent singt die Reihung von sechs ein – bis viersilbigen Lauten mit „*rim*" beginnend, mit „*ar-monia*" endend).

Ritual, lat. Ritus, ist verwandt mit dem deutschen Reim. Dieser mit französischer „*Rime*", die wiederum mit dem altfränkischen/ althochdeutschen „*Rim*". Die Semantik dieser Wörter meinen bis hier „*Reihe, Reihenfolge, Zahl*". Etymologisch macht „*Ri-m*" mit seiner indogermanischen Wurzel eine phonetische Wendung zu „*ar-m*" (indogermanisch = Wurzel, verkürzt zu „*ar*" = fugen, fügen).

Im Indischen finden die Etymologen, nochmals phonetisch gedreht: „*rthah*" = anmessen, angemessen. Noch eine phonetische Drehung „*ar-m*" mündet im „*ar*" – und eben dieses „*ar*" finden wir in unserer Hebammensprache. Im Griechischen in: „*Ar-ithmos*" = Zahl. Für uns, die wir mit Musik zu tun haben, im „*(h)ar-monia*" = Fügung, Fuge, Bund, Ordnung. Alle diese Bedeutungen haben eine enorme Schnittfläche: Fügung (i.S. architektonischer Fuge und Fügung), Füllen, Fülle.

Die Gestaltung von einem Ritual hängt zusammen mit Messbarkeit, Berechenbarkeit, mit fügen, einfügen, zählen, erzählen. Nicht im rechnerischen Sinne, sondern im Sinne der Gestaltungspsychologie. Denken wir an Strukturierung einer Gestalt, einer Figur, durch die wir erst erkennen, was sich wiederholen lässt. Denken wir an die frühen Strukturen durch den intrauterinen Klangraum, durch Rhythmus, Melos, Klang.

Denken wir an ***Friedrich Klausmeier***, der in der Pop-Musik und ihrem erd-umspannend erfolgreichen Beat die Grundstruktur der erfolgreichsten Musik aller Zeiten sieht. Die Beat-Basis als eine symbolische Erfüllung des unbewussten Bedürfnisses nach Berechenbarkeit, in einem immer unberechenbareren Leben, vornehmlich für Heranwachsende, der Postmoderne. ***Heidegger`s*** Sicht und dann die der Kritischen Theorie von ***Adorno*** und Nachkommen, wird jetzt allüberall gefühlt. Das Wegbrechen von Normen und Werten zugunsten eines in die Freiheit hinaus geschleuderten Lebens á la: „*... friss Vogel oder stirb!*", führt zu einem individuellen und kollektiven Bedürfnis nach etwas mehr Berechenbarkeit im Sein, vornehmlich dem der Beziehungswelten zu Arbeit, den Partnern und sich selbst.

Mit der Distanzierung von zu vielen und tatsächlich krankmachenden Normen und Wertvorstellungen haben wir 68er leider eben auch etliche Strukturen weggeworfen, die Sicherheit, Halt und Geborgenheit gaben. Das, was den Menschen zum Telefon greifen lässt, um den geliebten Menschen anzurufen: „*Ich wollte nur mal deine Stimme hören ... .*", zeigt das Bedürfnis nach Nähe, nach berechenbarer, d.h. nicht aleatorisch weg brechender Nähe. Unsere Mütter und vereinzelt auch Väter sangen uns an und wir responsierten begeistert: Vorstufen späteren Singens und weiterhin als präsentative Symbolebene für Nähe.

Ritual – erinnern wir an Freud – bedeutet grundsätzlich hervorgehobenes Bewusstsein.

Alles, was Ritual ist, ist immer auch Musik und vice versa: Alles Musikalische ist immer auch Ritual *(s. o. die etymologische Anm. zu ar-monia)*

In musikalischen Ritualen können wir das Containing wieder holen, das uns unsere Bezugspersonen – hoffentlich – seinerzeit schenkten und damit stabiles Ur-Vertrauen etablierten. Wird Musik bewusst erlebt, also ritualisiert, dürfen wir hemmungslos unsere Wünsche phantasieren, unsere Phantasien, unsere Sehnsucht, unsere Liebe und Liebe danach ausdrücken. Musik, Singen allem voran, kanalisiert unsere Destruktionen, Mordgelüste und Selbstmordgelüste. *„Diese Musik versteht mich..."* formuliert *Bernd Oberhoff* in *„Die Musik als Geliebte"*

Kurz-Geschichte von Musik als Ritual und ihren Funktionen

Tonius Timmermann nennt folgende Bereiche, in denen Musik im rituellen Kontext fungiert:

- Mythologie/ Religion
- Krankenheilung
- Arbeit und Versorgung
- Pädagogik/ Politik
- Alltägliches Leben

Graben wir uns kurz in die Geschichte dieser Funktionen ein, in Schichten, auf denen die *Singenden Krankenhäuser e.V.* aufbauen.

Mythologie (die dem Archaischen folgte) / **Religion:**

In der archaischen Phase besangen nicht nur die Aborigines Sonnenaufgänge. Sie sangen in einem freien Aufwärtsmelos und vor ihnen unsere afrikanischen Vorfahren und nicht allzu weit entfernt unsere Europäischen. Sie sangen einzeln, als Dyade, als Triade, als Gruppe, vermuteter Weise überwiegend einstimmig. Es waren die 7 – 10 Minuten in denen sonst nichts geschah, als dass Menschen in die aufgehende Sonne hinein sangen, ohne Ordnung des Stils, aber gefüllt vom Geist des Rituals, das Neues feiert.

In Nachfolge der Urvölker und Naturvölker sangen meine Elterngenerationen, ihre Großelterngenerationen mit ihren Kindern ritualisierte Lieder zum Tagesanfang und Tagesschluss. *„Schlafe, mein Prinzchen, schlaf ein ...“* Lieder waren Garantiebrücken für den Übergang von Etwas zu Etwas. Heute glauben wir, überall abschalten bzw. umschalten können zu müssen, weil die digitale Kommunikationswelt dies fordert.

Nach dem archaischen Zeitalter mit seinen Ritualen folgte die Ritualisierung im mythischen Zeitalter. *(Der Referent sang den nachfolgenden Absatz auf einem Rezitationston):*

In unseren Regionen entwickelten sich z.B. die gregorianischen Gesänge zu den bekanntesten, die die Tuba als Gesangsbasis nutzten (Tuba = Rezitationston, auf dem die geistlichen Texte gesungen wurden, woanders weltliche, an Arbeitsabläufen orientierte).
Ich begegnete diesem Tuben-Singen mit Abweichungen nach oben und unten, mit einem Halbton (semitionale Tuba) und einem Ganzton (subsemitionale Tuba), in Singgruppen von Mitarbeitern und Patienten auf Krankenhaus-Stationen in Russland, in der Uniklinik und in der Forensischen Psychiatrie des Government Orenburg.
Tubensingen vereinte ganze Stationen, die die Zeit-Strecken des Alltags unterteilten in Arbeit, Freizeit, Essen, Schlafen. Siehe die Funktion von Musik auch bei den sich gleichzeitig im mythischen Alter unserer Kultur bildenden Kloster-Ritualisierungen. Hier kam zur Arbeit die spirituelle Dimension des Gottesdienstes bzw. bei den Theologen die Arbeit eben aus Theologie und Gottesdienst.

Arbeit und Versorgung

Es gab Zeiten, in denen das Handwerk und landwirtschaftliche Berufe vom stundenlangen Gesang lebten. Die Innungen im Kaiserreich gaben ca. 30 Liedersammlungen für die jeweiligen Berufsgruppen ihrer Innungs-Mitglieder heraus: Holzhandwerksberufe, Bäcker-, Schusterberufe, Schneidereien und Metzgereien hatten eigene Lieder. Diese waren nicht nur für die verschiedensten Festivitäten gedacht, sondern auch als Unterstützung motorischer Arbeitsanforderungsprofile.

Im 1. Weltkrieg gab es für die Krankenschwestern in den Lazaretten zwei Liederheftchen, eins katholisch, eins evangelisch. Heutige Varianten von Musik als Ritual, unter dem Aspekt von Arbeit und Versorgung, ereignen sich in unerwarteten Funktionsbereichen. Beispielsweise auf den Geschäftsführungsetagen von IKEA, Otto-Versand, IBM oder von der früheren Swissair, in denen Führungskräfte die konstruktiven Auswirkungen des Singens oft in der Musiktherapie kennenlernten. Anschließend setzten sie es bei sich im Konzern ebenso konsequent mit großem Erfolg und Lustfaktor durch. Bei IKEA etwa, wurde das Abarbeiten von Teilen der Tagesordnungspunkte durch den Vorstand – im Stehen erledigt.

Zurück zum Stichwort Lazarett: Halten wir uns hier ein bisschen auf, weil Lazarette immer Folgen politischen Handelns waren und unser heutiges Gesundheitswesen – Gesundheitspolitik – Politik ist. Ich möchte es noch erleben, dass das Politikum *Singende Krankenhäuser* den Ausgleich bietet für den Missbrauch von Musik in der Politik.

Musik als Ritual in Pädagogik und der sie bestimmenden Politik:

Nationalsozialistisches Liedgut ist nur unser letzter großangelegter Missbrauch des Singens. Es gab unzählige vorher und nicht nur in Deutschland. Die Aufgaben der Musik im Kaiserreich der deutschen Wilhelms, der Habsburger oder im Zarismus, waren die gleichen wie im Stalinismus, wie im Maoismus. Goebbels Reichsmusikkammer bündelte die Lieder die am schnellsten Kohäsion (Wir-Zusammenhalt) bewirkten und das Vegetativum (den nicht mehr willkürlich steuerbaren Teil unseres Nervensystems) ansprachen. Es bewirkte, beim Marschieren zum Singen, zum Singen beim Marschieren, zu vergessen, warum man marschierte.

Bis in den 1. Weltkrieg hinein wurden die Dirigenten der Heeresmusikkorps (Offiziere im Hauptmannsrang) mit einem halben Gehalt mehr bezahlt als ihre Rang-Kollegen. Die meisten Heeresleitungen wussten um den stimulierenden Impuls der von Musik-Kapellen ausging, die vor der Truppe her marschierend, sie anfeuerten. Im Kriegsfall der gefährlichste Ort! Die anxiolytische (Angst herabsetzend) Wirkung der Musik, die Intensität der Gemeinschaftsbildung der Musik (Kohäsion), die antriebsfördernde (ergotrope) Wirkung der Musik, waren immer schon eingesetzt worden – nur nicht neurowissenschaftlich erklärbar, wie heute. Schulwesen als früheres Zentrum von Pädagogik, instrumentalisierte das Singen ebenso konstruktiv wie destruktiv. Die Missbräuche des Singens in der „Schwarzen Pädagogik" und die zu ihr gehörenden Traumatisierungen, waren es nicht zuletzt, die uns Deutschen eine chronische Angstbesetzung fühlen ließ. Eine Angst, die nach den 68er Stürmen durch meine Generation zunächst das Singen von den Pädagogischen Hochschulen der norddeutschen

Länder ausgrenzen ließ. In Süddeutschland war Singen mehr mit der tradierten, geliebten Volksmusik verbunden, als dass es durch ein Regime bzw. einem kollektiven Schuldgefühl ihm gegenüber, gänzlich verjagt werden konnte. Musikschulwerke wie die „Sequenzen" (u.a.) für die Sekundarstufen wiesen, meiner Erinnerung nach, keinen einzigen Brückenschlag zum Singen auf – außer dem kritisch hinterfragenden. Musik in der Hand der Politik, überhaupt von großen und kleinen Machtzentren wie sie in mancher christlichen Kirchengeschichte, in mancher außerchristlichen religiösen Gruppe, in mancher Familiengeschichte instrumentalisiert wurde, bediente sich eben auch des Singens. Nur destruktiv!

Auch heute zeigt sich Musik wieder in der Politik. Schüchtern, vorsichtig, immer noch mittelbar milieuvererbt, traumatisiert von den Schreckensauswirkungen der Musik früherer Politik. Die Bewegung der in unserer Zeit erst gegründeten *Singenden Krankenhäuser*, war Impuls auch für die heutigen „Singenden Klassenzimmer". Singen in Schulen, in Klassenzimmern, wurde, bis in die Mitte des letzten Jahrhunderts hinein, obligatorisch und gleichermaßen die Sänger vereinnahmend, für Ziele der Religion, wie der politischen Atmosphäre benutzt.

Die heutigen älteren Parteien singen wieder auf Parteitagen. *„Singet dem Herrn des Geistes unserer Partei ein neues Lied ... ."* Die Grünen suchen noch ihr Lied, die Piratenpartei hat es bereits. Die rechtsradikalen Parteien verdienen mit Musik, als Transportmittel für Politik, nach wie vor viel Geld. Die Linken singen Internationales, das bei der GEMA ebenso wenig abgerechnet wird, wie die Deutschland-Hymne der konservativen Parteien.

Der Studiengang Musiktherapie in Estland, den ich ab 2001 mit aufbauen durfte, führte mich zu Menschen, die 1989 in der berühmten Menschen- und Liederkette, 55 km entlang der baltischen Grenze zu Russland, Hand in Hand gesungen haben. *„Wir machen unsere Stimmen mobil!"*. Es entstand die, über alle Sender der Erde gehende, singende Revolution und eine demokratische Politik, aus der die drei heutigen baltischen Länder sich stürmisch, demokratisch entwickelten.

>>> Exkurs: Fußballgesänge

Die von der Population her größte parteipolitisch unabhängige Partei der Menschheit, die des Fußballs, hat sie ebenfalls entdeckt: Gesänge. Ganze Dissertationen befassen sich mit dem Phänomen des wiederkehrenden Singens im Stadion, improvisatorisch entstehende kollektiv getragene Melosbögen, die oft die Sexte, vereinzelt die None als Umfang zeigen. (Die Sexte als Affekt ankündigende Spannung war jahrelang Forschungsobjekt von ***Hermann Rauhe***: *„Ein Prosit, ein Prosit…“* oder **Schuberts**: *„Ich schnitt es gern in alle Rinden ein…“*)
<<<

Networking Singen

Nähern wir jetzt politisches Singen an die *Singenden Krankenhäuser* an – mit scheinbar kleinen Umwegen: Zwei Messehallen in Hannover haben nicht ausgereicht, um die „Singenden Klassenzimmer“ mit 8.000 Menschen aufzunehmen. Lauter Schulleitungen mit ihren Schülern, ihrem Schul-Disstress, ihren Schulängsten auf allen Seiten, sangen aus ähnlichen Beweggründen wie die Bewegung der *Singenden Krankenhäuser*: Singen zur Ritualisierung, um Ängste abzubauen – und Ressourcen sowie Resilienz-Erinnerungen (Resilienz = wachsen an den Widrigkeiten des Lebens) zu reaktivieren. Singen wird wieder integriert – in „weißer Pädagogik“, mit neuem Liedgut, mit gefiltertem alten Liedgut, basierend auf POP. Die evangelische Kirchenmusik fing mit dieser Reform und Umgestaltung an. Die katholische folgt jetzt mit dem neuen „Gotteslob“– Gesangbuch, in das ökumenisches, vorsichtig pop-orientiertes Liedgut einfloss. Musikstrukturell nicht weit entfernt von den Chants der *Singenden Krankenhäuser*.

Die *Singenden Krankenhäuser e.V.* initiierten vielleicht das größte Potential zur Wiederentdeckung der Vitalisierungskräfte Einzelner und der Gesellschaft anlässlich stationärer Aufenthalte. Da sehe ich die politische Komponente in einem therapeutischen Kontext, denn Gesundheit und die Ökologie von Soma und Psyche sind längst der Ball, mit dem die Politik gezwungenermaßen spielen muss.

Meine Kollegin ***Elisabeth Bengtson-Opitz***, Gesangsprofessorin an unserer Hochschule in Hamburg, wird nicht müde, uns Deutschen liebevoll zu drohen:
„Wisst ihr, dass ihr verarmt, bevor ihr sterben werdet? Wisst ihr, dass ihr sterben werdet, bevor ihr sterben werdet? Weil ihr Deutschen nicht singt!“

Sie kommt aus Schweden, entwickelte ein inzwischen patentiertes Konzept zum Singen im 3. und 4. Lebensabschnitt und schildert die Selbstverständlichkeit der schwedischen Gesellschaft, mit der sie ihren Alltag mit Singen nicht unterbricht, sondern damit Übergänge schafft. Die meisten Firmenjubiläen, Staatsdienstjubiläen, Geburtstage, Vereinstreffen, Ansegel– und Absegelrituale, Ferien- und – Schulanfänge werden besungen, nicht hilflos gesumm-murmelt wie das „Happy Birthday".

Therapeutischer Kontext beim Singen im Krankenhaus

Übergeordnete psychologische Funktionen des Rituals Musik, genauer Singen und Spielen im Krankenhaus sind, Freud ebenso folgend wie moderner Psychotherapie, „Interventionsrepertoire" der Gestaltung von Übergängen:

- von Krankheit zur Gesundheit,
- von Isolation zur Soziabilität,
- von Distanz zur Nähe,
- vom Alleinsein mit sich und der Krankheit zum Zusammensein und Sharing der Mitbetroffenen.

Support erhalten diese übergeordneten Zielrichtungen durch das boomende Wissen der Neurowissenschaften und Hirnphysiologie in Bezug auf die Intrasomatischen Reaktionen auf gehörte, gesungene und gespielte Musik. Mit Folgen für das Herz- Kreislaufsystem, für die Respiration usw. Zelluläre, molekulare, biochemische (neuroendokrine) u.a. Reaktionen werden ausgelöst von ergotropen (aktivierenden) bzw. trophotropen (beruhigenden) Musikstrukturen.

Das Singen ist im Appellspektrum der musikalischen Medien das entwickungspsychologisch begründete und bewiesene, erfolgreichste und folgenreichste Instrument!

Wir können nicht singen, nicht gerne singen, ohne Beta-Endorphine (besser bekannt als „Glückshormone") auszuschütten.

In den übergeordneten Zielrichtungen des Singens für und mit Patienten und ihren Angehörigen sehe ich für pflegerische, therapeutische und ärztliche Mitarbeiter Unterstützung. Auch als Mitbetroffene,

die bezüglich ihrer Psychohygiene und psychodynamischen Stabilität, angesichts der ständigen Spiegelung von Krankheitsbedrohung, Krankheit und Tod, keineswegs nur in der Psychiatrie via Gegen-Übertragungsmechanismen, ständig gefährdet sind.
Neben dem (schul-)pädagogischen Bereich sind ganze Bereiche von Krankheitsbegleitern und Gesundheitsvermittlern als hochsignifikant gefährdet bei den Krankenkassen und staatlichen Beihilfe-Stellen eingestuft. Siehe auch die Höchstquote derer, die vor dem 65.Lebensjahr in den Frühpensions– und Rentenstatus wechseln müssen: Schulpädagogische- und Gesundheitsberufe.

Wegen der psychischen Gefährdung durch Spiegelungseffekte, die wir von unseren Patienten übernehmen, auch wegen der überhöhten Erwartungshaltung an uns Helfer/Innen in der Übertragungsbeziehung, sind wir inzwischen abhängig von guter Supervision, von Intervision. Diese benötigen wir nicht nur zugunsten unserer Patienten, sondern zunächst zugunsten unserer Minimal-Gesundheit. Ein Musik- und Psychotherapeutentreffen der WHO in Genf arbeitete in Vorbereitung des VIII. Weltkongresses 1996 in Hamburg folgende Haupt-Disstressoren und deren Folgeerkrankungen heraus:

- die Verarmung an Ritualen *(s. Susanne Langer)*
- Verarmung an Übergangskultur im Alltag und von dieser zu
- Sonn- und Feiertagen, Urlaub und Ferien und wieder zurück.

Statt Übergängen zwischen Tag und Nacht, zwischen Arbeit und Freizeit, zwischen sich Profilieren und sich Zurücknehmen, zwischen Durchsetzungszwang und Nähebedürfnis, trainieren wir: Umschalten, Abschalten. Frühere Strategien waren: Morgenlieder, Abendlieder, Wanderlieder, Liebeslieder ... . Wir gestalteten die Übergänge von Krankheit zu Gesundwerden und oft genug auch umgekehrt – mit Singen.

Eine Minute Autobiographisches: Ich habe meine Kindheit und Jugend in verschiedenen Betten verbracht. Dies lag an den meine Kindheit prägenden Erkrankungen, Polio und TBC, deren Therapiekonzepte ständig kollidierten: Das eine hieß Bewegung, Training, Gymnastik, Sport, das andere gegenteilig: Liegen, Liegen, Liegen, hoch oben in den Bergen und nicht in der Heide. Ich verdanke den Lehr- und Lernjahren als entwicklungspsychologisch geprägter Musiktherapeut das Wissen darum, warum ich mich dieser Jahre, trotz langer Klinikaufenthalte, also auch erlebter Trennungs-Erfahrungen, mit derart viel Liebe erinnere. Es sind neben der Kunst, die unsere Verdrängung ausmacht, weit zentraler die Erinnerungen an die Kraft der musikalischen Rituale.

Ich wurde beim Abschied immer singend von meiner Großfamilie verabschiedet. Am Vorabend wurden mir Aufführungen gewidmet, in denen auch immer ein Bett und singende Krankenschwestern und unser singender Hausarzt Dr. Ross (der mich oft begleitete) vorkamen. Die Abschiedsrituale wurden sogar auf dem Celler Bahnhof praktiziert und jeder Besuch der Familie im Krankenhaus wurde dann in kleineren Ritualen vorbereitet, ebenso der Abschied. Ich habe vom Annastift in Hannover, vom Bodelschwinghschen Kinderkrankenhaus in Bethel, vom Stillach-Sanatorium in Oberstdorf die Erinnerung an singende Köchinnen, Schwestern, Ärzte, es wurde gelacht und geheult – selten allein.

Wenn es hieß, morgen darfst du aufstehen, wenn du unter 37,8 Temperatur hast, dann wurde ein Frühstücks-Festchen gefeiert, weil ich aufstehen durfte. Wenn ich wieder liegen musste, weil das Fieber stieg, wurde getröstet mit Gesang, sauren Gurken und Bockwurst, Aufführungen für mich ... . Dann meine erste eigene Blockflöte .... erst Moeck's pfeifende C-Flöte, dann Altflöte. Später wurde das schwarze Fulius Feurich-Klavier neben das offene Bett geschoben und ich wurde unterrichtet oder es wurde für mich gespielt.

Wiederholen wir: Das Wiedererkennen intrauteriner Erfahrungen, wie Maiello`s Forschung belegt, ist Stimme/Singen die Basis der Erfahrung. Da ist etwas oder da ist etwas nicht ... . Dies sind Grund-Erfahrungen, die später zur Ressource werden, wenn besonders viel Nähe-Erfahrung vermittelt wurde. Grund-Erfahrungen dieser Empfindungswelten erfolgen durch die Stimme. Die frühe Erfahrung von „Anwesend/Abwesend" wird später gefolgt von der Erfahrung Trennung/ Wiedersehen. Musik, zentral das Singen, ist die psycho-logische Erinnerung an früheste und frühe gelingende Bindungen, ist im gelingenden Sinne Übergangsphänomen zu abwesenden nahen Menschen und baut Nähe, zu eben noch Fremden, auf.

Ich habe dies durch die *Singenden Krankenhäuser* wieder gelernt: Mitarbeiterchöre, Patientenchöre, die singende Putzkolonne in einer Nervenklinik der Ostschweiz (deshalb singend, weil es zu 70 Prozent Migrantinnen sind) – sie vermitteln erinnerte und neue vertrauensvolle Nähe, sie vermitteln wirkliche, d.h. „wirksame Begegnungen". Etymologisch stecken im Begegnen sowohl Nähe als auch Gnade.

Haben Sie Lust auf einen Kanon? Wollen wir einen 4stimmigen Kanon anstimmen? Ich singe jetzt mit Ihnen – aber haben Sie gesehen? Sofort fassen sich etliche an die Kehle oder räuspern sich. Sie wollen sich „schön machen", ihre Stimme für die Bühne präparieren – das assoziieren wir mit Stimme. Diese assoziierte Ängstlichkeit vor dem Singen mit der eigenen Stimme wird durch Bewegungen wie die der

Singenden Krankenhäuser abgebaut. Der Ich-Ausdruck mit der Stimme und das zentrale Moment jeden Rituals, die Wiederholung, gibt Vertrautheit, gibt Sicherheit. Singen ist Handlung mit symbolischer Besetzung von Empathie, von Sympathie. Ich kann es auch schlichter sagen:

Singen ist Handlung mit symbolischer Besetzung der Liebe zu Menschen und der Liebe zu mir selbst.

Zusammenfassende Wiederholung oder: Vom Arbeitsspeicher in den Festspeicher

Feinzielrichtungen des Singens als Ritual: Mutation von Depression, Destruktion („Ich bin ein Wrack") in Konstruktivität, Vitalität („Ich singe mit, also gestalte ich ... bin nicht nur Pflegeobjekt, ich bin Teil eines kreativen Werkes ...). Das Anlegen musikalischer Ordnungen bedeutet immer Struktursicherung. Es ist der Bereich nach ***Daniel Stern`s*** Entwicklungspsychologie, in dem die Hauptressourcen für das spätere Leben gelegt werden. Verschüttete Ressourcen werden durch musikalisches Tun, besonders durch Singen reaktiviert (Singen = Nutzung des Ich-Instruments, des Selbstausdrucks, nicht des Ausdrucks eines von außen erlernten Instruments).

Das Lied das ich am Krankenhausbett eines Einzelnen singe, oder wenn Sie alleine einem Menschen etwas singen – ist eine Sinngebende Präsentation. Singen in der Gruppe schenkt eine soziale kollektive Dimension. Singen im Krankenhaus bedeutet als Ritual grundsätzlich die Trennung von dem: „So war ich eben noch ... , und jetzt bin ich anders!" Die Zeit für ein Ritual bedeutet immer Trennung von dem, was ich vorher war in Richtung auf ein Anders-Werden. Diese Zeit, in der ich mit einem oder mehreren singe, ist immer eine Zeit des Übergangs. Zeit für Richtungsweisung in uns, bei dem das Unbewusste meist sicher die Lösungen vorbereitet, die unser mentales Denken noch nicht kennt.

Die alles überspannende inhaltliche Aufgabe des Singens ist Bestärkung und Verstärkung des Spirituellen in uns, des Bereichs, den wir durch unsere virtuelle Kommunikationsintensität immer mehr gefährden. Wohl wissend, dass wir uns immer verstärkter danach sehnen und ohne Krankenhaus und *Singende Krankenhäuser*, oder ohne *„Life-Music-Now"* -Konzerte der *Menuhin`schen Stiftung*, immer mehr bezahlen müssen und wollen. Spiritualität meine ich auch Religiosität integrierend. Singen bedeutet für viele Patienten hilfreiche Glaubensmuster wieder zu entdecken oder bremsende Muster zu verändern oder auszutauschen. Allgemeine therapeutische Erfahrung ist, dass Patienten mit einem religiösen Hintergrund einfacher und erfolgreicher zu behandeln sind, aufgrund der Funktionen von Religion als Stärkungsmittel (re-ligio, lat. = Rückbindung). Singen rührt aber immer an unseren spirituellen Wurzeln und die sind inter-religiös bzw. meta-religiös.

Die letzte Perspektive fasst die mir wichtigen Forschungen der Entwicklungspsychologie in Bezug auf Musik zusammen. Sie dürfte sich selbst erklären und den Zusammenhang aufzeigen zwischen den Bauelementen jeder Musik und den Persönlichkeitskräften *(siehe auch Fritz Hegi`s Komponentenlehre)*. Sie erlaubt auch wichtige Rückschlüsse, gerade vor dem Hintergrund unserer Kindheit, beziehbar auf Musik mit der Stimme.

Apropos Forschung und Forschungsfieber und Forscher-Narzissmus: Strophen, die ich am helllichten Tage für mich gerne singe, stammen aus dem Lied *„Der Mond ist aufgegangen“*, von *Matthias Claudius*: (singt mit den Zuhörern…)
„Seht ihr den Mond dort stehen? Er ist nur halb zu sehen, und ist doch rund und schön… So sind wohl manche Sachen, die wir getrost belachen, weil uns`re Augen sie nicht sehn.“

Und in der folgenden Strophe heißt es:
„ … und wissen gar nicht viel. Wir spinnen Luftgespinste und suchen viele Künste – und kommen weiter von dem Ziel.“

Mit Singen kommen wir ihm immer näher! Dem Ziel: „Mensch-sein-dürfen“!

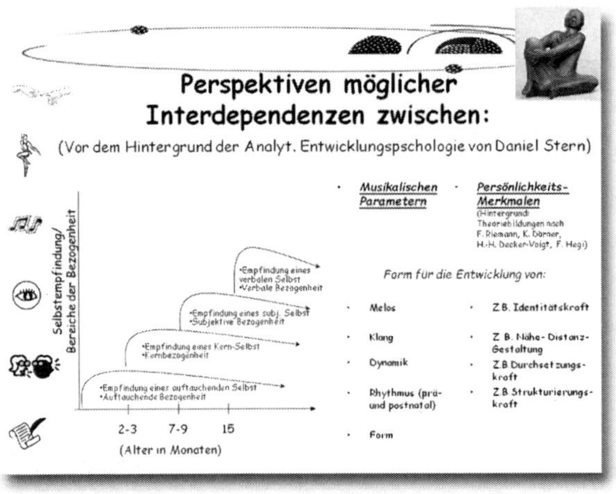

aus: H. H. Decker-Voigt / D. Oberegelsbacher / T. Timmermann: Lehrbuch Musiktherapie, Reinhardt UTB, München 2013, Seite 135-137

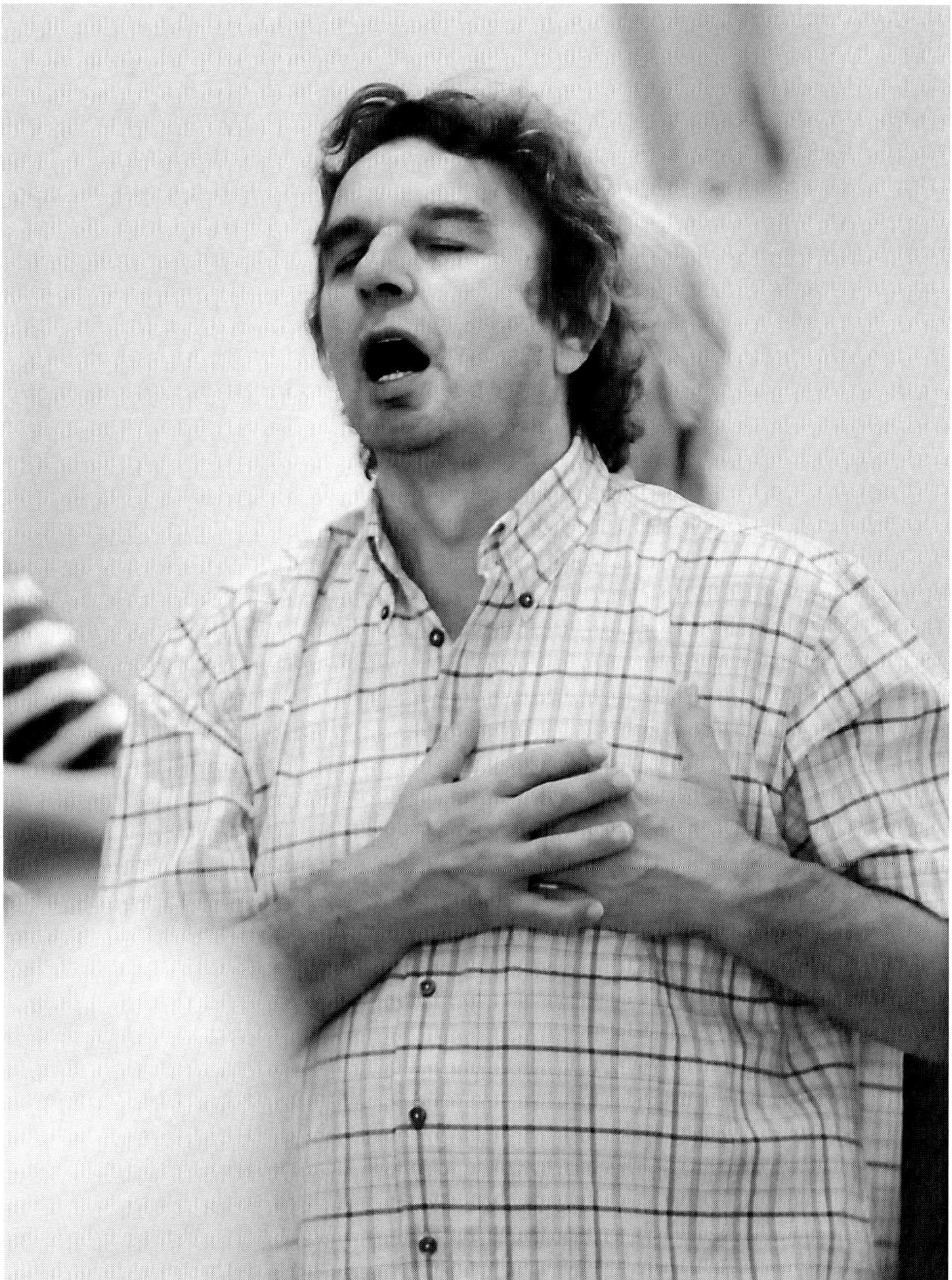

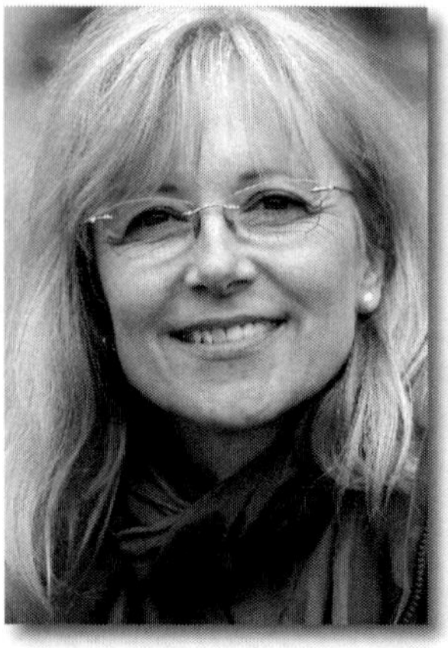

Sabine Rittner

Geb. 1956, Mutter eines erwachsenen Sohnes. Dozentin, Wissenschaftlerin, Musikpsychotherapeutin, approbierte Kinder- und Jugendlichenpsychotherapeutin, Atem-, Stimm- und Sprachtherapeutin, Musikpädagogin, Sonderschullehrerin. Spezialisierung in der Arbeit mit veränderten Bewusstseinszuständen und körperorientierter Psychotherapie. Weiterbildungen u.a. in Atem-, Tanz- und Gestalttherapie, in klinischer Hypnotherapie (Milton Erickson), in Traumatherapie und in „Rituellen Körperhaltungen und ekstatischer Trance"® (Prof.Felicitas Goodman). Seit 1990 wissenschaftliche Mitarbeiterin / Musikpsychotherapeutin an den Instituten für Medizinische Psychologie der Universitätskliniken Hamburg und Heidelberg (Forschung, Lehre, Psychotherapie). Mehr Informationen unter >>> `www.sabinerittner.de`

Forschung: Leitung interdisziplinärer Forschungsprojekte an der Universitätsklinik Heidelberg u.a. zu den Themen: „Stimme und Musik in der Psychotherapie" (StimMusTher) | „Klang und Trance – Brainmapping verschiedener Tranceinduktionsmethoden im rituellen Setting" | Mehrmonatige Feldforschung im Dschungel von Peru: „Klang – Trance – Heilung. Die Klang- und Mustermedizin der Shipibo-Conibo im Amazonastiefland von Peru".

Internationale Vortrags-, Seminar- und Ausbildungstätigkeit sowie Supervision, Coaching und Psychotherapie in eigener Praxis in Heidelberg. Seit 1992 Mitarbeit im „Europäischen Collegium für Bewusstseinsstudien" (ECBS) zur Erforschung veränderter Bewusstseinszustände. Mitorganisatorin der vier internationalen Kongresse „Welten des Bewusstseins" und Leitung verschiedener Fachsymposien zum Thema.

Langjährige intensive Zusammenarbeit und Freundschaft mit der Anthropologin und Bewusstseinsforscherin Prof. Felicitas Goodman. Mitglied im Ausbildungsteam des „Felicitas-Goodman-Institutes" zur Lehre und Erforschung ekstatischer Trancezustände. Trainerin für „Rituelle Körperhaltungen und ekstatische Trance"® (>>> `www.Felicitas-Goodman-Institut.de`).

Kulturmanagement: Gründung und Leitung eines umfangreichen öffentlichen Kultur- und Fortbildungsprogramms am Institut für Medizinische Psychologie der Universitätsklinik Heidelberg (Vorträge, Konzerte, Workshops, Seminare, Fortbildungen, Ausstellungen etc.)
(>>> `www.fördervere in-zukunftsmusik.de`)

Freie künstlerische Arbeit mit experimentellem Bewegungstheater, Klangperformance, sowie Malerei und skulpturaler Keramik. (>>> `www.SabineRittner-Kunst.de`)

Singen und Trance

Singende Krankenhäuser e.V.
Internationales Netzwerk

Die Stimme als Medium zur Induktion veränderter Bewusstseinszustände im Kontext von Singgruppen

>>> *von Sabine Rittner*

1. Einleitung „Im Fluss der Polaritäten"

Am Beginn des Vortrages wurden die Zuhörer zu einer praktischen Stimm-Trance-Übung angeleitet, die unter dem Titel „Im Fluss der Polaritäten" in der Zeitschrift „Musik und Gesundsein" veröffentlicht ist *(Rittner, 2007)*.

Eine Teilnehmerin meiner Stimmseminare schreibt nach dieser Stimm-Tranceerfahrung:
„Meine Stimme ist heilsam, wärmend. Am „schmerzvollen Ort" bildet sie dunkle Töne, klagt, knirscht, knarrt, sie jammert. Am „warmen Ort" klingt sie wie ein Nest aus Wolle und Seide, kuschelig, blau-lila-orangenen Farben, Dämmerlicht, Ruhe und Geborgenheit. Dort fängt sie an zu jubeln, heiter, schickt warme Wellen zum schmerzvollen Ort, fängt an aufzulösen, heilt."

Und eine andere Teilnehmerin schreibt:
„Meine Stimme ist der ganze Raum in mir. Sie läßt mich in meinem Körper schwingen. Sie erweitert meine Grenzen. Sie ist Lust pur. Sie läßt meine Zellen vibrieren. Es ist fast so, als könnte ich mich auflösen. Meine Stimme hat Wärme in meinen Fuß fließen lassen. Die Schmerzen sind weg. Sie hat mich stimuliert. Jetzt bin ich wach, kraftvoll und sehr klar."

2. Wirkfaktoren des „Königswegs Singen"

2.1. Singen bringt immer in Fluss

Die „Magie" der Arbeit mit der Stimme liegt vor allem darin begründet, dass im rein stimmlichen Ausdruck keine Stagnation, kein Steckenbleiben möglich ist. Über selbstreferente Rückkoppelungsmechanismen wird per se schon Veränderung angeregt. Die sich potenzierenden Rückkoppelungseffekte der Klangwahrnehmung über Ohr, Knochenleitung und kinästhetische Vibrationsempfindungen tragen dazu bei, dass Singen immer in Fluss bringt. Solange wir atmen und diesen Atem tönend hörbar machen, gerät emotional etwas in Bewegung. Symptomfixierung oder auch „Problemtrance", wie wir es in der klinischen Hypnotherapie nennen, lassen sich im aktiven Tönen beim besten Willen nicht lange aufrecht erhalten. Jeder gelungene Versuch, ein belastendes Gefühl, ein Thema, einen Konflikt, ein Problem in Geräusche, Laute, Töne, Melodien zu übersetzen, ihm stimmlich Ausdruck zu verleihen, mag er auch noch so leise oder zögerlich oder „hässlich" sein, führt durch den selbstreflektorischen Prozess der Atemstimulation und der Aktivierung von Resonanzvorgängen im Organismus zu einer Verflüssigung des Status quo, führt zur Erschließung von unwillkürlichen physischen und unbewussten psychischen Ressourcen. Sehr wichtig ist allerdings hierbei, dass *alle* Lautäußerungen bewertungsfrei zugelassen werden, nicht nur „Gesang" im klassischen Sinne.

2.2. Polaritäten Lallen und Schrei

Schon in den beiden allerersten menschlichen Äußerungsformen, dem Schreien und dem Lallen, werden die grundlegenden therapeutisch nutzbaren Polaritäten deutlich: die Verbindung zwischen Innenraum und Außenraum, zwischen Regression, dem wohligen Sich-Einhüllen, und Progression, in der sich lebenserhaltende aggressive Impulse artikulieren. Der regressive Aspekt der Stimme beruht darauf, dass wir uns über das Tönen, das lustvolle, lautierende, wortfreie Singen, lebenslang an Erfahrungen im Mutterleib rückbinden können, uns über die autoerotische Stimulation wieder einhüllen, eintauchen können in einen „klanglichen Uterus". In besonderer Weise intensiviert wird dies durch die Vervielfältigung und gleichzeitige Verschmelzung der eigenen Stimme mit dem Klangkörper einer singenden Gemeinschaft. In der Oszillation zwischen Verschmelzung und Abgrenzung unterstützt die Arbeit mit der Stimme Patienten auf ihrem Weg zu einer „bezogenen Individuation" (Stierlin, 1994). Der Umgang mit diesen Polaritäten ist daher einer der zentralen Wirkfaktoren, die beim Singen und Tönen in Singgruppen wirksam werden.

2.3. Aufheben von Trennungen

Noch unmittelbarer als Musik, die in Form von Schallwellen von außen über das Gehör und die Oberfläche der Haut auf unseren Organismus einwirkt, stellt das aktive Singen zusätzlich ein *intrapersonelles* Geschehen dar, das den singenden Menschen von innen her zutiefst beeinflusst. Eine meiner Seminarteilnehmerinnen schreibt: *„Meine Stimme kriegt eine völlig andere Qualität. Als ich herkam war es etwas, womit man nach vorgegebenen Mustern Töne erzeugt, bestimmte Lieder singt. Jetzt habe ich entdeckt,* *dass sie gar nicht nur nach außen geht, sondern auch im Körper so vieles auslöst!*" Nicht zuletzt besitzt die Stimme eine *interpersonelle* Funktion: von den Bewegungen des ungeborenen Kindes im Bauch seiner Mutter einmal abgesehen, ist sie das früheste körpereigene Medium der Kontaktaufnahme. Zwischen der schwangeren Mutter und ihrem Kind, sowie zwischen dem Fötus und der Umwelt ist diese Kontaktaufnahme mit Hilfe des Gehörs, der Knochenleitung und der Haut bereits ab dem ersten Drittel der Schwangerschaft möglich ***(vgl. Nöcker-Ribaupierre, 2003)***. Die therapeutische Arbeit mit der Stimme weckt immer auch Spuren früher positiver Bindungserfahrungen und kann ggf. dazu beitragen, Mangelerfahrungen „nachzunähren".

Im Singen und miteinander Tönen können sich gewohnheitsmäßige Trennungen aufheben: Die Trennung zwischen Innen- und Außenraum, die Trennung zwischen Ich und Du, die (kulturbedingt anerzogene) Trennung zwischen Singen und Bewegung, zwischen Atem, Körperklang und Emotionen.

2.4. Die 4 Funktionen der Stimme:

Primär-, Sekundär- Tertiär- und Quartärfunktionen

Entwicklungsgeschichtlich betrachtet können wir bei der Stimme vier verschiedene Funktionen unterscheiden:

- **Primärfunktionen** des Stimmapparates wie Gasaustausch, Schutz der Lungen bei der Nahrungsaufnahme, Nahrungszerkleinerung und -beförderung, etc.
- **Sekundärfunktionen**, wie z.B. der Fähigkeit zur differenzierten Lautgebung, die als Folge die Ausbildung von Sprache ermöglichte und
- **Tertiärfunktionen**, wie ich sie bezeichne: Larynx und Pharynx (Kehlkopf und Rachenraum) dienen hierbei auf einer späten Stufe der menschlichen Entwicklungsgeschichte als „emotionales Ventil". Daher entwickeln sich funktionelle und psychogene Stimmstörungen im Sinne einer Selbstschutzreaktion, die sich im wahrsten Sinne ver-*selbst*-ständigt hat. Sie sind als fehlgeschlagener, unbewusster Lösungsversuch zu verstehen, der sich an diesem hochsensiblen physiologischen Schutzorgan aufgrund seiner Ventilfunktion ausdrückt.

Auf der Ebene der Primärfunktionen husten wir, wenn wir uns verschluckt haben, um die Lunge vor Fremdkörpern zu schützen. Mit Hilfe der Sekundärfunktionen wird durch Spotanäußerungen wie „ihgitt" oder „aah" bei angenehmen oder ekelerregenden Eindrücken im Rachenraum reflektorisch blitzschnell eine faukale Enge bzw. Weite ausgelöst. Und auf der Ebene der Tertiärfunktionen entspricht dies dem Schutz vor emotional überfordernden Eindrücken von außen (für ein Kind z.B. streitende, schreiende Eltern), sowie der Angst vor Überflutung durch den Ausdruck der im Innern verborgenen, unangenehmen Gefühle (z.B. Wut, Schmerz, Angst). Eingehen möchte ich als Viertes noch auf die

- **Quartärfunktionen:**
  Hier handelt es sich um die Stimme als Gefährt für Ent-Körperlichung, für das Transzendieren von Körpergrenzen, für die Erfahrung des Numinosen, Entgrenztseins in die All-Verbundenheit, in den überpersönlichen, transpersonalen Raum hinein. Dies ist eine der wichtigsten Funktionen, die körperlich erkrankte und schwer eingeschränkte Menschen bestenfalls in den Singgruppen in Krankenhäusern erleben können.

3. Singen und Trance: ein bisschen Theorie

3.1. Kennzeichen von veränderten Wachbewusstseinszuständen

Gemeinsame Phänomene veränderter Bewusstseinszustände

Veränderte Wachbewusstseinszustände (VWB) kennzeichnen sich nach Ludwig, einem der frühen amerikanischen Bewusstseinsforscher (1966), durch:

- Veränderungen des Denkens
- Veränderungen des Zeiterlebens
- Veränderungen des Körperschemas
- Veränderungen bis Verlust der Selbstkontrolle
- Veränderung der Wahrnehmung:
  Synästhesien und Halluzinatorische Phänomene wie Visionen, Auditionen etc.
- Auflockerung bis Aufhebung der Subjekt-Objekt-Schranke
- Intensive Emotionen
- Veränderungen des Bedeutungserlebens
- Gefühl von Erneuerung und Wiedergeburt
- Hypersuggestibilität

Dittrich fand 1985 in einer bahnbrechenden empirischen Studie mit mehreren tausend Probanden heraus, dass sich unabhängig vom Stimulus und von der Methode, mit der ein Trancezustand induziert wird, alle Erlebnisse zu fünf Kernerfahrungen subsummieren lassen:

- Angstvolle Ich-Auflösung (AIA)
- Ozeanische Selbstentgrenzung (OSE)
- Visuelle Umstrukturierung (VUS)
- Auditive Veränderungen (AVE)
- Vigilanzreduktion (VIR)

Dittrich nennt diese fünf Kernerfahrungen *„ätiologie-unabhängige Strukturen veränderter Wachbewusstseinszustände"* ***(Dittrich, 1985; Dittrich, Lamparter, Maurer, 2002)***.

Für das Verständnis von Tranceprozessen, wie sie in Singgruppen auftreten können, sind die Dimensionen der ***„ozeanischen Selbstentgrenzung"*** und auch die ***„Vigilanzreduktion"*** von besonderer Bedeutung. „Visuelle Umstrukturierung" findet hingegen beim Singen eher weniger statt. Die Praxis zeigt, dass häufig vorher vorhandene innere Bilder verschwinden, sobald das Singen einsetzt. Ein Grund dafür könnte sein, dass mit dem Einsetzen des Singens auf einen anderen Wahrnehmungsmodus gewechselt wird, der über sensorische und auditive Körpererinnerungsspuren mit dem früheren Erfahrungsraum Mutterleib verbunden ist. Dieser ist nicht so sehr bildhaft, visionär geprägt, sondern eher von Atmosphärischem und Auditivem, so lässt sich vermuten.

3.2. Was ist denn nun eigentlich „Trance"?

Es hat sich eingebürgert, den Begriff „Trance" synonym für VWB zu verwenden. „Trance" (von lat. transire, hinübergehen) wird in der Literatur widersprüchlich definiert ***(Pekala, 2000; Meszaros, 2002; Rouget, 1985)***. Ich bezeichne ihn als Oberbegriff für „verschiedenste leibseelische Veränderungen, die kulturunabhängig bei Menschen in veränderten Wachbewusstseinszuständen auftreten können. Der Auslöser, die Technik und das Ritual, durch die eine Trance induziert und strukturiert wird, sind vom jeweiligen sozio-kulturellen Kontext determiniert. (...) Trance kann darüber hinaus als „das psychologisch bedingte Verschwinden des Erlebens der umgebenden Realität bei fortbestehender Wachheit definiert werden" ***(Frigge, 1994, S.231 zitiert in: Rittner, Fachner, Hess, 2009, S. 539)***.

Trance hat außerdem etwas mit *„Hingabe“* zu tun, mit *„kontrolliertem Kontrollverlust“*, wie ich es gerne nenne. Und sie hat ebenfalls mit einem psychophysiologischen Lernprozess der schnell abrufbaren Umschaltung von Körperfunktionen zu tun, mit *„Konditionierung“*.

3.3 Selbstreferente Wirkung des Singens

Der Weg in die Trance geht anfangs immer über die Bündelung von Wahrnehmung. Fokussierung ist das „Tor“ zum veränderten Bewusstsein. Hier stellt die Stimme neben dem Atem und gleichförmigen, wiederkehrenden Körperbewegungen ein körpereigenes Medium mit enormer autosuggestiver Wirksamkeit dar. Die sich potenzierenden Rückkoppelungseffekte der Klangwahrnehmung über Ohr, Knochenleitung und kinästhetische Vibrationsempfindungen tragen dazu bei, dass Singen immer eine selbstreferente Focussierung von Aufmerksamkeit bewirkt. Auf diese Weise können sich in Singgruppen beispielsweise kreisende negative Gedanken, Ängste oder Symptomfixierungen auflösen und Raum geben für ressourcenförderliches Körpererleben.
(Siehe hier den unter 2.1. schon erwähnten Wirkfaktor „Singen bringt immer in Fluss“)

3.4. Ergotrope und trophotrope Wirkungen des Singens

In der klanginduzierten Trance mit Stimme oder/und Instrumenten, wie wir sie in der Musikpsychotherapie gezielt einsetzen, *„ist die Musik (...) in zwei Richtungen wirksam:*

1. *Physiologisch anregend* (ergotrop / ergos=Arbeit) in Richtung Ekstase durch intensivierte Rhythmisierung des Wahrnehmungsfeldes“ *(Hess, Fachner, Rittner, 2009, S.554)*. Hierzu gehören beispielsweise auch die Synchronisierung von Körperphysiologien einer singenden, tanzenden und trommelnden Gemeinschaft oder von Schlachtengesängen im Eishockey- und Fußballstadion.

2. Musik wirkt auf der anderen Seite aber auch *„körperlich beruhigend,* die Aufmerksamkeit nach innen kehrend (trophotrop / trophos=Nahrung) in Richtung Enstase mit Reduktion des Wahrnehmungsfeldes und Fokussierung“ mit Hilfe von sog. monochromen, einfarbigen, gleichförmigen Tönen *(Hess, Fachner, Rittner, 2009, S.554)*.

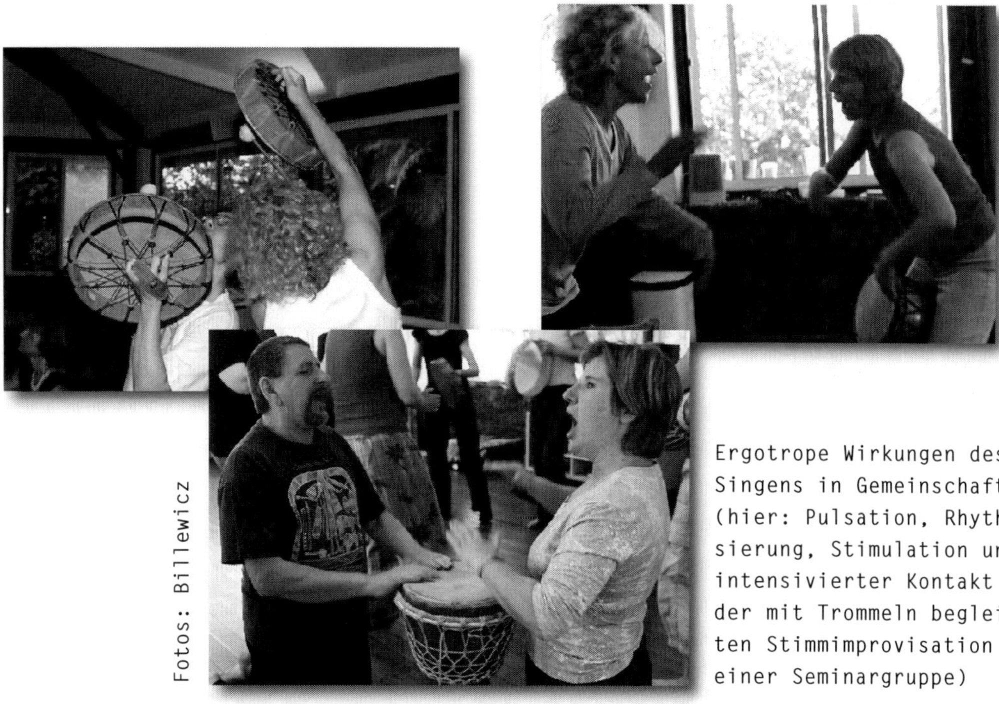

Fotos: Billewicz

Ergotrope Wirkungen des Singens in Gemeinschaft (hier: Pulsation, Rhythmisierung, Stimulation und intensivierter Kontakt in der mit Trommeln begleiteten Stimmimprovisation einer Seminargruppe)

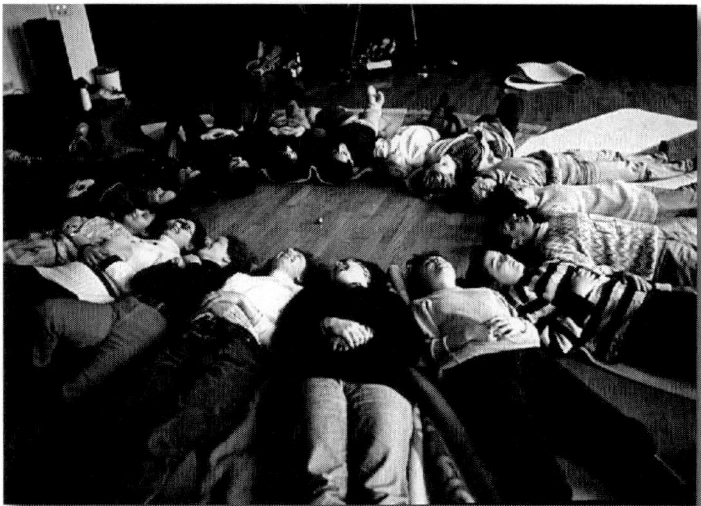

Trophotrope Wirkungen des Singens in Gemeinschaft (hier: Musiktherapeutische Selbsterfahrung mit Medizinstudenten an der Universitätsklinik Heidelberg)

Foto: Verres

KLANGINDUZIERTE TRANCEZUSTÄNDE BEIM SINGEN IN GEMEINSCHAFT

ERGOTROPES SINGEN	TROPHOTROPES SINGEN
• Stimulation, Anregung • Atemintensivierung (schneller, tiefer) • Synchronisation der Körperphysiologien einer singenden Gemeinschaft • Intensivierte Rhythmisierung des Wahrnehmungsfeldes • Aktivierung des sympathischen Nervensystems • Ekstatische Erfahrungen der Verbundenheit (mit der Gemeinschaft, mit dem Numinosen im transpersonalen Raum) und des Über-sich-Hinauswachsens, Körpergrenzen erweiternd bzw. auflösend	• Beruhigung, Entspannung, Vigilanzreduktion (VIR) • Atemberuhigung (langsamer, flacher) • Erweiterung bzw. Aufhebung der Körpergrenzen im Klang der Gemeinschaft • Reduktion des Wahrnehmungsfelde • Aktivierung des parasympathischen Nervensystems • Ozeanische Selbstentgrenzung (OSE), Verschmelzung • Enstatische, meditative, auch transpersonale Erfahrungen der Verbundenheit (mit sich, mit dem Numinosen)

3.5 Forschung

Um nun die Verwirrung komplett zu machen, dass es nämlich nicht nur *entweder* ergotropes *oder* trophotropes Singen gibt, möchte ich einen kurzen Einblick in eine vom mir gemeinsam mit meinem Kollegen Dr.Jörg Fachner durchgeführte Brainmapping-Studie geben (Fachner und Rittner, 2007, 2011). In unserem Forschungsprojekt „Klang und Trance im EEG" an der Universitätsklinik Heidelberg fanden wir heraus, dass beim gemeinschaftlichen Singen des Mantras „OM" bei unseren Probanden, die mit an 27 Elektroden angeschlossenen Köpfen im Gruppensetting mitsangen, folgende überraschenden Effekte auftraten:

Im Vergleich der Singphase zum Ruhezustand ließen sich sowohl auf dem Alpha- als auch auf dem Theta-Band des EEG hochsignifikante Veränderungen in den visuellen Regionen der Großhirnrinde finden. Gleichzeitig zeigten sich erstaunlicherweise globale hochsignifikante Beta II-Änderungen. Diese Daten deuten darauf hin, dass meditatives, trophotropes Singen in eine entspannte Form von durchaus auch bildhaftem innerem Tranceerleben hineinführen kann, welche einher geht mit gleichzeitiger Hyperwachheit und hoher Aufnahmefähigkeit. Befunde wie diese können als ***„paradoxical arousal"*** oder ***„entspannte Hochspannung"*** bezeichnet werden ***(Guttmann 1992)***. Sie sind kennzeichnend für eine ***Gleichzeitigkeit von ergotroper und trophotroper Klangwirkung*** des Mantrasingens auf das vegetative Nervensystem, ähnlich wie sie sich bei ekstatischen Trancezuständen und in intensiver Meditation finden lässt *(vgl. Rittner, 2009, S. 493)*. Detailliertere Informationen zu diesen Forschungen finden Interessierte auf meiner Webseite unter der Rubrik „Forschung“ >>> *www.SabineRittner.de*

3.6. Organismische Resonanzphänomene

Ich kann Ihnen meine Überlegungen und Erfahrungen in meinem Life-Vortrag nicht anders mitteilen, als mit meiner Stimme. Somit stehe ich Ihnen gleichzeitig als Demonstrationsobjekt zur Verfügung: Unterhalb dessen, was ich bisher an einführenden Worten zu sagen hatte, haben Sie längst durch die Art, wie ich mich mitteile, sehr viel mehr über mich erfahren. ***„Ob ich z.B. so mit Ihnen spreche … ,“*** (die Referentin spricht mädchenhaft, mit hoher Stimmlage und behauchten Vokaleinsätzen) ***„oder ob ich mich auf diese Weise mitteile … , “*** (die Referentin spricht forsch, mit tieferer Stimmlage und harten Vokaleinsätzen), Sie stellen immer sogleich Vermutungen über mich an, die Ihre Bereitschaft beeinflussen, das, was ich Ihnen mitzuteilen habe, aufzunehmen oder sich ihm eher zu verschließen.

Vielleicht wissen Sie es noch nicht, doch möchte ich Ihnen an dieser Stelle nicht verschweigen, dass Sie mir und meiner Stimme (während des Vortrages) ausgeliefert sind: Ich könnte ja in den nächsten Minuten ***„auf diese Weise zu Ihnen sprechen…“*** (Die Referentin spricht mit sehr heiserer Stimme).
Es würde vermutlich in diesem Raum einer nach dem anderen beginnen, sich – stellvertretend für mich – zu räuspern, vielleicht zu husten, Sie würden sich zunehmend unwohler fühlen, Ihre Gedanken würden abgleiten …

Stimmliche Informationen anderer Menschen nehmen wir ganz unmittelbar auf durch – je nach Situation unterschiedlich intensive – unwillkürliche Übertragung neuromuskulärer Vorgänge und Atemfrequenzen auf den eigenen Körper. (Beispiel: Das eigene Räusperbedürfnis, wenn wir jemandem mit stark belegter Stimme zuhören.) Dieses faszinierende Phänomen, das Sänger als ***„funktionellen Nachvollzug“*** bezeichnen, lässt sich auf die Aktivität sog. Spiegelneurone im Gehirn zurückführen (Rizzolati et al., 2003; Bauer, 2005). Die für diese Art „klanglich-organismischer Resonanz“ (vgl. Rittner, 1990) verantwortlichen Neuronen befinden sich z.B. im Broca-Areal des motorischen Kortex (Großhirnrinde) und in Teilen des prä-motorischen Kortex ***(Koelsch, 2008, S.224)***.

Die Entschlüsselung stimmlicher Botschaften geschieht dabei höchst effizient: neueste neurobiologische Forschungen zeigen, dass das Gehirn mit Hilfe des Stimmklanges innerhalb von nur 150 Millisekunden entschlüsseln kann, in welcher emotionalen Verfassung der/die Sprecher/in sich befindet ***(Spreckelmeyer et al 2006)***.

Da die nervöse Versorgung der Kehlkopfmuskulatur durch Äste des nervus vagus erfolgt (nervus laryngeus recurrens und superior), ist jegliche Stimmgebung immer auch unmittelbar mit vegetativen Prozessen gekoppelt, die ihrerseits durch emotionale Prozesse beeinflusst werden. Menschheitsgeschichtlich lässt sich vermuten, dass diese direkte körperliche Übertragung vorsprachlicher Lautäußerungen und Signalen äußerst sinnvoll und beispielsweise bei Gefahr oder zur Wahrung von Rangordnungen für einen engen sozialen Gruppenverband überlebensnotwendig war. Ebenso fördert die Funktion der Spiegelneurone in Form von unwillkürlicher Lautnachahmung die Eltern-Kind-Bindung (hier kann man von einer klanglichen „Spiegelung" sprechen) und unterstützt den Spracherwerb von Kindern (*vgl. Dettmer, Nohr, Rittner, 2003; Nöcker-Ribaupierre, 2003; Koelsch, 2008*).

4. Methodisches

4.1 Vom Umgang mit spontan auftretenden Trancephänomenen in Singgruppen

Spontan auftretende Trancephänomene sind für SinggruppenleiterInnen erkennbar an Blick, Stimmklang und Körperhaltung der Singenden, auch wenn vielleicht die einzelnen Stimmen in der Gruppe nicht immer unterscheidbar sind. Darüber hinaus lassen sich Tranceerfahrungen aus nachträglichen Beschreibungen heraushören, wie z.B.: *„Ich hab' vollkommen das Zeitgefühl verloren", „da war so viel Verbundenheit, Grenzenlosigkeit", „ich fühlte mich eingehüllt von Licht, von Liebe", „es war wie ein gro ßer, gemeinsamer Herzschlag", „es wurde ganz still in mir, obwohl gleichzeitig so viel um mich herum passierte", „ein unbeschreibliches Glücksgefühl, das ich lange nicht erlebt habe", „ich war ganz bei mir und fühlte mich gleichzeitig mit allem verbunden..."*. Diese beispielhaften Aussagen nach Singerfahrungen in der Gemeinschaft lassen sich mühelos den verschiedenen zuvor erwähnten Kennzeichen von verändertem Wachbewusstsein zuordnen (*siehe unter 3.1.*).

Wichtig sind dabei ***vier methodische Faktoren***, die Singleiter/innen berücksichtigen sollen:

- **Erdung:** z.B. durch Fokussierung auf die Füße, Schritte, Kraft, Bodenkontakt, Atmen „durch die Fußsohlen in den Boden hinein" etc. Wenn irgend möglich sollte man aus diesem Grund die Menschen in Singgruppen ohne Schuhe singen lassen.
- **Sicherheit geben:** durch klare Struktur, Zeitgestaltung, Handzeichen bzw. stimmlich-nonverbale Präsenz, ohne selber zu „zerfließen", die Raumsituation im Blick behalten etc. Der/die Singgruppenleiter/in sollte immer auf der Schwelle bleiben zwischen der Hingabe an die

Gruppentrance und der Wachheit und Präsenz im Jetzt. Sie/er ist Brückenbauer, Grenzgänger zwischen den Bewusstseinswelten.

- **Animieren:** eine Singgruppe (vorausgesetzt, es handelt sich um gesunde Teilnehmer) wird sich nur so weit auf ergotrope oder trophotrope Sing-Tranceprozesse einlassen, wie auch der/die Leiter/in angstfrei bereit ist mitzugehen. Dies setzt intensive Stimm-Körper-Selbsterfahrung des/der Leiter/in voraus. TeilnehmerInnen, die krankheitsbedingt zu unfreiwilliger, pathologischer Dissoziation neigen, benötigen umso mehr Klarheit, Erdung, nonverbalen Einzelkontakt und musikalische Struktur durch die Singgruppenleitung.
- **Bewegung im Raum** erlauben, um für den Einzelnen eine adäquate Nähe- und Distanzregulation zu ermöglichen.

4.2. Induktion von Trance durch gezielte Angebote – Sechs methodische Prinzipien der absichtsvollen, angeleiteten Tranceinduktion beim Singen

a) Prinzip Einfachheit:

- Reduktion
- Monochromie
- Monotonie
- Dauer
- trophotropes Singen

z.B. lange Phasen des gemeinsamen textfreien, fließenden, pausenlosen Tönens auf einem Ton oder einem Akkord.

b) Prinzip Wiederholung:

- Repetition
- Focussierung

z.B. wiederkehrende Lautformeln, sehr einfache Melodiefloskeln, Mantren, Rhythmisierung, Atemsynchronisierung in der Gemeinschaft *(zu beruhigenden, positiven Auswirkungen auf die „Herzharmonie“: siehe Bossinger, 2006, S.130f).*

c) Prinzip Rhythmisierung:

- Pulsation
- ergotropes Singen
- Synchronisierung von Körperrhythmen in der Gemeinschaft, wie Atem, Herzschlag, Blutdruck, Hirnwellen etc.

• Einbeziehung von wiederkehrenden Körperbewegungen, dabei auch Stimulation des Vestibulärsystems: Stampfen, Schritte, Hand- und Armbewegungen, Oberkörperschwünge etc.
• Einbeziehung von Konsonanten, Zungen-, Lippen- und Mundgeräuschen, Body Percussion etc.

Auf diese Weise wird die ursprünglich beim Säugling noch ***reflexgesicherte Einheit von Stimme und Körperbewegung*** auch bei Erwachsenen wieder gebahnt. Hier kann die erdende, stützende Begleitung durch eine große Rahmentrommel (z.B. Bodhran) oder Gongtrommel sehr förderlich sein.

d) Prinzip Steigerung:

• Stimulation, Anregung bis hin zu Ekstase
• meist langsame Steigerung und plötzlicher Abfall am Ende
• Tempo-, Stimmenanzahl- und/oder Lautstärkesteigerung

wie z.B. bei Gesängen der Sinti und Roma, bei jüdischen Nigun-Gesängen (oder in der 15-minütigen Steigerung ohne Tempoveränderung im orchestralen „Bolero“ von Ravel).

e) Prinzip Verwirrung:

• Überstimulation, Reizüberflutung

z.B. durch aktive, freie oder themenfokussierte Stimmimprovisationen. Im Chaos können gewohnte Denkmuster außer Kraft gesetzt und neue Suchprozesse initiiert werden. Wichtig dabei ist, dass das ***gesamte*** mögliche Spektrum der Stimme vom Hauch bis zum Schrei ästhetisch wertungsfrei zugelassen und für freien Stimmausdruck nutzbar gemacht wird (vgl. Rittner, 1990). Dieses methodische Prinzip sollte jedoch zeitlich sehr begrenzt eingesetzt werden, da es viel Sicherheit und eine gut ausgeprägte Ich-Struktur erfordert, um bei den TeilnehmerInnen nicht zu einer „angstvollen Ich-Auflösung“ ***(nach Dittrich, siehe unter 3.1.)*** zu führen.

f) Prinzip Stille:

Erst in der „Stille danach“ zeigt sich die eigentliche Wirkung all dessen, was vorher im gemeinsamen Singen und Tönen geschah. Erst im wertfrei beobachtenden, staunenden „Aha“ in der Stille nach dem Ende einer intensiven Stimm-Klangerfahrung tritt der Effekt des Körperlernens ein, wird die Erfahrung im Körpergedächtnis gespeichert und erinnerbar. Häufig treten in dieser Stille verstärkt kinästhetische Empfindungen und

Körperwahrnehmungen auf, auch zeigen sich oft spontan innere Bilder. Die Weisen sagen in alten Schriften, dass in diesen Momenten „ein Tor zum Himmel aufgehe".
Eine Weile danach kann ein hilfreiches Wort oder ein selbstunterstützender Satz aus dem Inneren, die in die Stille hinein mit der Gemeinschaft geteilt werden, eine tiefe, ressourcenfördernde Wirkung für den Transfer der Erfahrung aus der Singgruppe in den Alltag haben.

Sowohl für das Initiieren von stimminduzierten Tranceprozessen in Singgruppen, als auch für den Umgang mit spontan auftretenden Tranceprozessen beim Singen ist es absolute Voraussetzung, dass für den/die Stimmgruppenleiter/in der spontane Stimmausdruck die „natürlichste Sache von der Welt" ist. Das bedeutet, dass sie/er im eigenen „stimm-biografischen Haus" gekehrt haben sollte, um nicht unbewusste eigene Hemmungen und Körperblockaden über den Weg der „organismischen Resonanz" ***(siehe 3.6.)*** auf die Singgruppenteilnehmer/innen zu übertragen. Sie/er sollte die „Lust an der Sinnlichkeit des Singens" (Titel von Stimm-Seminaren mit Sabine Rittner) erfahren haben, um sie in der Leitungsrolle nonverbal über den eigenen Stimm- und Körperausdruck weitergeben zu können. Mehr noch als für das Singen von Liedern, das gewisse musikpädagogische und chorleiterische Fähigkeiten erfordert, gilt dies vor allem für das Erlauben, Aufgreifen und Fördern von spontanen Stimmprozessen und Stimmimprovisationen in Singgruppen.

Bei aller Arbeit ist das Schönste daran jedoch: der/die Anleitende bekommt immer von den heilsamen Prozessen selbst etwas mit ab. Bestenfalls sollte ein/e Singgruppenleiter/in am Ende der Singgruppe gestärkt und genährt aus der Stunde herausgehen. Neurobiologen sind sich einig, dass heilsame Wachstums- und Veränderungsprozesse den Körper ***und*** die Gefühle mit einbeziehen müssen, um grundlegende Neuerfahrungen, die mit Neubahnungen im neuronalen Netzwerk einhergehen, zu ermöglichen (vgl. Hüther 2004, 2006). Das Singen und Tönen in der Gemeinschaft der Singgruppe stellt hierfür einen Königsweg zur Verfügung. Es kann darüber hinaus gesundheitsförderliche Tranceprozesse auslösen, Tore zu überpersönlichen und transpersonalen Bewusstseinsräumen öffnen und damit „re-ligio" im ursprünglichsten Sinne wieder erfahrbar machen. Mit Hilfe des Singens lässt sich diese wesentliche Dimension von Gesundheit heilsam und vollkommen undogmatisch in unser Gesundheitswesen reintegrieren.

LITERATUR

_ Adamek, Karl (1999). Singen als Lebenshilfe. Zur Empirie und Theorie von Alltagsbewältigung. Münster: Waxmann.

_ Bauer, Joachim (2005). Warum ich fühle, was du fühlst. Hamburg: Hoffmann und Campe.

_ Bossinger, Wolfgang (2006). Die heilende Kraft des Singens. Battweiler: Traumzeit-Verlag.

_ Cramer, Annette (1998). Das Buch von der Stimme. Zürich: Walter.

_ Dettmer, Barbara, Nohr, Karin und Rittner, Sabine (2003). Die Stimme: Frühe Welterfahrung, frühe Seelennahrung und Angenommensein. Ein Briefwechsel. In: Musiktherapeutische Umschau, 24, 4, S. 356-361. Göttingen: Vandenhoeck & Rupprecht.

_ Fachner, Jörg und Rittner, Sabine (2007). EEG brainmapping of trance states induced by Monochord and Ritual Body Postures in a ritualistic setting. In: Frohne-Hagemann, I. (Hg.): Receptive Music Therapy – Theory and Practice. S. 189-202. Wiesbaden.

_ Fachner, Jörg und Rittner, Sabine (2011). Ethnotherapy, Music and Trance: An Investigation into Sound-Trance-Induction. In: Dean Cvetkovic et al. (Hg.). States of Consciousness: Experimental Insights into Meditation, Waking, Sleep and Dreams. S. 235-256. Heidelberg: Springer Verlag, The Frontiers Collection Series.

_ Guttmann, Giselher und Langer, G. (1992). Das Bewusstsein – Multidimensionale Entwürfe. Wien.

_ Gundermann, Horst (1994): Phänomen Stimme. München/Basel: Ernst Reinhard Verlag.

_ Hess, Peter, Fachner, Jörg und Rittner, Sabine (1996/komplett überarbeitete Neuauflage 2009). Verändertes Wachbewusstsein. In: Decker-Voigt, H.-H., Knill, P., Weymann, E. (Hg.): Lexikon Musiktherapie. S.550-557. Göttingen: Hogrefe.

_ Hüther, Gerald (2004). Ebenen salutogenetischer Wirkungen auf das Gehirn. In: Musiktherapeutische Umschau Bd.25, 1, S.16-26. Göttingen.

_ Hüther, Gerald (2006). Bedienungsanleitung für ein menschliches Gehirn. Göttingen.

_ Kölsch, Stefan (2008). Die emotionale Stimme. In: Musiktherapeutische Umschau, 29, 3, S. 221-228. Göttingen: Vandenhoeck & Rupprecht.

_ Nöcker-Ribaupierre, Monika (2003). Hören – Brücke zum Leben. Göttingen.

_ Rittner, Sabine (1990). Zur Rolle der Vokalimprovisation in der Musiktherapie. In: Musiktherapeutische Umschau. Forschung und Praxis der Musiktherapie. Band 11, 2. S. 104-119. Frankfurt/Stuttgart: Brochinsky/Fischer.

_ Rittner, Sabine (1998a). Das Forschungsprojekt „Stimme und Musik in der Psychotherapie" (StimMusTher) an der Universitätsklinik Heidelberg. In: Tagungsband zum „10. Ulmer Workshop für Musiktherapeutische Grundlagenforschung". Universitätsklinik Ulm, Abt. für Psychotherapie und Psychosomatische Medizin.

_ Rittner, Sabine (1998b). Singen und Trance – Die Stimme als Medium zur Induktion veränderter Bewußtseinszustände. In: Gundermann, H. (Hg.): Die Ausdruckswelt der Stimme. S. 317-325. Heidelberg: Hüthig.

_ Rittner, Sabine (2007). Hilfe zur Selbsthilfe: Kleine Hilfen mit Atem und Stimme. Im Fluss der Polaritäten. In: H.-H. Decker-Voigt, R. Spintge (Hg.): Musik und Gesundsein, Halbjahreszeitung für Musik in Therapie, Medizin und Beratung. Ausgabe 13/2007, S. 28. Lilienthal: Eres.

_ Rittner, Sabine (2008). Der Wirkfaktor Stimme in der Psychotherapie / in der Musiktherapie. In: Musiktherapeutische Umschau, Themenheft „Die Stimme im therapeutischen Dialog", Bd. 29, 3/2008, S. 201-220. Göttingen: Vandenhoeck & Rupprecht.

_ Rittner, Sabine (1996/ komplett überarbeitete Neuauflage 2009). Stichworte Stimme (S. 481-489) und Stimmforschung (S. 490-495). In: Decker-Voigt, H.-H., Knill, P., Weymann, E. (Hg.): Lexikon Musiktherapie. Göttingen: Hogrefe.

_ Rittner, Sabine, Fachner, Jörg und Hess, Peter (1996/komplett überarbeitete Neuauflage 2009). Trance. In: Decker-Voigt, H.-H., Knill, P., Weymann, E. (Hg.): Lexikon Musiktherapie. S.538-541. Göttingen: Hogrefe.

_ Rizzolatti, G.; Craighero, L.; Fadiga, L. (2003). The mirror system in humans. In: Stamenov, M.; Gallese, V. (Hrsg.): Mirror Neurons and the Evolution of Brain and Language. Amsterdam.

_ Spreckelmeyer, K.; Kutas, M. et al (2006). Combined perception of emotion in pictures and musical sounds. In: Brain Research, Volume 1070, Issue 1, S.160-170. Elsevier.

_ Stierlin, Helm (1994). Individuation und Familie. Frankfurt: Suhrkamp.

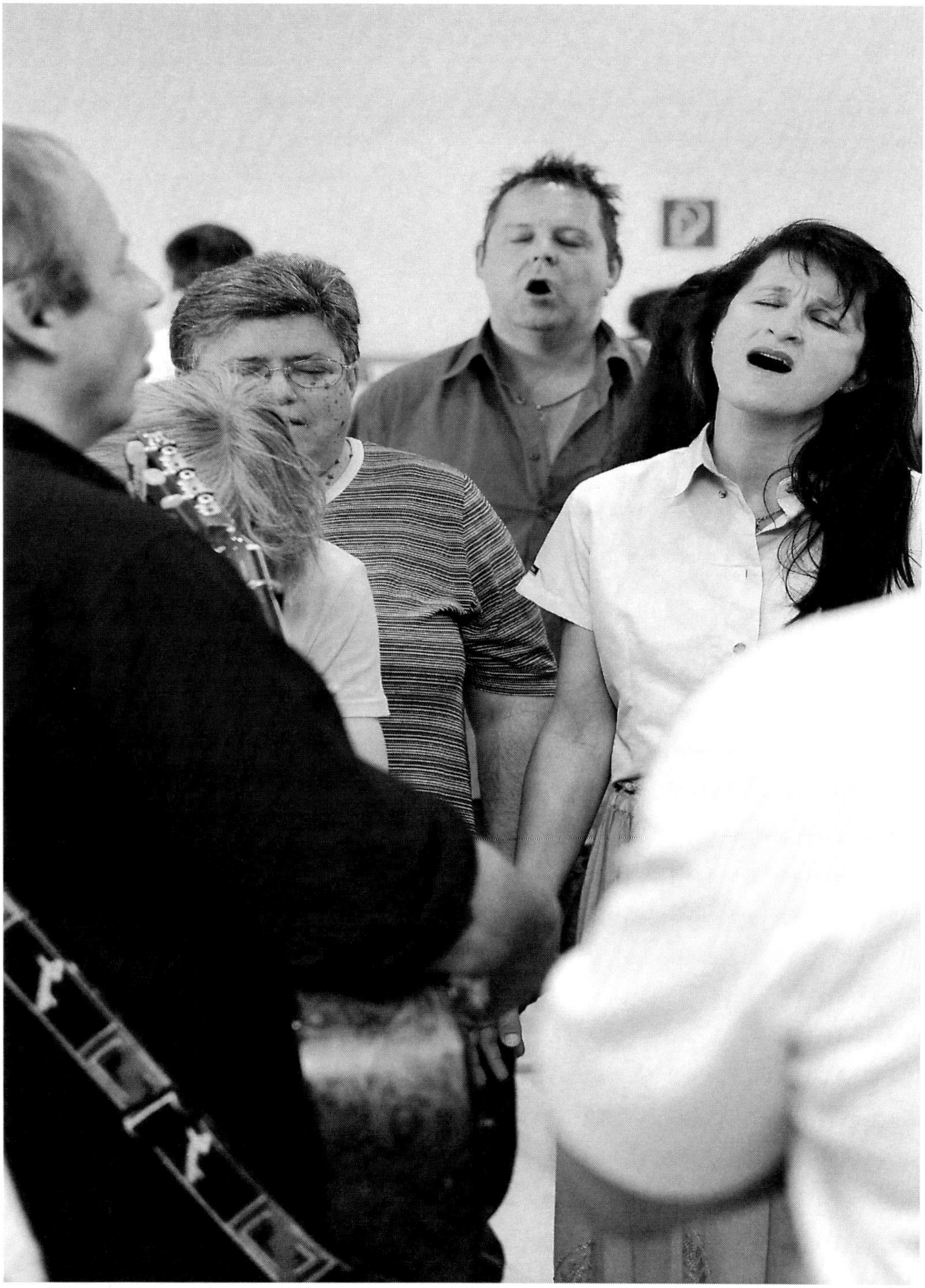

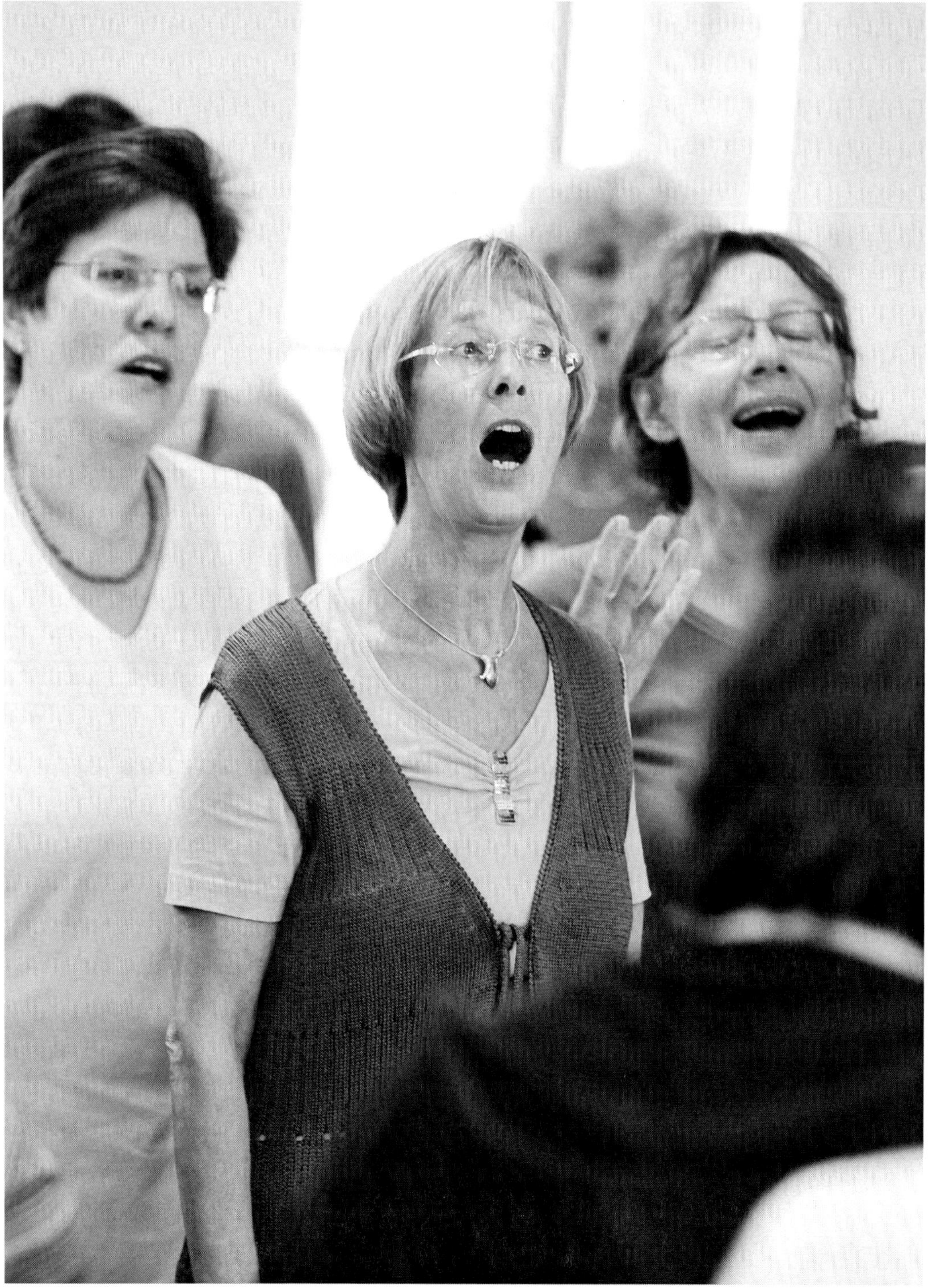

Singende Krankenhäuser aus Sicht von Singgruppenleiter/innen

>>> *Gunter Kreutz, Katja Böhm, Wolfgang Bossinger & Stephen Clift*

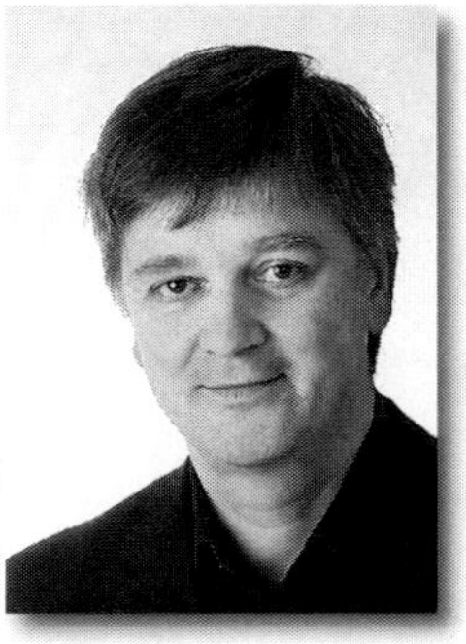

Prof. Dr. Gunter Kreutz

Universitätsprofessor Dr. Gunter Kreutz studierte (Historische) Musikwissenschaft (Grundstudium), Medienwissenschaft und Anglistik an der Philipps-Universität Marburg sowie (Systematische) Musikwissenschaft und Kommunikationswissenschaftliche Grundlagen von Sprache und Musik an der Technischen Universität Berlin (Abschluss Magister Artium 1992). Es folgten Promotion 1996 an der Universität Bremen und Habilitation 2004 an der Goethe-Universität Frankfurt am Main. Tätigkeiten als Hochschuldozent (Goethe-Universität) sowie als Research Fellow am Royal Northern College of Music in Manchester, GB, gingen der Berufung als Professor für Systematische Musikwissenschaften an die Carl von Ossietzky Universität Oldenburg voraus. Seine Forschungsinteressen liegen in der musikalischen Wirkungsforschung mit besonderem Fokus auf Emotionen, Wohlbefinden und Gesundheit. Kreutz ist Autor zahlreicher Fachpublikationen sowie Mitherausgeber mehrerer Bücher, darunter "Music, Health and Wellbeing" (Oxford University Press, 2012).

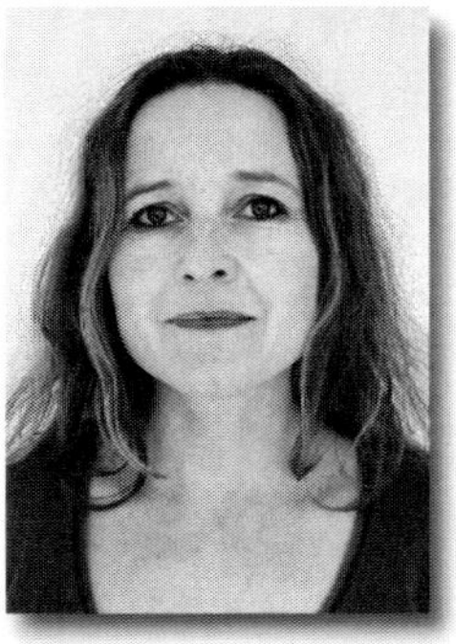

Katja Böhm

M.A., studierte Allgemeine und Vergleichende Sprachwissenschaften mit Schwerpunkt Altindisch. Für ihre Abschlussarbeit forschte sie über altindische Totenbräuche und Jenseitsvorstellungen. Seit 2009 unterrichtet Katja Böhm als Dozentin für Altindisch im Yogazentrum Ulm. Als zertifizierte Singleiterin für heilsames Singen hat sie sich auf das Singen von Mantras spezialisiert. In ihren Fortbildungen ist es ihr nicht nur ein Anliegen, die Mantras in ihrer Schönheit und heilsamen Wirkung zu vermitteln, sondern auch ihre Bedeutung vor dem geistesgeschichtlichen Hintergrund der indischen Spiritualität verständlich zu machen. Neben ihrer sprachwissenschaftlichen und musikalischen Tätigkeit arbeitet Katja Böhm seit vielen Jahren im Bereich der wissenschaftlichen Forschung an diversen Studienprojekten mit.

Wolfgang Bossinger

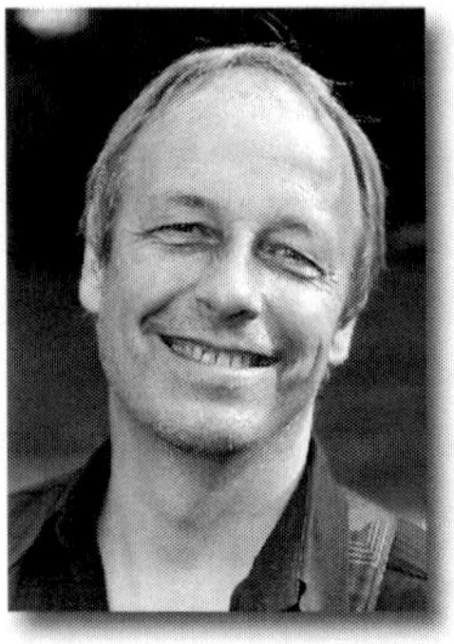

Diplom-Musiktherapeut (FH), Psychotherapie (HPG), Systemischer Familientherapeut, Singleiter und Weiterbilder begründete 2009/2010 Singende Krankenhäuser – internationales Netzwerk zur Förderung des Singens in Gesundheitseinrichtungen e. V. Er war 1.Vorsitzender bei Singende Krankenhäuser e. V. von 2010 bis 2012 und ist jetzt Ehrenvorsitzender. Bossinger ist Leiter der Akademie für Singen und Gesundheit, Vorstandsmitglied bei il canto del mondo e. V. und der Deutschen Stiftung Singen. Er studierte Musiktherapie an der Fachhochschule der Stiftung Rehabilitation in Heidelberg. Danach 3-jährige musiktherapeutische Forschungstätigkeit an der Universität Ulm und der dortigen Universitätskinderklinik (Hauptschwerpunkt: Musiktherapeutische Begleitung krebskranker Kinder und Jugendlicher, sowie musiktherapeutische Weiterbildung von Medizinstudenten. Seit 1989 Aufbau der Musiktherapie an der Fachlinik für Psychiatrie, Psychotherapie und Neurologie Christophsbad Göppingen. Im Mittelpunkt seiner klinischen, sowie präventiven Tätigkeit steht seit mehr als 20 Jahren die Erforschung und Praxis gesundheitsfördernder und therapeutischer Wirkungen des Singens. Zahlreiche Veröffentlichungen (Bücher, Artikel, Filme, CDs) zu der Thematik. >>> www.healingsongs.de

Prof. Dr. Stephen Clift

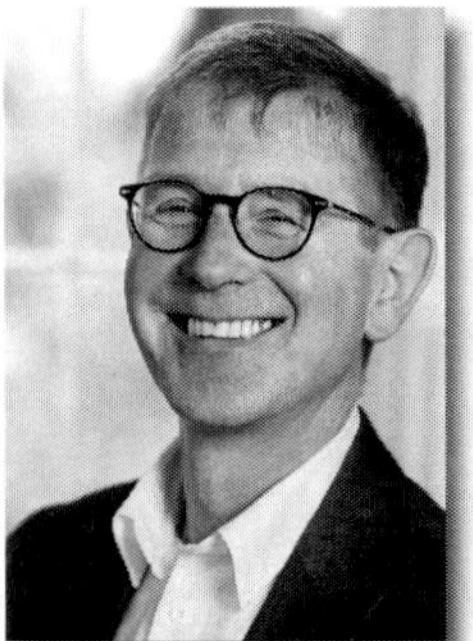

Dist Professor für Gesundheitserziehung an der Fakultät für Gesundheit und Sozialwesen der Canterbury Christ Church Universität und Direktor des Sidney De Haan Forschungszentrums für Musik, Kunst und Gesundheit. Er lehrt und forscht auf dem Gebiet der Gesundheitsvorsorge und öffentliche Gesundheit seit mehr als fünfundzwanzig Jahren. Seine Arbeitsschwerpunkte schließen Forschung, Praxis und Ausbildung in Bereichen der HIV/AIDS-Prävention, Sexualerziehung, internationaler Tourismus und Gesundheit sowie Gesundheitsvorsorge in Schulen mit ein. Gegenwärtig richtet sich sein Forschungsinteresse auf Kunst und Gesundheit sowie insbesondere die Potenziale des gemeinsamen Singens für Gesundheit und Wohlbefinden. Er ist Gründungsherausgeber der Zeitschrift Arts & Health: An international journal for research, policy and practice sowie Präsident des internationalen Netzwerks Singende Krankenhäuser.

Gemeinsames Singen in Chören unter Laien ist seit einigen Jahren Gegenstand qualitativer und quantitativer Untersuchungen (z.B. Clift, 2012; Kreutz, 2004; Clift, Hancox, Morrison, Hess, Kreutz. & Stewart, 2010). Es zeigt sich, dass aus Sicht der Sängerinnen und Sänger das gemeinsame Singen, vor allem das psychische Wohlbefinden verbessert und das regelmäßige Singen, im Sinne auch eines Teils der individuellen Lebensqualität verstanden wird (zusammenfassend Clift, Nicols, Raisbeck, Whitmore & Morrison, 2010). Solche Wirkungen erreichen nicht allein gesunde Laiensänger _[1], sondern auch Menschen mit chronischen Erkrankungen bis hin zu Demenz (Bamford & Clift, 2006). Die insgesamt positiven Einschätzungen über Auswirkungen von Chorsingen auf das individuelle Wohlbefinden, werden auch angesichts mancher negativer Erfahrungen nur wenig getrübt (Kreutz & Brünger, 2012).

Das Netzwerk *Singende Krankenhäuser e.V* _[2] ist nach eigener Darstellung bestrebt, die Etablierung von Singgruppen in gesundheitlichen Einrichtungen zu fördern. Dazu bieten die Initiatoren, zu denen auch der dritte Autor dieses Beitrags gehört, regelmäßige Fortbildungen für Singleiter sowie Zertifizierungen für gesundheitliche Einrichtungen an. Dem Netzwerk sind bereits zertifizierte Einrichtungen, überwiegend psychiatrische Kliniken, Rehabilitationszentren und Schmerzkliniken in Deutschland, Österreich und in der Schweiz, angeschlossen.

Aufgrund der in den letzten Jahren stark gestiegenen Zahl von Singgruppen erheben sich vielfältige Fragen, insbesondere nach den Erfahrungen von Singleitern und Patienten, Erfahrungen anderer Personengruppen im Umfeld dieser Gruppen, sowie den Auswirkungen der Singgruppen auf diese Personen. Aufgrund einer mangelnden wissenschaftlichen Befundlage wurde ein Forschungsprojekt initiiert, um über diese allgemeinen Fragestellungen genaueren Aufschluss zu erhalten. Dazu wurden qualitative und quantitative Methoden der Befragung gewählt, die sich an Singleiter zum einen und zum anderen an die Mitglieder der Singgruppen, also Patienten, ehemalige Patienten, Mitarbeiter der betreffenden Einrichtungen, Angehörige der Patienten und andere Personen richteten, die an den Singgruppen anekdotischen Beobachtungen zufolge mitwirken. Im Zentrum dieses Beitrags stehen Erfahrungen von Singgruppenleitern, die in verschiedenen Einrichtungen des Netzwerks tätig sind. Wenngleich daraus Implikationen hinsichtlich der Auswirkungen ihrer Tätigkeit hervorgehen können, sollen die hier dargestellten Befunde der Sichtweise von Singgruppenmitgliedern nicht vorgreifen. Deren Darstellung bleibt späteren Publikationen vorbehalten.

_1 Es repräsentiert die männliche Form beide Geschlechter.
_2 >>> www.singende-krankenhaeuser.de

Fragestellung und Ziele

Welche Voraussetzungen bringen die Singleiter für ihre Arbeit mit Patienten und anderen Personen in klinischen Einrichtungen mit? Wie wird die Gruppe charakterisiert, welche sie leiten? Wie gehen die Singleiter angesichts von Klientelen vor, die möglicherweise über sehr wenig Gesangserfahrungen verfügen? Welche Chancen und Herausforderungen sind mit ihrer Tätigkeit verbunden, für die offensichtlich kein klares Berufsbild existiert, die aber dessen ungeachtet mit einem hohen Maß an Professionalisierung verbunden ist? Die Beantwortung solcher Fragen erscheint einerseits zur Theoriebildung notwendig, da bisher in der Forschungsliteratur weder zur Professionalisierung dieser Gruppe, noch über Erfahrungen und Einstellungen zu ihren Tätigkeiten in therapienahen Bereichen einschlägige Studien existieren. Andererseits können die Sichtweisen von Singleitern und Choristen in einem späteren Schritt einander gegenüber gestellt und damit die wechselseitige Wahrnehmung des betroffenen Personenkreises eruiert werden. Die Einbeziehung einer größeren Gruppe von Befragten stellt indessen sicher, dass individuelle Aussagen über spezifische Aspekte der Tätigkeit zumindest teilweise auf substanzielle Bedeutungen überprüft werden können, wenngleich die Heterogenität der Singgruppen, wie auch die Form der Professionalisierung der Singleiter selbst, wie die Befragung zeigt, mit bedacht werden muss. Somit ist eine generalisierende Interpretation ausgeschlossen, ohne den Aussagen einen rein idiosynkratrischen Charakter zuschreiben zu müssen.

|

Interviews

Nachdem die Singleiter ein individuelles Einverständnis gegeben hatten, führte die zweite Autorin teilstandardisierte Telefonbefragungen durch. Die Fragen, welche einem Leitfaden mit bereits formulierten Fragen folgte, richteten sich auf drei wesentliche Bereiche, nämlich Ausbildungshintergründe der Singleiter und Merkmale der Singgruppen; Strategien, Intentionen und Aktivitäten bei der Durchführung von Singangeboten und Chancen und Herausforderungen, die aus diesen Aktivitäten erwachsen können. Die Befragten hatten die Möglichkeit, weitere Aspekte unabhängig von den einzelnen Fragen anzusprechen und damit auch lenkend in die Gesprächsführung einzugreifen. Gleichwohl legen die vorliegenden Transkriptionen nahe, dass alle Befragten bemüht waren, auf die gestellten Fragen einzugehen. Nach Beendigung der Telefonate wurden Transkriptionen ebenfalls von der zweiten Autorin erstellt und den Singleitern individuell per Email zugesandt. Die Singleiter hatten damit die Möglichkeit, Korrekturen und Änderungen in die Transkriptionen einzupflegen und zu autorisieren.

Auswertung

Die autorisierten Transskripte der Telefoninterviews wurden anonymisiert in das Programm MAXQDA® übertragen und von zwei unabhängigen Personen hinsichtlich thematischer und inhaltlicher und Aspekte kodiert. Aufgrund der gerichteten Fragestellungen fokussierte die Auswertung auf die Kodierung inhaltlicher Aspekte im Sinne der oben genannten Bereiche, auf die sich die einzelnen Fragen richteten. Anhand der zugewiesenen Codes konnte somit die Homogenität und Heterogenität des Antwortverhaltens zu den einzelnen Fragen eruiert werden.

Singleiter und Singgruppen

Es nahmen insgesamt 20 Singleiter (14 weiblich, 6 männlich) im Alter von 19 bis 58 Jahren teil. Diese leiteten in den jeweiligen Einrichtungen zumeist eine, in manchen Fällen bis zu zwei Singgruppen bzw. Chöre als therapienahe Angebote. Einige der Befragten (n = 9) sind ausgebildete Musiktherapeuten. Nur zwei Teilnehmer, ein Mann und eine Frau, verfügen weder über eine spezifisch musiktherapeutische noch über eine sonstige medizinisch-therapeutische Ausbildung. Die musikalischen Bildungshintergründe reichen von abgeschlossenem Studium als diplomierte Musikpädagogen bis hin zu Workshop-Erfahrungen und Lehrtätigkeit in Gesang und Chorleitung sowie auf einer breiten Palette von Musikinstrumenten. Die Befragten waren zum Zeitpunkt der Erhebung sämtlich mit dem Netzwerk Singende Krankenhäuser e.V. assoziiert.

Die Singgruppen sind überwiegend in psychiatrischen Kliniken bzw. Abteilungen (n = 13, zusätzlich vier gerontopsychiatrische Abteilungen in Kliniken und Krankenhäusern), darüber hinaus in einem allgemeinen Krankenhaus, einer neurologischen und orthopädischen Reha-Klinik, der psychoonkologischen Abteilung einer Universitätsklinik, einer Fachklinik für onkologische Rehabilitation, einer Praxis für Allgemeinmedizin, einer privatärztliche Praxisgemeinschaft, sowie in einem Beerdigungsinstitut beheimatet. Die Singleiter erreichen somit, hinsichtlich Altersverteilung und klinischen Diagnosen, ein breites Spektrum von Patienten, wenngleich ihre therapienahen Angebote in der Regel auch von anderen Personengruppen, etwa ehemalige Patienten, Angehörige oder Krankenhauspersonal, wahrgenommen wurden.

Strategien, Erfahrungen, Chancen und Herausforderungen

Die Auswertung der Antworten zu den Fragen über Strategien und Erfahrungen bei der Durchführung von Singaktivitäten, sowie den besonderen Chancen und Herausforderungen dieser Angebote, führte zu einer größeren Menge von kodierten Aussagen. Während eine tiefer gehende inhaltsanalytische Reflexion anderen Publikationen vorbehalten bleiben muss, ist an dieser Stelle lediglich exemplarisch die Spannweite und teilweise Heterogenität der Äußerungen darzustellen.

Verlauf von Singstunden

Verläufe von Singstunden bleiben nicht dem Zufall überlassen, weisen zwischen den Singleitern jedoch Ähnlichkeiten und Unterschiede auf. Beispielsweise sind Äußerungen über die Anfangsphase gemeinsam, dass musikalische und außermusikalische Aspekte gleichermaßen im Vordergrund stehen.

> *„Zu Beginn 3 – 4 Minuten Om-Singen zur ‚Zentrierung' bzw. Loslassen der Alltagsgedanken. Wegkommen von der Kopflastigkeit, Loslassen der Alltagsprobleme, ausklammern weltlicher Gedanken, dadurch immer mehr ins eigene Herz finden und Zugang zur eigenen Intuition bekommen. Das Om wird im gleichbleibenden Grundton gesungen, den die Shruti-Box (Anm. d. Hrgb.: kleines Harmonium mit fest eingestellten 4 Tönen) vorgibt. Oft kommt bei den Stimmen die Quinte/Terz dazu, manchmal auch Obertöne. "* **(Robert, Jahrgang 1963, privatärztliche Praxisgemeinschaft).**

Ein weiteres Element, welches vielerorts von Beginn an eine zentrale Bedeutung zukommt, ist Bewegung. Psychiatrische Patienten durch das Medium Singen zu mobilisieren, dürfte ein Schlüssel für jegliche Veränderungen sein, welche durch diese Intervention überhaupt erreicht werden können.

> *„Meist beginne ich mit sehr strukturierten, bekannten Stücken, die Sicherheit zum Ankommen bieten und Kreistänzen und Begegnungslieder, um sich erstmal untereinander in der Gruppe zu sehen und zu begrü ßen. Wenn ich das Gefühl habe, die Gruppe ist soweit, dann werden die Stücke freier im Bewegungsausdruck (s.u.) und auch mal ganz schnell und ausgelassen bzw. ganz ruhig und wir setzen uns jeder für sich zum ‚Versinken'. Gegen Ende wird das Programm meist wieder bekannter und rhythmischer."* **(Heidi, Jahrgang 1975, psychiatrische Klinik).**

Dieselbe Singleiterin betont, im weiteren Verlauf die Singangebote emotional und inhaltlich den Bedürfnissen der Teilnehmer anzupassen. Es geht ihr vor allem darum,

> *„ ... die Bedürfnisse der Teilnehmer zu kanalisieren, abzuschätzen, was sie brauchen und mit dem ausgewählten Lied die jeweilige Gruppenstimmung aufzugreifen bzw. zu beeinflussen, auch passende Phasen von schnelleren rhythmischen und langsameren bis meditativen Liedern einzufügen ... ."* **(Heidi, Jahrgang 1975, psychiatrische Klinik).**

Äußerungen wie diese machen deutlich, dass Gestaltung und Strategien zur Motivation von Veränderungen in den psychischen Befindlichkeiten sehr eng ineinander greifen. Die folgende Äußerung deutet auf komplementäre Aktivitäten im Ablauf hin, in denen dem Singen, mentale sowie körperliche Übungen an die Seite gestellt werden:

> *„Es folgt [nach der Anfangsphase] eine Phase mit Liedern. Dazwischen leite ich immer wieder Übungen aus dem Tai Chi und Yoga an oder lasse andere Lockerungsübungen einflie ßen. Daneben tönen wir auch und machen Vokalübungen."* **(Marion, Jahrgang 1956, psychiatrische Klinik).**

Dass das Ende einer Singstunde positive Ausblicke vermitteln soll, versteht sich von selbst. Einige Singleiter beziehen darin das nächste Singen mit ein. Dieser Singleiterin geht es um ein

> *„ ... Hinführen auf einen Schlusspunkt, deutlichen Schlusspunkt finden, setzen und durchziehen. Positive identische Stimulation/Reflektion des geschehenen Singerlebens, empathisch verbaler Rückblick, Ausblick öffnen für die nächste Session."* **(Pauline, ohne Angabe des Geburtsjahres, psychiatrische Klinik).**

Beachtlich sind die doch weiten methodischen Wege, die zur Integration unterschiedlicher Sänger gegangen werden. Offenkundig mit guten Erfolgen:

> *„ Die Gruppenatmosphäre spielt eine große Rolle. Es muss locker sein und Spaß machen. Man muss das Gefühl haben, Fehler machen zu dürfen. Die Leiterin des Sozial- und Kulturzentrums, gleichzeitig eine Freundin von mir, hat die Gruppe gemeinsam mit mir geleitet. Sie hat oft eine Art Clownrolle übernommen, extra falsch gesungen. Das war für die Patienten sehr erleichternd. Wenn sogar die Leiterin falsch singt, dann nimmt das den Druck."* **(Nina, 1974, psychiatrische Klinik).**

Chancen

Die Singleiter äußern sich ausführlich und in sehr unterschiedlichen Facetten über ihre Wahrnehmungen positiver Wirkungen bzgl. des Singens. Diese Facetten umfassen ein ähnliches Spektrum, wie es anhand früherer Studien unter Laienchören aufgedeckt wurde (z.B. Clift, 2012). Als Beispiele für körperliche, mentale und soziale Aspekte sollen die folgenden Zitate genügen:

> *„Man kann an den Gesichtern ablesen, dass die Menschen fröhlicher, agiler, lebendiger werden. Es ist für mich immer noch überraschend, wenn die Depressiven zu lachen anfangen."*
> **(Simon, Jahrgang 1958, psychiatrische Klinik).**

Erleichterung bei depressiven Momenten – Beispiel:

> *„ Eine Teilnehmerin berichtete, dass sie während der Woche einmal psychisch ganz am Boden lag und allein durch die Erinnerung und das Herbeiholen eines bestimmten Liedes (Nicht müde werden....) aus unserem Trauerchor, wieder aus der hoffnungslosen Stimmung herauskam."*
> **(Heike, Jahrgang 1959, Trauerchor).**

> *„ Depressive Menschen wirken oft ‚stumm'. Singen kann sehr positiv wirken, weil Singen Mut macht. Die Wirkung ist sehr stark, weil es den ganzen Körper mit einbezieht."*
> **(Anne, Jahrgang 1956, psychiatrische Klinik).**

> *„ Es gab auch die Rückmeldung, dass sich Kopfschmerzen verringert haben und Tabletten reduziert werden konnten."* **(Lisa, Jahrgang 1963, psychiatrische Klinik).**

Ungeachtet dessen, in welchem Maße diese Beobachtungen zutreffend sind, so spiegeln sich vermutlich nicht allein Ziele und Motivationen der Singleiter selbst, sondern mit Wahrscheinlichkeit auch tatsächliche individuelle Veränderungen, die mit dem gemeinsamen Singen assoziiert werden.

Herausforderungen

Es kristallisierten sich zwei Arten von Herausforderungen. Zum einen macht die Heterogenität von Singerfahrungen in den Gruppen, einschließlich individueller Hemmungen, eine besonders sorgfältige Auswahl von Übungen, Materialien und Vorgehensweisen erforderlich. Faktoren, welche zu Lösungen beitragen können, sind in den Äußerungen nur angedeutet, könnten aber eingehende Studien über diesen für Singgruppen nachgerade vitalen Aspekt vollkommen legitimieren. Diese Äußerung eines Singleiters in einer psychiatrischen Klinik gibt keinen Hinweis auf Strategien zum Umgang mit vermeintlich wenig erfahrenen Sängern. Gleichwohl spricht daraus eine unverhohlene Begeisterung darüber, Menschen zum Singen zu bringen:

> *„Anfängliches ‚ich kann nicht singen' (dahinter steckt oft: ich kann eigentlich überhaupt nichts so richtig) wird zum ‚Singen macht Spaß, Singen tut mir gut' bis dahin, dass die eigene Stimme als schön empfunden wird."* **(Moritz, Jahrgang 1955, psychiatrische Klinik).**

Die zweite Art von Herausforderung ergibt sich aus individuellen, wohl eher selten vorkommenden psychotischen Ereignissen. Zum einen ist es genauso schwierig wie hinsichtlich positiver Effekte, psychotische Episoden ursächlich mit dem Singen in Zusammenhang zu stellen. Zum anderen scheinen Singleiter nicht vollkommen unvorbereitet zu sein. Beispielsweise gehen Erfahrungen über die individuelle Verträglichkeit der Dosierung des Singens in die Konzeptionen mit ein:

> *„Manche sehr depressive Menschen (aber auch andere), die vom Singen berührt werden, doch ihren Schmerz nicht haben wollen, gar nicht so nah ran wollen, die halten nur ein Lied aus. Dann ist es genug!"* **(Heidi, Jahrgang 1975, psychiatrische Klinik).**

Zusammenfassend zeigt sich die Bedeutung eines schützenden Umfeldes nicht nur für die Patienten, sondern für alle im Kontext der Behandlung und Betreuung von erkrankten Menschen befassten Personengruppen.

Ausblick

Das hier skizzierte, begleitende Forschungsprojekt stellt einen ersten Schritt dar, um die Besonderheiten und insbesondere die Wirksamkeit gemeinsamen Singens in gesundheitlichen Einrichtungen besser zu verstehen. Wenngleich hier die Sichtweisen der Patienten in den Singgruppen unreflektiert blieben, sondern lediglich in den Äußerungen der Singleiter aufscheinen, so geben diese indirekten Hinweise allen Anlass zu einer grundsätzlich positiven Bewertung dieser Form gesanglich-chorischer Arbeit mit Patienten in Gesundheitseinrichtungen.
Offenkundig treten selbst bei vorläufiger und entsprechend oberflächlicher Betrachtung bereits Konturen einer Professionalisierung der Singleiter hervor. Es scheint allerdings unangebracht, traditionelle, möglicherweise stärker kasuistisch ausgerichtete Methoden der Musiktherapie, mit den hier sich abzeichnenden Strategien im Umgang mit Singgruppen, die vornehmlich, aber nicht ausschließlich mit Patienten besetzt sind, direkt zu vergleichen.

Aufgrund des therapienahen Charakters der Singangebote rücken musiktherapeutische und musikpädagogische Ansätze in ein enges Verhältnis. Diese Beziehung reicht sogar bis zu dem Punkt, an dem, gemessen an den subjektiven Erfahrungen der Singleiter, die Zielsetzungen dieser einzelnen Disziplinen miteinander verschmelzen. Mit anderen Worten, die Ausbildung von Singstimmen im Kontext dieser Singgruppen ist Teil anderer, außermusikalischer Wirkungsebenen. Singen verhilft den Menschen dazu, ihre vokalen – und damit zugleich emotionalen und sozialen – Kompetenzen zu stärken. Sie geraten damit mutmaßlich in einen positiven Kreislauf von Rückwirkungen auf den Organismus und die Psyche mit entsprechenden Verbesserungen, hinsichtlich Wohlbefinden und Lebensqualität.

Die Aussagen tragen zur Theoriebildung über die Auswirkungen von Singgruppen auf die beteiligten Personengruppen insofern bei, als daraus überprüfbare Hypothesen abgeleitet werden können. Beispielsweise wäre zu eruieren, inwieweit Aussagen der Singleiter, Erfahrungen der Sänger widerspiegeln. Einigen Konsistenzen in den Äußerungen hinsichtlich positiver Wirkungen auf das psychische Wohlbefinden, aber etwa auch Beobachtungen über die Linderung von Schmerzen, bis hin zur Reduktion von Analgetika (schmerzstillender Medikamente) müsste dezidierter nachgegangen werden. Verweise auf negative Auswirkungen, etwa die psychotische Verarbeitung des gemeinschaftlichen Singens bei einzelnen Patienten, müssen den erst genannten Wirkungen nicht widersprechen. Vielmehr ist darin ein Indiz für die Glaubwürdigkeit und Integrität der Interviews zu erkennen, da problematische Aspekte offen ausgesprochen werden. Inwiefern damit Hinweise vorliegen, dass – ungeachtet des therapienahen und nicht genuin therapeutischen Ansatzes der Singgruppen – Konzepte zur Supervision und zeitnahen Aufarbeitung der Erfahrungen angezeigt wären, wurde hier nicht explizit erfragt, sollte jedoch in Folgeuntersuchungen berücksichtig werden.

Danksagung

Dieses Forschungsprojekt ermöglichten durch ihre freundliche Unterstützung:

- Sidney De Haan Research Centre for Arts and Health
- Wala Arzneimittel
- Dr.-Heinrich-Landerer-Stiftung
- Rehaklinik Olgabad
- Klinik Christophsbad.

Wir danken sehr herzlich den Singleiterinnen und Singleiter für ihre Mithilfe.

LITERATUR

– Bamford, A., Clift, S. (2006). Southampton Silver Song Club: Reflections on Music Making with Elderly People Facilitated by Student Volunteers (Research Report). Canterbury: Canterbury Christ Church University.

_ Clift. S. (2012). Singing, wellbeing and health. In R. MacDonald, G. Kreutz, L. Mitchell (eds.), Music, Health and Wellbeing (p. 113-124), Oxford: Oxford University Press.

_ Clift, S., Hancox, G., Morrison, I., Hess, B., Kreutz, G., Stewart, D. (2010). Choral singing and psychological wellbeing: Quantitative and qualitative findings from English choirs in a cross-national survey, Journal of Applied Arts and Health, 1, 19–34.

_Clift, S., Nicols, J., Raisbeck, M., Whitmore, C., Morrison, I. (2010). Group singing, wellbeing and health: A systematic review, The UNESCO Journal, 2, 1–25.

_ Kreutz, G. (2004). Wirkungen und Bedeutungen des Chorsingens: Psychophysiologische und sozialpsychologische Aspekte. In G. Kreutz & J. Bähr (Hrsg.). Anstöße - Musikalische Bildung fordern und fördern. Festschrift Hans Günther Bastian zum 60. Geburtstag (S. 107-124). Augsburg: Wißner.

_ Kreutz, G., Brünger, P. (2012). A shade of grey: Negative associations with amateur choral singing. Arts & Health: An International Journal for Research, Policy and Practice, Online First, 26 June 2012.

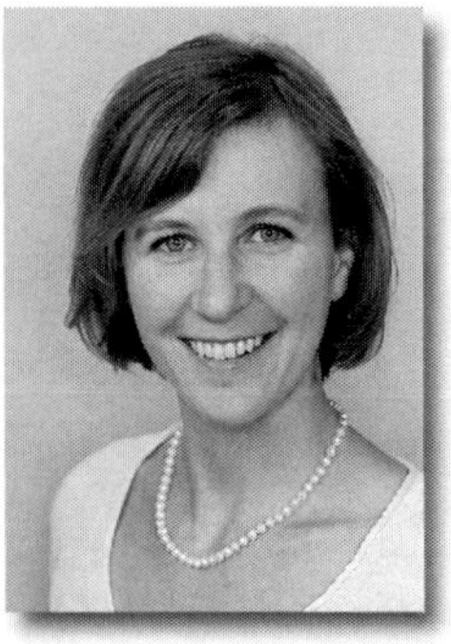

Elke Wünnenberg

ist Diplompsychologin, Psychologische Psychotherapeutin und Diplom-Musikerzieherin im Fach Violine und Elementare Musikpädagogik. In ihrer klinischen Arbeit an der Paracelsusklinik Scheidegg, einer Fachklinik für onkologische Rehabilitation, integriert sie seit 2004 das Singen als Ressource und Erfahrungsstruktur für Prozesse der Krankheitsbewältigung und Gesundheitsfürsorge. Seit 2011 arbeitet sie als Psychologin im Gesundheitszentrum Bodensee / Klinik Sokrates (Güttingen, Schweiz). Darüber hinaus ist sie Referentin im Bereich des heilsamen Singens, zuletzt am Fort- und Weiterbildungsinstitut PsyOnko in Köln und auf dem 2. internationalen interdisziplinären Kongress für Musikwirkungsforschung „Mozart & Science" in Krems. Sie ist Mitglied im Netzwerk für Vergebung (Gründung 2011 durch Dr. Konrad Stauss).

Seit 2012 engagiert sich Elke Wünnenberg in der internationalen gemeinnützigen Initiative „*Singende Krankenhäuser e.V.*" Ihr Anliegen ist es, die aus ihrer klinischen Arbeit entwickelte Theorie & Methodik des heilsamen Singens der Initiative zur Verfügung zu stellen und über Forschungsarbeiten zu evaluieren.

>>> elkewuennenberg@web.de | www.elkewuennenberg.de

Vom Heilwerden

Beim Heilwerden geht es darum,
unsere Herzen zu öffnen,
nicht sie zu verschließen.
Es geht darum, die Stellen in uns,
die die Liebe nicht einlassen wollen,
weich zu machen.

Heilung ist ein Prozess.
Beim Heil werden schaukeln wir hin und her
zwischen den Misshandlungen der Vergangenheit
und der Fülle der Gegenwart
und bleiben immer öfter in der Gegenwart.

Es ist das Schaukeln, das Heilung bewirkt,
nicht das Stehenbleiben
an einer der beiden Stellen.
Der Sinn des Heilwerdens ist nicht,
für immer glücklich zu werden;
das ist unmöglich.

Der Sinn der Heilung ist,
wach zu sein und sein Leben zu leben,
nicht bei lebendigem Leibe zu sterben.
Heilung hängt damit zusammen,
gleichzeitig ganz und zerbrochen zu sein.

(Verfasser unbekannt)

Entwurf einer Theorie & Methodik des heilsamen Singens
zur Krankheitsbewältigung und Gesundheitsfürsorge

Singend in Beziehung sein – Heilsames Singen in der Psychoonkologie

Singende Krankenhäuser e.V.
Internationales Netzwerk

>>> ***Impulsvortrag zur 2. Jahreskonferenz im Mai 2012 von Elke Wünnenberg***

Zusammenfassung

Beim heilsamen Singen geht es um die Gestaltung eines vorstrukturierten, leistungsfreien, interaktiven Erfahrungsraums. In diesem können wir uns unserer Wesensnatur bewusster werden und diese (mit-) teilen. In der Sprache der Neurobiologie gesprochen finden beim Singen Prozesse statt, die bedürfnisbefriedigende Erfahrungen ermöglichen und unsere Verankerung im dreidimensionalen Beziehungsraum (Ich zu mir selbst, zum Anderen und zum Wir oder Allumfassenden) spürbar machen. In diesen Prozessen können eine Vielzahl nachgewiesener therapeutischer Wirkfaktoren ihre Kräfte entfalten. Insofern spricht man dem Singen auch ein Selbstheilungspotenzial zu. Die vorliegenden Ausführungen sollen dieses Potenzial verdeutlichen, in Patientenaussagen anklingen lassen und theoretisch reflektieren. Es wird ein integratives Modell vorgeschlagen, welches das Selbstheilungspotenzial des Singens als einen Selbstregulationsprozess versteht. Es wird gezeigt, wie gemeinschaftliches Singen in diesem Selbstregulationsmodell die oben genannten dreidimensionalen Beziehungsräume eröffnet, Impulse gibt und Neuerfahrungen ermöglicht. Gleichzeitig wird verdeutlicht, was Singgruppen kennzeichnet und wie mit diesem Selbstregulationspotenzial des Singens bewusst umgegangen werden kann.

Der hier vertretene Ansatz zeigt auf, wie Singen störungsübergreifend für Krankheitsbewältigung und Gesundheitsfürsorge bzw. Persönlichkeitsentfaltung eingesetzt werden kann. Die Rückbindung an anthropologische Grundannahmen, bestehende Theorien und Modellvorstellungen und ihre Synthese in einem integrativen Ansatz erlauben weiterführende Schlussfolgerungen für Forschung, Praxis und die ideelle Weiterentwicklung der internationalen gemeinnützigen Initiative *„Singende Krankenhäuser e.V.“*.

1. Zur Entwicklung dieses theoretisch-methodischen Ansatzes

Seit 2004 biete ich das gemeinschaftliche Singen als psychoonkologisches Gruppenangebot zur Krankheitsbewältigung und Gesundheitsfürsorge in einer Rehabilitationsklinik an. Das Singen ist darauf abgestimmt, den Patienten und Patientinnen einen leistungsfreien Begegnungs- und Erfahrungsraum bereitzustellen, in dem sie sich wahrnehmen, erkunden, erproben und entwickeln können. Gewählt werden einfache, wiederholt gesungene Lieder aus allen Traditionen und Kulturen -[1], welche vielfältige Grunderfahrungen, Themen und Lebensäußerungen des Menschen widerspiegeln. Über die Orientierung an Melodie- und Textverlauf, über den spontanen Bewegungsausdruck oder vereinbarte Tanzschritte bietet das Lied die Einbindung in einen vorgegebenen Zusammenhang mit der Freiheit und Offenheit für Spontaneität, Improvisation und Variationen für die Singenden. Das schöpferische Tun und dessen gemeinschaftliches Erleben werden in der Absicht und Haltung angeleitet, „der sinnlichen Erkenntnis und dem seelischen Wandel" (Tüpker, 2002, S. 1) ebenso wie dem Spielerischen (Dartsch, 2002, S. 311-328) Raum zu geben. *(> siehe Vortragsfolie 1)*

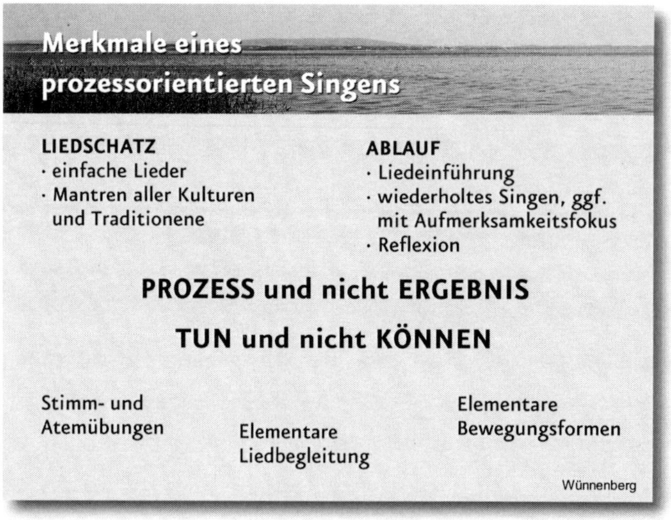
Merkmale eines
prozessorientierten Singens
LIEDSCHATZ
· einfache Lieder
· Mantren aller Kulturen
und Traditionene
ABLAUF
· Liedeinführung
· wiederholtes Singen, ggf.
mit Aufmerksamkeitsfokus
· Reflexion
PROZESS und nicht ERGEBNIS
TUN und nicht KÖNNEN
Stimm- und
Atemübungen
Elementare
Liedbegleitung
Elementare
Bewegungsformen
Wünnenberg

Vortragsfolie 1

Dieser Ansatz wird der Initiative in Ausbildungsmodulen seit 2009 zur Verfügung gestellt. Ziel ist es, den angehenden Singleiter/innen ein theoretisch-methodisches Rahmenmodell zur Verfügung zu stellen, um ihr Gruppensingangebot bewusst gestalten und reflektieren zu können. Der Titel der Arbeit „Singend in Beziehung sein" deutet an, dass das Beziehung-stiftende Moment als wichtiger Dreh- und Angelpunkt für das heilsame Geschehen des Singens angesehen wird. Beziehung wird hier in

_1 Zu Liedsammlungen siehe bspw. „Das Buch der heilsamen Lieder" der Initiative „Singende Krankenhäuser e.V." oder die „Come Together Songs" von Hagara Feinbier.

einem umfassenden Sinne verstanden. Die Umschreibung soll verdeutlichen, dass jeder beim Singen mitten in ein inneres und äußeres Geschehen eintaucht und in dieser Zeit auf ganz natürliche Weise Bezogenheit zur Musik, zu sich selbst und dem Gruppengeschehen erleben kann.

Der berühmte Violinist Jehudi Menuhin und Schirmherr der Initiative „Il Canto del Mondo" bezeichnet das Singen auch als „die eigentliche Muttersprache aller Menschen: denn sie ist die natürlichste und einfachste Weise, in der wir ungeteilt da sind und uns ganz mitteilen können – mit all unseren Erfahrungen, Empfindungen und Hoffnungen". Die Wirkkraft des Singens vermittelt sich eindrücklich in einer Interviewstudie von Bailey Davidson (2002). Mitglieder eines Wohnsitzlosenchores gaben Verbesserungen in emotionaler, sozialer und kognitiver Hinsicht an, die sie auf das gemeinsame Singen zurückführten. Dieses Ergebnis steht stellvertretend für viele positive Rückmeldungen zum gemeinschaftlichen Singen (Bossinger, 2006; Adamek, 2008; Clift et al., 2008). Singgruppen weisen demnach ein natürliches therapeutisches Potenzial auf, bewirken u.a. Angst- und Stresslösendes, Schmerzlinderndes und eröffnen Beziehungsräume (ebd.), ohne dass ein therapeutisches Setting -[2] im engeren Sinne gestaltet wird.

Mein Anliegen ist es, das Singen als ein Menschheitsgut zu begreifen, welches in Persönlichkeitsentwicklung und Psychotherapie integriert werden kann. Aus diesem Grund soll zunächst dargestellt werden, wie der Mensch hier gesehen und verstanden wird *(zu den Grundannahmen/Menschenbild, siehe Kap. 2)*. Hierauf aufbauend wird ein integratives theoretisches Modell entworfen *(zur konzeptuellen Ebene, siehe Kap. 3 – 4)*, welches u.a. Fragen der Prozessgestaltung *(zur Prozessebene, siehe Kap. 5 – 6)* zu beantworten vermag. Diese umfassende Sichtweise *(> siehe Vortragsfolie 2)* soll dazu beitragen, dass sich ein „Common Sense" entwickeln und die heilsame Kraft des Singens genauer erfasst werden kann.

2. Das zugrundeliegende Menschenbild und seine Widerspiegelung im Singen

Diesem Ansatz von 2004 liegt das umfassende Ziel zugrunde, an Krebs erkrankte Menschen in ihrer Krankheitsbewältigung und Gesundheitsförderung zu unterstützen. Bei der Begleitung von Menschen in einer existentiellen Krise, wie z.B. durch eine Krebserkrankung, wird sehr schnell deutlich, dass die Auseinandersetzung mit der Erkrankung weit über die Frage „Warum bin ich krank geworden und wie kann ich dies verändern?" hinausgeht. Es geht um das Leben an sich, nicht allein um das Überleben. „Wer bin ich?", „Wozu bin ich?" „Wohin bringen mich diese Krankheitserfahrungen?" können solche

_2 In therapeutischen Gruppen im engeren Sinne ist die Art und Dauer der Teilnahme an der Gruppe festgelegt und es finden Diagnostik und Therapieplanung durch den Therapeuten statt. Zu den Anforderungen an eine Richtlinien-Psychotherapie, siehe unter >>> www.g-ba.de/downloads/62-492-544/PT-RL_2011-04-14.pdf

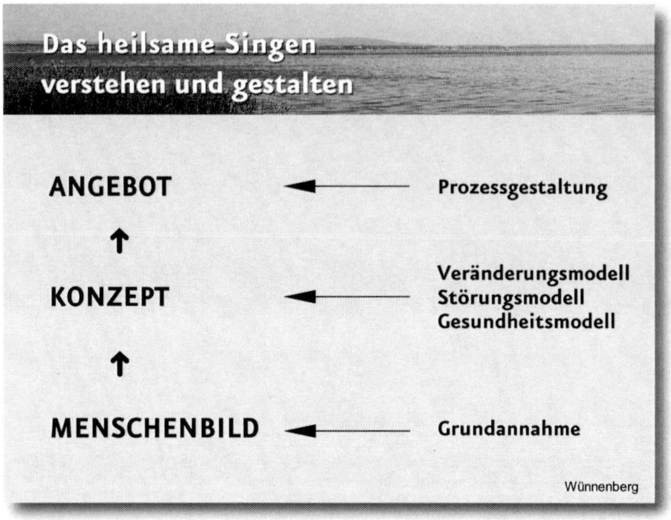

Vortragsfolie 2

umfassenden Fragen sein. Es drängt sich auf, nicht nur Symptome, sondern den ganzen Menschen in den Blick zu nehmen. In der Psychoonkologie haben der salutogenetische Ansatz (Antonovsky, 1979) und das Konzept des Posttraumatischen Wachstums (Tedeschi & Calhoun, 2007) zu zentralen Fragen wie „Was hält uns gesund?" bzw. „Worauf ist zurückzuführen, dass Menschen auch gestärkt aus Krisen hervorgehen"? geführt. Ganz allgemein ist festzuhalten, dass man bei der Begleitung von Menschen in existentiellen Krisen Anteil daran nimmt, was das Leben für den Betroffenen bedeutet.

Zur Darstellung des hier vertretenen Ansatzes „Singend in Beziehung sein" werden zunächst sieben anthropologische Grundannahmen dahingehend erläutert *(> siehe Vortragsfolie 3)*, wie sie sich im Singen widerspiegeln. Sie erweitern das in der Medizin wie in der Psychotherapie bislang vorherrschende Bild des Menschen als ein bio-psycho-soziales Wesen (Engel, 1977) um die transpersonale oder spirituelle Dimension (vgl. Stauss, 2006 -[3]; Walch, 2011).

2.1 Leiblichkeit als Basis für ganzheitliche Ausdrucks- und Resonanzprozesse

Als erste Grundannahme wird in diesem Ansatz vertreten, dass unser Handeln und Erleben umso ganzheitlicher wird, je mehr Aspekte unseres menschlichen Seins gleichzeitig wahrgenommen werden. Unser Körper bzw. unsere Leiblichkeit stellt dabei die Basis unseres Verhaltens *und Erlebens* bereit und zeigt sich in Körperempfindungen, Gefühlen, Gedanken, Bedürfnissen, Sinnbewertungen, Verhaltens-

_3 Zur vertiefenden Beschäftigung, siehe Stauss (2006, S. 247-278). Stauss zeigt hier auf, wie diese Grundannahmen über das Wesen des Menschen im Einklang mit den neuesten wissenschaftlichen Erkenntnissen aus der Neurobiologie stehen und in unser Verständnis von Therapie hineinwirken.

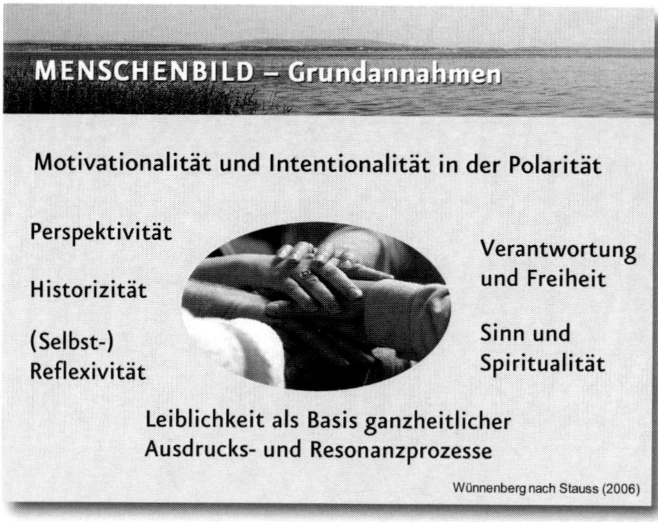
MENSCHENBILD – Grundannahmen
Motivationalität und Intentionalität in der Polarität
Perspektivität
Historizität
(Selbst-)
Reflexivität
Verantwortung
und Freiheit
Sinn und
Spiritualität
Leiblichkeit als Basis ganzheitlicher
Ausdrucks- und Resonanzprozesse
Wünnenberg nach Stauss (2006)

Vortragsfolie 3

intentionen bzw. Handlungsimpulsen sowie Bewusstseins- und Energiezuständen -[4]. Das Immaterielle (Seele & Geist) ist hiernach an die Materie (Leib) gebunden, unterscheidet sich jedoch auch von ihr (ihm). Wir werden als Wesen mit einer Doppelnatur gesehen, in der Materielles und Immaterielles untrennbar, aber unvermischt aufeinander bezogen ist und wirkt. Während einer Singgruppe kann unser Handeln und Erleben darüber hinaus auch als eine innere Antwort oder Resonanz auf das singend angeregte Geschehen bezeichnet werden. Von Seiten der Lieder sind es Worte, Klänge, Rhythmen, Gesten, Schwingungen die uns beim Singen bewegen. Eine Patientin aus der Paracelsusklinik Scheidegg hierzu:

„Ich habe erlebt, dass ich in eine Schwingung mit mir selbst gekommen bin (...). Auch dass ich in einer so kurzen Zeit durch eine Palette von Gefühlen durchgehe. Das habe ich als total reinigend für mich empfunden. (...) Es kommt `raus und es ändert sich auch wieder. (...) Und ich würd` mich dabei vielleicht auch manchmal verlieren, aber dadurch, dass wir gemeinsam Singen und im Lied ein Wechsel ist, komme ich wieder in eine andere Bewegung hinein." (schriftlich Rückmeldung 2009, zur Veröffentlichung freigegeben)

Immer wenn ein gemeinsames Lied angestimmt wird, wird das Singen -[5], des Einzelnen von den Mitsingenden aufgenommen und so auch erwidert. Das Lied ist das „Dazwischen" und das „gemeinsame Dritte", welches gestaltet wird und zurück wirkt. Unsere Sprache gibt uns eine Idee von diesem Pro-

_4 Musik kann als erlebbare Schwingung verstanden werden. So eröffnet sie uns einen Zugang zu Bewusstsein und Energie (siehe Kapteina & Zhang, 2008).

_5 Neben dem Singen ist in den Singgruppen auch das Tönen (= sprachfreie Melodien) und Lautieren (= spontaner Stimmausdruck) möglich. In der vorliegenden Darstellung wird dies hier nicht näher unterschieden.

zess: Per sonare bedeutet „hindurch tönen“ und re-sonare bedeutet „Tönen durch Mittönen“. Ausdruck und Resonanzprozesse sind untrennbar miteinander verbunden. So kann ein Lied, das „in der Luft liegt“, auch nur bei einem Zuhörenden „unter die Haut“ gehen (vgl. Bossinger, 2006). Was hier beschrieben wird, ist ein Zusammenspiel zwischen Außen und Innen. Im gesungenen Dialog erfahren wir uns als Instrument und Musiker, als Singende und Lauschende, als Individuum und als Gruppe zugleich. Der tönende Atem kann als der unmittelbarste und ganzheitlichste Ansatz aufgefasst werden, wie wir uns in unserem Sein erfahren und ausdrücken können. Die nachstehende Übersicht beschreibt die Verbindung zwischen musikalischem Ausdruck und inneren Resonanzprozessen (> *siehe Vortragsfolie 4*). Unter „trophotrop“ fasst man die beruhigende und entspannende und unter „ergotrop“ die aktivierende Wirkung von Musikhören und Singen auf das vegetative Nervensystem zusammen.

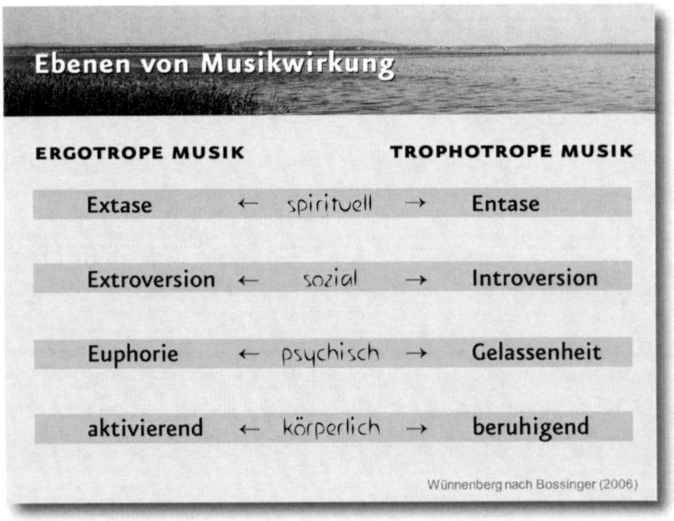
Ebenen von Musikwirkung
ERGOTROPE MUSIK
TROPHOTROPE MUSIK
Extase ← spirituell → Entase
Extroversion ← sozial → Introversion
Euphorie ← psychisch → Gelassenheit
aktivierend ← körperlich → beruhigend
Wünnenberg nach Bossinger (2006)

Vortragsfolie 4

Hier deutet sich an, dass durch das Singen Seinszustände angebahnt werden können, da körperliches, seelisches und geistiges Geschehen der Grunddynamik von Anspannung und Entspannung folgt. Die natürliche Wirkkraft des Singens deutet sich insbesondere an, wenn man das Herz in den Blick nimmt. Hier geht es um den Zusammenhang zwischen einem schwingungsfähigen Herzen und Gesundheit und wie wandelbar die Herzaktivität über das Singen ist. Systematische Studien konnten zeigen, wie Singen uns vegetativ harmonisieren und in einen Zustand von Herzkohärenz bringen kann (siehe Bossinger, 2006, S. 116-162, > *siehe Vortragsfolie 5*).

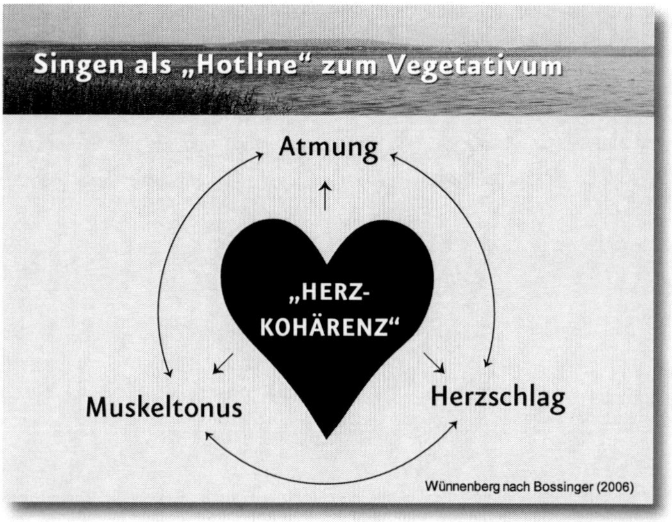

Vortragsfolie 5

Aufgrund dieser engen Verbindung zwischen Atem und Stimmausdruck und ihre Beeinflussung von Seinszuständen wurde Musik und Gesang schon seit Menschengedenken zur Erlebnisvertiefung und Wortausdeutung eingesetzt.

2.2 (Selbst-)Reflexivität

Als zweite Grundannahme wird hier getroffen, dass der Mensch selbstreflexiv ist. Als Reflexivität wird die Fähigkeit beschrieben, sich selbst zum Gegenstand seines Nachsinnens zu machen. Nach Martin Buber kann der Mensch sein Menschsein nur in einer doppelten Bewegung verwirklichen. Die erste Bewegung nennt er die „Urdistanzierung“. Sie ist Voraussetzung für die zweite, die er „in Beziehung treten“ nennt. Zur Urdistanzierung ist der Mensch fähig, weil er, anders als das Tier, die Welt um sich herum als von ihm losgelöst, für sich seiend erkennen kann (Buber, 1950/1962).

Diese Reflexionsfähigkeit versetzt uns folglich in die Lage, den Anderen als verschieden von uns selbst zu erleben und so auch in einem weiteren Schritt zwischen unserer Außenwelt (Ich zum Du) und Innenwelt (Ich zum Selbst) zu unterscheiden. Wenn wir uns in unserem Sein gegenseitig spiegeln (Ich bin wie Du und umgekehrt) und Sprache und Ausdruck finden für das, was ist und wer wir sind, kann die singende Begegnung zu einer vertiefenden Beziehungserfahrung werden. In dieser Weise kann das Singen unsere Wahrnehmungs- und Ausdrucksfähigkeit für Kontakt und Beziehung erweitern
(> *siehe Vortragsfolie 6*).

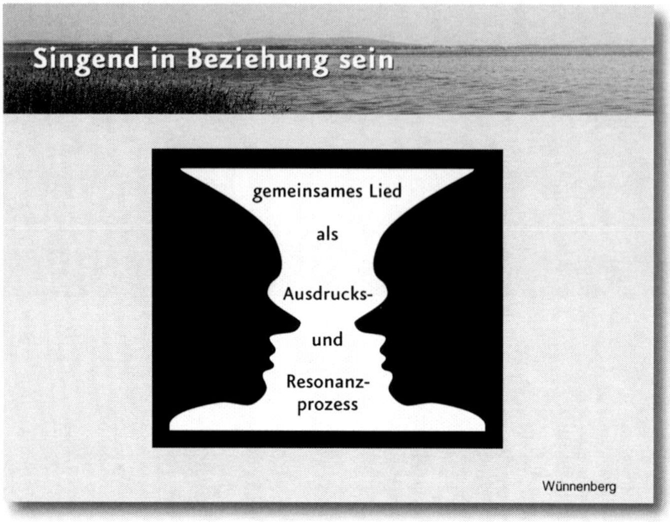
Singend in Beziehung sein
gemeinsames Lied
als
Ausdrucks-
und
Resonanz-
prozess
Wünnenberg

Vortragsfolie 6

Die Musiktherapeutin Barbara Gindl (2002, S.252f) benutzt den Begriff der *„spürbewussten“* Erfahrung, wenn sie über Innenschau einer bewussten Beobachtung zugänglich wird. Wir werden uns dann unserer selbst „gewahr“. Das Singen hilft uns insbesondere dabei, die Gleichzeitigkeit der Innen- und Außenwahrnehmung des Erlebens und Handelns spürbewusst zu erfahren, da wir im Singen gleichzeitig aktiv und rezeptiv sind. Eine Patientin aus der Paracelsusklinik Scheidegg umschreibt diese Prozesse wie folgt:

(...) „Der Liedtext: ‚Ich bin da ganz einfach da, ich bin hier, nah bei mir‘ – was war das? Das Gefühl, ja eigentlich die letzten Jahre nicht für mich da gewesen zu sein. Nur für die anderen. Was heißt „nur“? Daraus hab' ich meine Kraft gezogen. (...) Es ist ganz komisch; es ist der Gedanke, dass da was verloren gegangen ist – und es liegt auch an mir. (...) Das habe ich gedacht, als ich später auf meinem Zimmer im Bad das Licht ausgemacht hab'. (...) Und das geht immer noch weiter, dieses Verarbeiten (...) . Ein Verarbeiten dieser ganzen Erfahrungen, die ich dort in dieser einen Stunde - oder wie lange es auch immer war - ich weiß es nicht genau - gemacht habe. Es ist immer noch ein Verarbeiten und Quintessenz-Ziehen. Und sonst habe ich immer dabei gedacht, wenn ich so was gemacht habe (...) irgendwie hab' ich immer gemeint, ich muss – aber ich seh' jetzt nichts darin, ich seh' den tieferen Sinn da nicht da 'drin. [Sie spielt auf vorangehende Gesprächstherapieerfahrungen an; Anm. der Verf.]. Das ist eigentlich das erste Mal, dass ich gar nicht – dass das automatisch geht. Es geht automatisch, dass mir dann wieder etwas einfällt und ich dann darüber nachdenke. Was war das? und warum war das so? Das hat mich dermaßen beeindruckt.“ ***(Interview 2010, 1. Teil, zur Veröffentlichung freigegeben)***

2.3 Perspektivität

Zudem wird angenommen, dass wir immer aus einem eigenen kontextabhängigen Standort heraus die innere und äußere Welt wahrnehmen. Die Wirklichkeit des Menschen liegt „zwischen Mensch und Mensch, zwischen Mensch und Welt" (Buber, 1962, S. 10). Das gemeinschaftliche Singen kann dies verdeutlichen. Stimmt man ein Lied an, so spannt sich grundsätzlich ein mehrdimensionaler Erlebnis- und Beziehungsraum auf (> *siehe Vortragsfolie 7*). Dieser umfasst mindestens eine individuelle (Ich zum Selbst), eine interpersonelle (Ich zu den Anderen) und eine transpersonale Ebene (Ich zum Wir, zum Allumfassenden oder Ewigen).

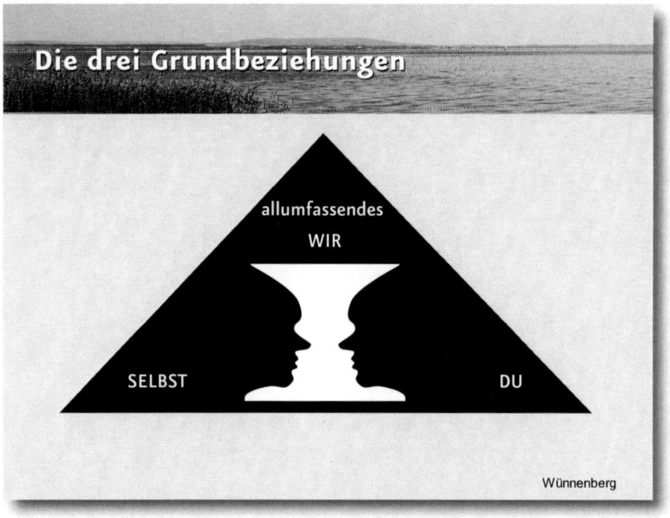

Vortragsfolie 7

Was dies bedeutet, kann das Kanonsingen verdeutlichen: Beim Kanonsingen teilt sich die Gruppe auf und singt versetzt dasselbe Lied, so dass man hier das Gleiche, das Andere und das gemeinsame Dritte als eine „neue Einheit in der Vielheit" erleben kann. Singt man den Kanon: *„Hey du, ich glaub an meine Kraft, mit ihr hab' ich schon viel geschafft"* –[6] kann man die Bedeutung dieses dialogischen Prinzips verdeutlichen. Die Aussage „Ich glaub an meine Kraft" kann den Singenden dazu einladen, sich in seiner Kraft den Anderen zu zeigen. Über den Wechsel in die Du-Form („Ich glaub an deine Kraft") kann der Andere in seinem Sein gewürdigt werden. Der Wechsel in die Wir-Form wiederum lädt ein, diese Haltung als Grunderfahrung miteinander zu teilen. Hier wird der dialogische Kontakt, der nach Martin Buber der Zugang zur Erfahrung unseres Menschseins ist, auf schöpferische Weise ausgedrückt und verstanden.

_6 Dieses Lied wurde mir von meiner verstorbenen Freundin und Singgefährtin Rumirah Fildhaut geschenkt.

2.4 Motivationalität und Intentionalität in der Polarität

Ebenso wird hier die Annahme getroffen, dass wir in einem ständigen Dialog mit uns und der Welt sind und uns über diesen Dialog ausrichten. Diese Ausrichtung wird auch als unsere Motivationalität und Intentionalität bezeichnet. Sie geschieht in und durch eine innere bzw. äußere Welt, die durch Gegensätze charakterisiert ist. In der Außenwelt sind es die Gegensätze zwischen Tag und Nacht oder warm und kalt, in denen und durch die wir uns bewegen. In unserer inneren Welt sind es beispielsweise die Gegensätze Lust versus Unlust, Spannung versus Entspannung, Freude versus Angst oder Eigenständigkeit versus Abhängigkeit, in denen und zwischen denen wir uns orientieren. Diese Gegensätze bilden die Grundspannung jeder Entwicklung im Sinne einer Grunddynamik: Wir wollen etwas oder nicht, suchen Glück und vermeiden Schmerz, fühlen uns müde oder wach. Diese Dynamik ist gestört, wenn wir indifferent sind, d.h. alles als Einerlei sehen oder in fixen Positionen erstarrt sind. Auch Musik lebt vom Spiel zwischen Spannung und Entspannung, zwischen laut und leise oder fröhlich und traurig – dabei wird deutlich, dass das Eine nur durch das Andere voneinander unterscheidbar wird. Singen kann daher wie jede Form von Musik ein Spiegel und Ausdrucksmedium für unsere Befindlichkeit und Auseinandersetzung mit uns selbst und der Welt sein. Dies ist insofern von großer Bedeutung, da auch unsere Beziehung von der Vereinigung dieser Gegensätze geprägt ist. Nur wenn es uns gelingt, den anderen gleichzeitig als gleich(wertig) und als grundverschieden anders zu erleben, können wir uns aus entwicklungshemmender Überanpassung oder Egozentrik heraus entwickeln. Im freien Musizieren wird deutlich hörbar, wenn die Spannung des Anders-Seins verloren geht (musikalischer Einheitsbrei) oder aber die Verbundenheit miteinander fehlt (musikalisches Nebeneinander). In den spontanen Worten der nachfolgenden Patientin klingt an, wie diese Dynamik beim Singen ihre Kraft entfalten kann. Die Patientin beschreibt, wie sich bei ihr durch das Singen verfestigte Grundhaltungen aufweichten.

(...) „Was ich gemerkt habe für mich ist, wo man da [beim Singen, Anm. der Verf.] wahnsinnige Blockaden hat. Und das ist da für mich so richtig rausgekommen – z.B. dieses Stöhnen. Ich konnte das nicht. Man stöhnt doch nicht. Man erträgt doch Schmerzen und alles. Und ich konnte das nicht. Ich hab' die anderen fast beneidet. Ich konnte nicht stöhnen. Ging nicht. Und das fand ich irgendwie dann ganz ganz toll. Diesen Löwengruß [eine Einsingübung, bei der man die Augen weit aufreißt und die Zunge 'raus streckt, in dem man „Uäh" tönt, Anm. der Verf.] Also irgendwie, weil der andere, das Gegenüber ist auch nicht beleidigt, sondern wir machen es ja alle. Und was ich auch so toll empfunden hat – ich bin in der letzten Zeit so enttäuscht über die Menschen (...) und was mich mit dieser Gruppe so beeindruckt hat, das war dieses Wir-Gefühl. Das war unmittelbar da, fast von Anfang an im Raum". **(Interview 2010, Teil 2, zur *Veröffentlichung freigegeben*)**

2.5 Historizität

Die Erfahrung von Geschichtlichkeit, d.h. das Eingebundensein in einen ewigen Kreislauf von Werden und Vergehen, von Geburt und Tod, stellt ein weiteres hier vertretenes anthropologisches Grundmerkmal dar. Lieder können als tönende Zeugnisse der Menschheitsgeschichte aufgefasst werden, in denen Menschheitserfahrungen, Lebensäußerungen und Traditionen verdichtet sind und geteilt werden können. Eine Patientin schreibt hierzu:

„Im Kreise dieser Frauen – so unterschiedlich wir alle sind – erleben wir doch alle unsere verletzte Weiblichkeit. Im Kreise dieser Frauen diese heilenden Klänge zu singen gibt mir ein Gefühl von Sicherheit und Geborgenheit, als wäre da eine „dicke Mama“, die mich umfängt, beschützt und nährt“ ***(schriftlicher Rückmeldebogen, 2008, zur Veröffentlichung freigegeben).***

2.6 Sinnerfahrung und Spiritualität

Eine weitere wichtige, jedoch in der Postmoderne sehr kontrovers diskutierte und durch die Wissenschaftsgläubigkeit fast tabuisierte Grundannahme ist es, dass der Mensch auf Sinn und Spiritualität angelegt ist. Sinnerfahrungen werden hier – wie das Wort besagt – als über die Sinne erfahrbar begriffen. Bereits die Tatsache, dass wir das Singen sinnlich erleben, kann sinnstiftend wirken und uns in unserer Persönlichkeit stärken. Im weitesten Sinne ist es die sinnliche Erfahrung unserer Endlichkeit, die uns Menschen eine Sehnsucht oder Ahnung einer uns überschreitenden unendlichen Wirklichkeit (Ewigkeit) ermöglicht. Auch die Musik entfaltet ihre besondere Wirkung, indem sie an den Moment gebunden ist und gleichzeitig über diesen hinausweist, weil sich in ihr Vergangenheit, Gegenwart und Zukunft verdichten. Gemeinsames Singen und Musizieren kann Ewiges und Transpersonales spiegeln und symbolisieren. Der gemeinsame Klang weist immer über den Einzelnen heraus. Eine Patientin hierzu:

„Mir ist [beim Singen, Anm. d. Verf.] das Wort All-Einssein eingefallen. Es gehört normal gar nicht zu meinem Sprachschatz. Ich denke, es war so ein Gefühl, das ich schon ganz lange nicht mehr hatte. Es war so bewegend.“ ***(Interview 2009, zur Veröffentlichung freigegeben)***

2.7 Freiheit und Verantwortung

Das Bild des Menschen wird mit der Annahme abgerundet, dass unsere Entscheidungsfreiheit an die Bewusstheit unseres Tuns gebunden ist. Viele Prozesse und Seinsaspekte in uns sind prinzipiell bewusstseinsfähig, jedoch nicht bewusstseinspflichtig. Selbstbestimmung bedeutet wählen zu dürfen.

Diese Wahlfreiheit bedeutet aber auch, die Konsequenzen seines Tun und Lassens selbst zu verantworten (vgl. Stauss, 2006). Hieraus kann abgeleitet werden, dass Singen dem Menschen dann gerecht wird, wenn es dazu verhilft, den auch „tragisch in seine unbewusste Dynamik verstrickten Menschen zu einem verantwortungsfähigen Menschen“ (Stauss, 2006, S. 276) zu machen, um bewusster wählen zu können. Dies ist insofern beim Singen auch eine etwas delikate Angelegenheit, da wir beim Singen nicht nur explizit durch den Text, sondern immer auch durch die musikalischen, implizit (d.h. unbewusst-vorsprachlich/primärprozesshaft) wirksamen Parameter angesprochen werden und uns daher auch einer Wirkung von gesungenen Liedern nie ganz entziehen können -[7]. Und auch diese vorsprachlichen Ebenen transportieren Bedeutung – d.h. sie folgen einer Affektlogik statt Verstandeslogik (> *vgl. 2.1*). Verstehbar wird dies, wenn man bedenkt, dass wir spontan angeben können, ob bspw. Text und Melodie zusammenpassen oder die Art und Weise das Singen zu gestalten für uns stimmig ist.

Da man sich beim Singen nicht aus dem Eingebundensein entziehen kann, ist es beim Singen von besonderer Bedeutung, den Teilnehmenden die Möglichkeit einer Distanzierung aufzuzeigen (z.B. explizit zu vereinbaren, wie man aus dem eigentlichen Singkreis- oder der Begegnungsform phasenweise herausgehen kann oder wie man von der aktiven Teilnahme in eine Haltung des passiven Beobachtens wechseln kann), um Widerstand und Widersprüchlichkeiten zuzulassen. Gelingt dies nicht, verführt das Singen zu Unfreiheit und Unbewusstheit. Gerade auch in Deutschland können wir uns an die NS-Zeit erinnern und bemerken, welche manipulative Wirkung gemeinschaftliches Singen entfalten kann -[8]. Heilsames Singen fördert immer die Würde und die Selbstentfaltung der Teilnehmerinnen. Eine Patientin beispielsweise schilderte:

„Alle anderen Rehaangebote sind so ausgerichtet, dass man versucht auf den Stand zu kommen, auf dem man war, bevor man erkrankt ist. Mir hat das Singen die Möglichkeit gegeben, über diesen Stand hinaus zu wachsen. Das Singen ist hier, was ich am meisten mit nach Hause nehme und würde sagen: Ich bin gewachsen, bin größer, schöner, weiblicher, spiritueller als ich hergekommen bin. Und das ist für mich eine großartige Erfahrung.“ ***(Interview 2009, zur Veröffentlichung freigegeben)***

_7 Zur Unterscheidung zwischen explizitem und implizitem Gedächtnis und seinen Inhalten, siehe Stauss (2006). Siehe hier auch die Ausführungen von S. Rittner in diesem Tagungsband.

_8 Sei dir bewusst, dass Singen immer wirkt. Singen birgt daher die Gefahr, ein „Schwarmgeschehen“ im Sinne eines ungerichteten Gruppenprozesses zu entfalten, welches die Kontaktmöglichkeiten des Einzelnen vielleicht überfordert. Besonders Ich-schwache Menschen bedürfen in diesem nichtsprachlichen, sensu-motorischen Raum des Singens immer wieder eine Re-Orientierung auf der Sekundärebene (= einer geführten Wahrnehmung und Versprachlichung des Erlebten), um sich selbst in der Gruppe angemessen regulieren zu können. In der Therapiesprache nennt man diese Kombination zwischen freiem Erleben und Reflexion „Regression im Dienste des Ichs“ (Ermann, 2007, S. 405).

2.8 Schlussfolgerung: Singen ist Menschheitsgut und gut, um Mensch zu sein

Als ein gemeinsames Moment dieser anthropologischen Merkmale ist zu entdecken, dass sie unsere Bezogenheit zu uns selbst und der Welt ausdrücken. So geht es bei diesen Merkmalen um das Zusammenspiel aller Seins-Aspekte und unsere Bezogenheit zu ihnen (Leiblichkeit/Ganzheitlichkeit), um die Bezogenheit von Zeit & Raum und zu unserem Gewordensein und Werden (Perspektivität, Reflexivität, Historizität), um die Verbindung zwischen der äußeren und inneren Welt bzw. dem Prozess unserer Verinnerlichung bzw. Entäußerung dieser Welten, um die Bezogenheit zur Welt und ihren Lebewesen, die sich in unseren Bedürfnissen und Zielen (Intentionalität und Motivationalität in der Polarität) ebenso wie in unserem Ausgerichtetsein auf Sinn, Werte und Transzendenz (Freiheit und Verantwortung, Sinnerfahrung und Spiritualität) ausdrückt. Wichtig ist, dass sich diese Bezogenheit auf einer somato-psychischen und geistig-spirituellen Ebene vermittelt. Die Bezogenheit entsteht aufgrund von Resonanzprozessen und Ausdrucksprozessen und entzieht sich teilweise der mentalen Kontrolle (Harrer, In: Bossinger, 2006). Ein Zugang zum Menschsein und in-der-Welt-Sein wohnt dem gemeinschaftlichen Tönen und Liedersingen inne und bringt uns in einen schöpferischen Ausdruck unseres Menschseins (> *siehe Vortragsfolie 8*).

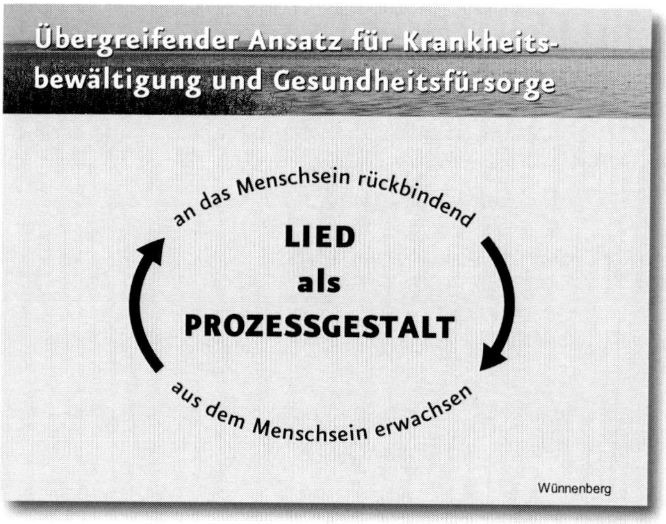

Vortragsfolie 8

AUF EINE FORMEL GEBRACHT

Singen führt zu ganzheitlicher Bezogenheit auf der Grundlage von Ausdrucks- und Resonanzprozessen auf körperlicher, seelischer und geistig-spiritueller Ebene. Es ist aus dem Menschsein erwachsen und führt ins Menschsein zurück.

3. Gesundheit, Krankheitsbewältigung und das Potential des Singens:

Der Aspekt des „In-Beziehung-seins“ im Singen

In den letzten Jahrzehnten ist Bezogenheit des Menschen auf ganz neue Weise in den Blickpunkt gerückt. Durch die Entdeckung der Spiegelneuronen wurde die neurobiologische Grundlage unserer Empathiefähigkeit entdeckt (Bauer, 2005). Die neuartige Erkenntnis über den Menschen als soziales Wesen und seine Veranlagung für Beziehung und Kooperation ist nicht zu unterschätzen, da wissenschaftlich abgesichertes Wissen bei uns viel gilt. Die Neurobiologie unterstützt so Aussagen, die in der Psychotherapie und Weisheitslehren bzw. religiösen Vorstellungen wie z.B. des Christentums auch formuliert werden (> *siehe Vortragsfolie 9*). Der Fokus auf die Bezogenheit des Menschen ist wie ein Brückenschlag zwischen diesen unterschiedlichen Erkenntnisdisziplinen (Stauss, 2011).

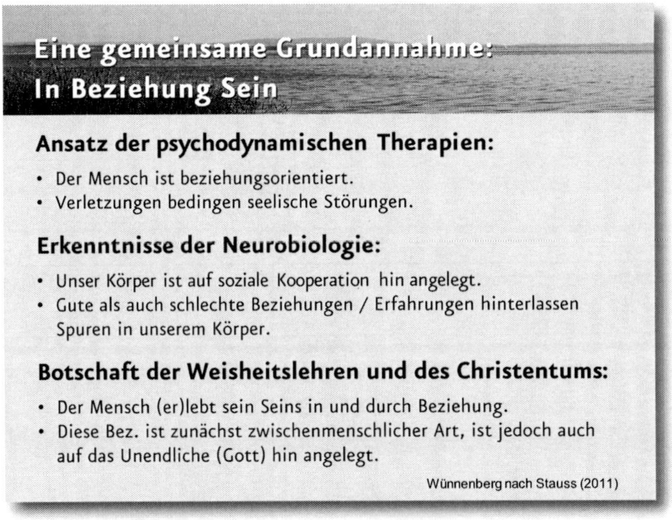
Eine gemeinsame Grundannahme:
In Beziehung Sein
Ansatz der psychodynamischen Therapien:
• Der Mensch ist beziehungsorientiert.
• Verletzungen bedingen seelische Störungen.
Erkenntnisse der Neurobiologie:
• Unser Körper ist auf soziale Kooperation hin angelegt.
• Gute als auch schlechte Beziehungen / Erfahrungen hinterlassen Spuren in unserem Körper.
Botschaft der Weisheitslehren und des Christentums:
• Der Mensch (er)lebt sein Seins in und durch Beziehung.
• Diese Bez. ist zunächst zwischenmenschlicher Art, ist jedoch auch auf das Unendliche (Gott) hin angelegt.
Wünnenberg nach Stauss (2011)

Vortragsfolie 9

Einen Hinweis auf die grundlegende Bedeutung von Beziehung für Gesundheit und Krankheitsbewältigung kann durch die Ergebnisse einer Metaanalyse (Holt-Lunstadt, 2010) verdeutlicht werden. In dieser Überblicksstudie konnte abgesichert werden, dass gute soziale Beziehungen unsere Überlebenswahrscheinlichkeit um 50% erhöhen. Wichtig ist zu bemerken, dass bei diesem Ergebnis das Geschlecht, das Alter sowie der Gesundheitszustand zu Beginn der Erhebung und die spätere Todesursache dieses Ergebnis nicht erklären. Damit ist der Einfluss von Beziehung auf die Sterblichkeitsrate mindestens vergleichbar mit gut absicherten und bekannten Risikofaktoren wie Rauchen, Alkohol, körperliche Inaktivität oder Fettleibigkeit. Beziehungen bewusst zu leben ist eine Fähigkeit, die uns Menschen auszeichnet und charakterisiert. Diese variiert von Mensch zu Mensch und ist dahingehend beforscht worden, wie unterschiedlich nah oder distanziert, geordnet oder chaotisch zwischenmenschliche Beziehungen gestaltet werden und wie positiv oder negativ wir Beziehungen erleben (Bowlby (1969, 1973, 1980) und Ainsworth (1978, In: Grossmann, 2011). Menschen mit einem ängstlich-vermeidenden Bindungsstil bspw. neigen dazu, sich weniger anzuvertrauen und Trost zu suchen, da sie verletzende Beziehungserfahrungen befürchten. Es ist leicht einsehbar, dass dieser Bindungsstil auch nachteilig ist, insbesondere in einer Erkrankungssituation, die sozialer Unterstützung bedarf. Benjamin, 1974 (In: Stauss, 2006) gelang es, positive entwicklungsfördernde Beziehungserfahrungen überzeugend zu definieren. Das Modell besticht durch Einfachheit und Komplexität zugleich *(> siehe Vortragsfolie 10)*.–[9]

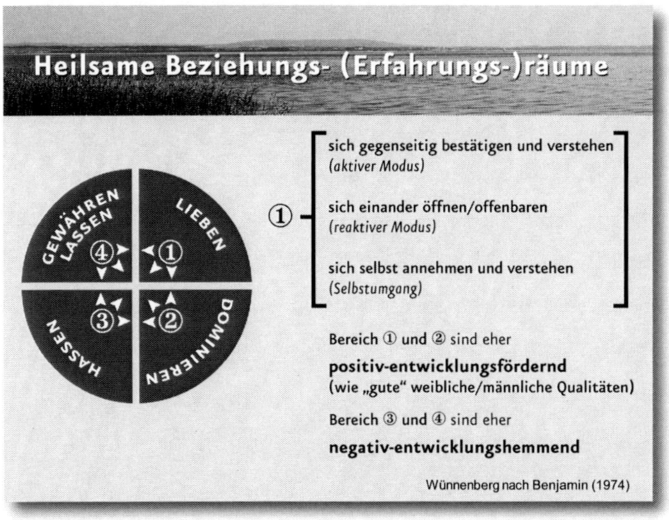

Heilsame Beziehungs- (Erfahrungs-)räume
GEWÄHREN LASSEN
LIEBEN
HASSEN
DOMINIEREN
④ ① ③ ②
①
sich gegenseitig bestätigen und verstehen
(aktiver Modus)
sich einander öffnen/offenbaren
(reaktiver Modus)
sich selbst annehmen und verstehen
(Selbstumgang)
Bereich ① und ② sind eher
positiv-entwicklungsfördernd
(wie „gute" weibliche/männliche Qualitäten)
Bereich ③ und ④ sind eher
negativ-entwicklungshemmend
Wünnenberg nach Benjamin (1974)

Vortragsfolie 10

„Sich gegenseitig bestätigen und verstehen" ist beispielsweise eine Haltung, die im positiv-entwicklungsfördernden Beziehungserfahrungsbereich (1) zwischen den Polen sich gegenseitig lieben und gewähren lassen (aktiver Modus) verortet ist. Hierzu gehört auch die Haltung „sich einander öffnen, offenbaren" (reaktiver Modus) sowie „sich selbst Annehmen und Verstehen" (Selbstumgang). Die Frage nach dem Selbstumgang ist oft ein vernachlässigter Beziehungsfokus, der jedoch große Bedeutung in unserem Leben hat. Mithilfe des von Benjamin entwickelten Modells konnte Tscheulin (1990, In: Stauss, 2006) belegen, dass die Art der Beziehungserfahrungen durch die Bezugspersonen in der frühen Kindheit den späteren Umgang mit sich selbst als Erwachsener prägen. Auf eine kurze Formel gebracht: Wir erleben und Verhalten uns in Beziehung zu uns selbst wie Anderen (Entäußerung) ent-

_9 Während des Vortrags wurde auf die Folien 10, 14, 17, 20 und ihre schriftliche Ausarbeitung verwiesen.

sprechend unserer inneren Beziehungswelt, die aus vorausgegangen Beziehungserfahrungen geprägt wurde (Verinnerlichung). Unsere inneren Bilder von Beziehung üben also gewissermaßen eine Scharnierfunktion zwischen inneren Prozessen und den Beziehungsangeboten bzw. der Beziehungsgestaltung eines Menschen aus (zur Vertiefung, siehe auch Schiepek, S. 302-313).

Diese Zusammenhänge sind daher auch die Ansatzstellen für Therapie und Vergebungsarbeit (vgl. Stauss, 2011). Von Grawe (2004), einem wichtigen Psychotherapieforscher, wurde das Bindungsverhalten als der aussagekräftigste Hinweis zur Vorhersage seelischer Störungen bezeichnet. In einer Studie von Neumann et al. (2010) konnte nachgewiesen werden, dass Menschen mit chronischen, jedoch nicht durch körperliche Verletzungen bedingte Schmerzen auffällige unverarbeitete Bindungserfahrungen aufweisen und nach Ainsworth Bindungstypologie (s.o.) „nicht sicher gebunden sind". Joachim Bauer wies in seinem Buch „Schmerzgrenze" (2005) darauf hin, dass soziale Ausgrenzungen neurobiologisch ganz ähnlich wie körperliche Verletzungen verarbeitet werden. Auch Brisch (2011) zeigt auf, inwiefern psychische Störungen in Beziehungsstörungen wurzeln.
Tatsächlich können unsere wichtigsten menschlichen Grunderfahrungen wie uns in unserem So-Sein angenommen zu fühlen, Anerkennung zu erfahren oder Sinn zu teilen, nur aus gelungenen Beziehungserfahrungen zu anderen Menschen entspringen. Tief in unser Geworden-Sein verwurzelt ist unsere Mitmenschlichkeit. Letztendlich ist all unser Streben und Wünschen nach Glück, Freude und Liebe sozialer Natur. Der Volksmund drückt dies in den Sinnsprüchen aus: „Geteiltes Glück ist doppel-

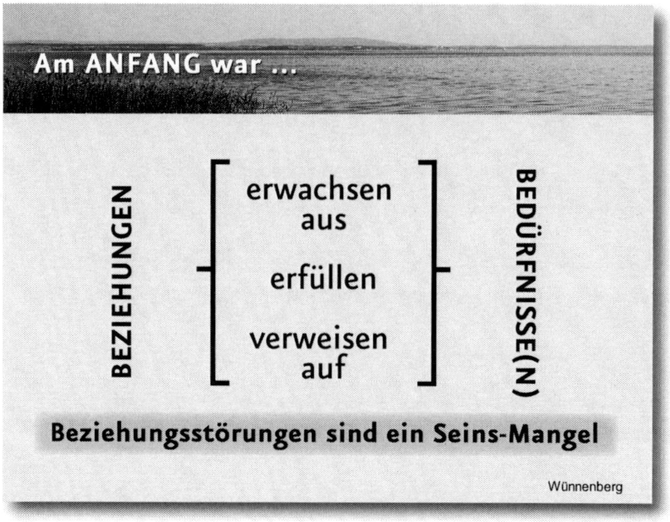
Am ANFANG war ...
BEZIEHUNGEN
erwachsen aus
erfüllen
verweisen auf
BEDÜRFNISSE(N)
Beziehungsstörungen sind ein Seins-Mangel
Wünnenberg

Vortragsfolie 11

tes Glück“ sowie „Geteiltes Leid ist halbes Leid“. Bedürfnisse erwachsen aus Beziehungen, Beziehungen erwachsen aus Bedürfnissen. Bedürfnisse und Beziehung verweisen aufeinander, wie Form und Inhalt zueinander stehen. (> *siehe Vortragsfolie 11)* Im Rückbezug zu wissenschaftlichen Erkenntnissen und anthropologischen Grundannahmen benennt Stauss (2006) folgende 7 psychosoziale Grundbedürfnisse des Menschen (> *siehe Vortragsfolie 12)*.

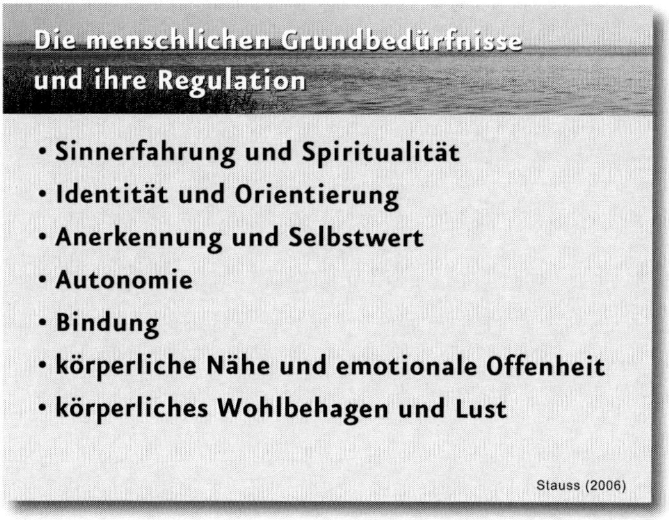

Vortragsfolie 12

Die aufgeführten Bedürfnisbereiche können hilfreich sein, um sich ein Bild zu machen, zu welchen Auswirkungen und Belastungen eine chronische Erkrankung wie Krebs bei uns führen kann. Neben den körperlichen Symptomen und den Behandlungsstrapazen und Folgeerscheinungen werden wir aus unserem Alltagsleben, unseren Selbst- und Lebensentwürfen herausgeworfen. Wir verlieren zumindest phasenweise unsere Eigenständigkeit und werden in unserem Selbstverständnis und unserer Identität tief erschüttert. Wie der Wortstamm andeutet, kann Krankheit daher auch immer mit Kränkungen in Zusammenhang gebracht werden. Krankheit stürzt auch häufig in Trauerprozesse und Bedrohungserleben. Faller (1998) fasst das psychosoziale Belastungspotential einer Krebserkrankung wie folgt zusammen (> *siehe Vortragsfolie 13)*. An dieser Stelle kann diese Systematik von Faller (1998) zusammen mit den Bedürfnisbereichen von Stauss (2006) eine Idee davon geben, welch vielfältige Ansatzstellen es für Themen der Krankheitsbewältigung über das Singen gibt. Hierfür stehen Lieder mit ihren musikalischen Parametern, ihrer Textgestaltung sowie den angeregten Bewegungs- und Gruppenformen zur Verfügung, die auf körperlicher, seelischer und geistig-spiritueller Ebene auf uns wirken (> *vgl. 2)*.

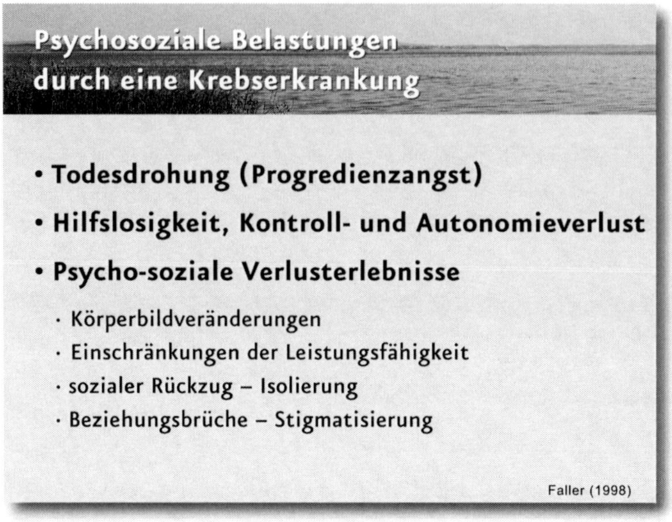

Vortragsfolie 13

3.1 Singend in Beziehung sein. Zum Regulationsaspekt des Singens

Die neurobiologische Forschung erklärt, wie die Bedürfnisregulation durch zwei unterschiedliche gegenläufige (polare) Prinzipien in uns erfolgt.

- **Prinzip Annäherung:** Bedürfnisgerechte Beziehungserfahrungen werden über das Annäherungssystem markiert, so dass wir positiv getönte Gefühle (Liebe, Freude) und körperliches Wohlgefühl erleben.
- **Prinzip Vermeidung:** Bedürfnisverletzende Erfahrungen werden über das Vermeidungssystem markiert, so dass wir negativ getönte Gefühle (Angst, Schmerz, Wut, Scham, Schuld) und körperliches Unwohlsein erleben.

Wir spüren also eine Hin- oder einer Wegbewegung zu Erfahrungen, anderen Menschen oder der Welt. Im Zusammenhang mit diesem neurobiologischen Regulationssystem entwickelte Grawe (2004) eine Maßzahl (= Konsistenz), um das Ausmaß zu bestimmen, inwieweit uns unsere Beziehungs- und Bedürfnisregulation durch das Prinzip „Annäherung“ gelingt. Umgekehrt ermittelt er Inkonsistenzspannung, wenn wir uns eher über „Vermeidung“ regulieren. Grundsätzlich gilt: Je umfassender Vermeidung in uns aktiv ist, desto gefährdeter ist unsere psychische und physische Gesundheit. Wenn wir aufgrund verletzenden Beziehungsvorerfahrungen aus der frühen Kindheit grundsätzlich dazu tendieren, den Kontakt zu anderen Menschen zu vermeiden, befinden wir uns in einer andauernden Inkonsistenzspannung, da wir als soziale Wesen nicht aus Beziehung aussteigen können, diese jedoch (unbewusst) mit Gefahr verbinden. Wir sind dann in einem Dilemma gefangen: unsere Angewiesenheit auf Beziehung steht der Bedrohung durch Beziehung wie unvereinbar entgegen -[10]. Diese Unvereinbarkeit ist allerdings nur ein hypothetischer Zustand. Konfliktspannung (Inkonsistenzspannung) führt immer zu einer irgendwie gearteten Lösung auf Verhaltens- oder Erlebnisebene oder zu körperlichen Symptomen. Sehr oft, ohne dass wir es bewusst bemerken (können). Manchmal können wir aber auch an uns selbst beobachten, wie wir mit einer drohenden Unvereinbarkeit umgehen: Was in unsere Erfahrungs- und Erlebniswelt nicht passt, wird oft passend gemacht: wie z.B. durch Vergessen, Verleugnung, oder Verdrehung von Erlebens- und Verhaltensaspekten. In der Therapie bezeichnet man diese Fähigkeit, potentiell unerträgliche Spannung zu lösen als Abwehrmechanismen -[11] (Rudolf, 2000). Die nachstehenden Abbildungen verdeutlichen, wie wir in unserer Bezogenheit durch überdauernde Handlungsstrategien und Abwehrmechanismen beeinflusst sein können, so dass wechselseitige Bedürfniserfüllung verhindert wird und wir uns tendenziell eher isolieren und einschränken als weitere Verletzungen zu riskieren.

Mentzos (2009) beschreibt, wie die auf den ersten Blick widersinnigsten Erlebens- und Verhaltensweisen letztlich entstanden sind, um Dilemmata zu beantworten. Es gibt Menschen, die zur Urdistanzierung und zur Beziehungsaufnahme *(> vgl. 2.1 – 2.3)* nicht ausreichend in der Lage sind (Ich-Schwäche), so dass ein Dialog auf gleicher Augenhöhe nicht möglich ist. In der Psychotherapie bezeichnet man dies heute als „strukturbedingte Störung“ (Grande, 2007). Unter „konfliktbedingte Störung“ (Grande, 2007) versteht man dagegen jene Rigidität im Erleben und Verhalten, die durch Überbetonung einer Beziehungsdimension zu Lasten einer anderen entsteht. In der Psychotherapie werden diese auch als „Neurosen“ bezeichnet. Die spirituelle Ebene wird in der wissenschaftlich fundierten Psychotherapie bislang vernachlässigt. In der klinischen Beobachtung können psychische Störungen folglich immer mit einer zu großen Ich-Schwäche oder einer übermäßigen Rigidität in Verbindung gebracht werden (Rudolf, 2000, 2006). In Anlehnung an Mentzos erschließen sich Beziehungsstörungen als Kompromisslösungen, wenn man sich die Hintergrundstruktur von Struktur und Konflikt vor Augen führt *(Mentzos, 2009, > siehe Folie 14).*

_10 Umgekehrt können beziehungsorientierte Behandlungssettings oftmals zu überraschenden Ergebnissen führen. Beispielhaft sei eine Bostoner Studie bezüglich der positiven Effekte von Begleitung durch palliative Pflege erwähnt, über die im Ärzteblatt wie folgt berichtet wurde: (...) „Wiederbelebung und aggressive Chemotherapie sind aus medizinischer Sicht am Lebensende oft unnötig, doch die Hoffnung, dass sie vielleicht das Leben um einige Tage verlängern werden, ist weit verbreitet. Umso überraschender ist der Befund, dass die Patienten unter der integrierten palliativen Betreuung um 2,7 Monate länger lebten (11,6 vs. 8,9 Monate). (...) Auf eine ähnlich lange lebensverlängernde Wirkung stützen sich heute die Zulassungsanträge für viele, oft kostspielige Krebsmedikamente. Dass die vermutlich günstigere palliative Therapie eine ähnliche Wirkung erzielt, gibt den Editorialistinnen Amy Kelley und Diane Meier von der Mount Sinai School of Medicine in New York zu denken“ (Deutsches Ärzteblatt vom 19. August 2010).

_11 Der Begriff „Abwehr“ wirkt zunächst „negativ“. Die hierunter gefassten Veränderungen unseres Verhaltens und Erlebens sind jedoch auch als Anpassungsleistungen zu würdigen, die uns notwendigerweise vor weiteren Verletzungen schützen.

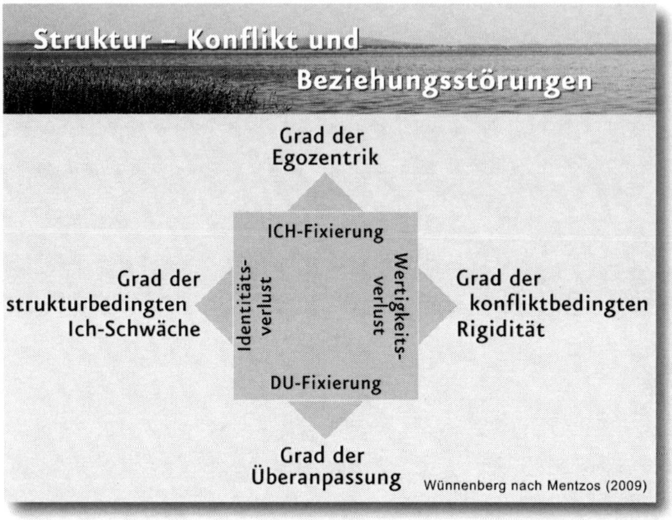

Vortragsfolie 14

Abhängige Persönlichkeiten haben sich bspw. selbst durch Überanpassung aufgegeben und erleben durch diese Abhängigkeit von anderen auch ihren Wert als nicht mehr selbst bestimmbar. Sie leiden unter der Furcht, für ihr Sosein abgelehnt und verlassen zu werden (Du-Fixierung). Innerhalb unseres Lebens können wir lernen, den Regulationsprozess von Annäherung und Vermeidung im Dialog mit anderen mehr oder weniger gut zu „lesen" und zu kommunizieren, so dass sich ein befriedigender Austausch zwischen uns einstellen kann. Immer wenn der wechselseitige Prozess gelingt, erleben wir Stimmigkeit.

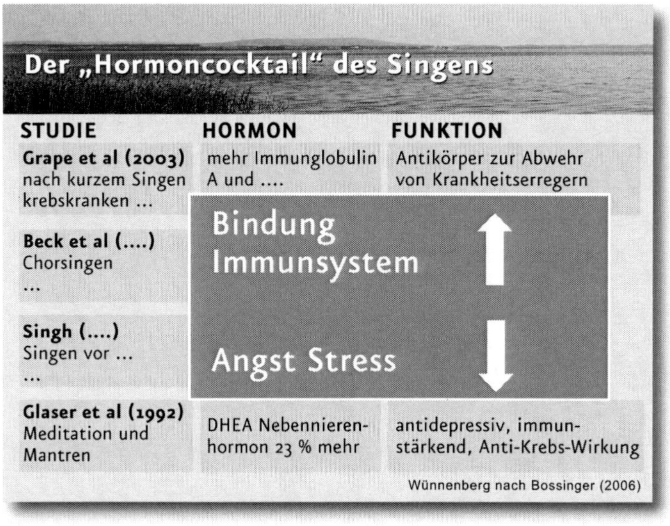

Vortragsfolie 15

Singen ist oft eine Beziehungserfahrung. In Bezug auf das Singen gibt es erste indirekte Hinweise, dass Beziehung und Bedürfnisregulation von Bedeutung sind *(> siehe Vortragsfolie 15)*. So wird bspw. der Botenstoff Oxytozin massiv beim Singen ausgeschüttet, welcher mit der Anbahnung von Bindungsverhalten und -erleben auf neurobiologischer Ebene nachweislich in Zusammenhang steht (siehe hierzu Grape, In: Bossinger, 2006, S. 152-154). Für die Singforschung kann man dieses Hormon daher als Indikator für gelungene Beziehungsprozesse in die Forschung einbeziehen. Das Singen bringt uns immer auch in Kontakt mit unseren vorherrschenden Strategien zur Beziehungs- und Bedürfnisregulation. Es bietet immer die Chance, eine neue Erfahrung zu machen, weil das Singen unsere Beziehungsregulation neu ordnet -[12] (uns z.B. mit jemanden in Kontakt bringt, den wir sonst meiden würden). Es bietet die Chance, dass wir über das Lied unsere Ich-Du-Ebene in Richtung der sonst oft vernachlässigten Ebene des Transpersonalen (Wir-Erfahrung) erweitern. Eine Patientin im Anschluss an ihre erste Singgruppe in der Paracelsusklinik hierzu:

(...) „Auch die Dame, mit der ich da Rücken an Rücken stand. Da dachte ich immer: „Die ist so komisch, die ist gar nicht offen". (...) Dieses Staunen, dass es das gibt. Das man zu einem wildfremden Menschen, zu dem man sich nicht hingezogen fühlt – im Gegenteil, so einfach eins zu werden. Das war 'ne Erfahrung. Also wenn mir das jemand erzählt hätte, dass so etwas möglich ist, ich hätte es nicht geglaubt. Und vor allem auch für mich. Ich habe mich auf jemanden eingelassen. Ich habe quasi nicht gemeint, ich muss jetzt sie halten. Sondern wir haben uns einfach gegenseitig gestützt und ich habe das zugelassen, dass da jemand ist, der mich gleich stützt wie ich ihn. Das war eine Erfahrung, das war ... allein diese Erfahrung war schon 3 Wochen Scheidegg wert. Also wirklich, dass ich das kann. Dass ich in der Lage bin, mich so auf Begegnung einzulassen. (...) Ich kann es nicht in Worte fassen. Ganz einfach, weil es eine Erfahrung war, die ich mein Leben lang noch nicht gemacht hab. Das war ... eine ganz ... Wenn ich es richtig überlege, ich habe mich körperlos gespürt, es war eigentlich die Seele". (Interview 2010, 3. Teil, zur Veröffentlichung freigegeben)

AUF EINE FORMEL GEBRACHT

Singen ermöglicht In-Beziehung-zu-Sein und kann in dieser Weise Bedürfnisregulation fördern.

3.2 Beziehungsgüte und menschliche Reife: Zum „Entwicklungsaspekt" des Singens

In der obigen Zusammenschau der Grundbedürfnisse von Stauss (2006) wird deutlich, wie die Fähigkeit zur Regulation der Grundbedürfnisse innerhalb der drei Grundbeziehungen einem Reifungsprozess unterliegt. Dieser ist zunächst an Entwicklungsschritte gebunden und zeichnet auch nach, wie unsere

_12 Zum Einfluss des Singens auf die Harmonisierung und Synchronisierung von neuronalen Netzwerken, siehe bspw. Hüther, In: Bossinger 2006, S. 163-182.

Psyche heranreift. In unserem ersten Lebensjahr geht es um das Umsorgtwerden und Wahrgenommen werden. Jeder Kontakt ist eine leibhaftige Erfahrung. Mit zunehmendem Alter entstehen in uns neue Beziehungsmöglichkeiten auch auf anderen Seinsebenen wie z.B. mittels Gedankenaustausch. Damit rücken weitere Bedürfnisse in den Vordergrund wie z.B. die Bedürfnisse Anerkennung zu erfahren, Selbstwert zu erleben oder die eigene Identität zu entwickeln. Grundsätzlich ist es so, dass wir mit zunehmender Reife die Verantwortung für unsere Bedürfnisse übernehmen können und uns so aus dem Angewiesensein auf die primären Bezugspersonen, meist unseren Eltern, lösen können. Aber auch im erwachsenen Leben spüren wir die Rückbindung an unsere Primärerfahrungen wie z.B. körperlich gehalten und umarmt zu werden als eine wichtige Rückbindung (Regression). Die Erweiterung der eigenen Perspektive und die Ausrichtung auf etwas Umfassenderes ist die dazu gegenläufige wichtige Grundausrichtung (Progression) in unserem Leben. Diese gipfelt in den Haltungen von Demut und Mitgefühl. Das nachfolgende Lied ist anlässlich eines Ausbildungsseminars für die Initiative „*Singende Krankenhäuser e.V.*“ geschaffen worden, um diese Zusammenhänge in einem Lied zu besingen.

Ich bin im Hier und Jetzt geborgen

Elke Wünnenberg
2008

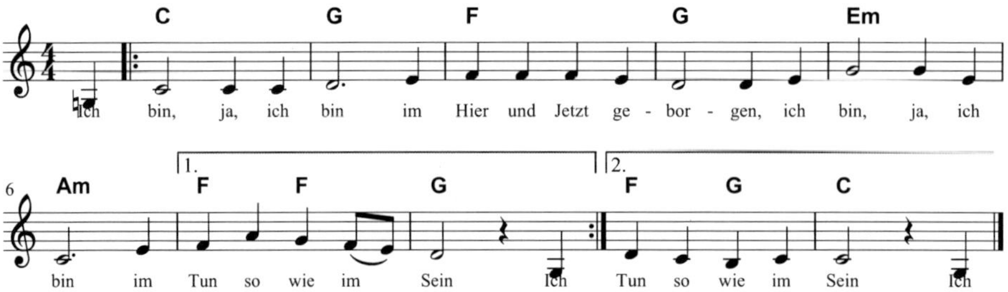

2) Ich bin und du bist im Spiegel der Berührung.
Ich bin und du bist ganz eigen und auch gleich.

3) Ich bin und du bist im Zauber der Begegnung.
Ich bin und du bist durch dich erkannt, geschätzt.

4) Ich bin, du bist, wir sind im Schutze der Beziehung.
Ich bin, du bist, wir sind verbunden und auch frei.

5) Ich bin, du bist, wir sind ein Ausdruck, eine Liebe.
Ich bin, du bist, wir sind ein Zeugnis Gottes/allen Seins.

6) Ich bin, du bist, es ist ein Ausdruck, eine Schöpfung.
Ich bin, du bist, es ist, es ist so wie es ist.

Einladung: *Singt dieses Lied eine Weile und lasse dich von diesem Lied inspirieren, in Begegnung zu gehen. Vielleicht greift ihr eine Strophe heraus und versucht durch die Form der Begegnung, die Form deines Singens oder deiner Bewegungen die Worte tiefer zu erspüren. Tauscht Euch untereinander aus, was das Gesungene an Erfahrungen, Bildern, Empfindungen, Bewegungen und Impulsen in Euch anklingen lässt. Vielleicht spiegelt* *eine dieser Strophen eine wichtige eigene Erfahrung oder Lebenssituation wider? Mögliche Fragen wären: Wie, wann und mit wem hast du dies erlebt? Vergegenwärtige dir insbesondere auch deine „guten" Erfahrungen.*

AUF EINE FORMEL GEBRACHT

Singen ermöglicht Regression und Progression und kann in dieser Weise Entwicklungsprozesse fördern.

3.3 Beziehungserfahrungsmuster und ihre Veränderung: Zum „Dynamisierungsaspekt" des Singens

Eine zentrale Bedeutung in diesem Prozess sind die Gefühle. Gefühle haben ebenso etwas Körperliches (Wut im Bauch, Seelenschmerz, ängstliche Enge) wie eine seelisch-geistige Botschaft. Gefühle in diesem umfassenden Sinne vermitteln uns, inwiefern Erfahrungen im Einklang mit unseren Grundbedürfnissen stehen. Gefühle sind folglich Beziehungsbotschaften. Singen fördert die Wahrnehmung und den Ausdruck von Gefühlen, u.a. auch durch die Nähe zwischen Emotionen und musikalischen Parametern –[13]. Gefühle in diesem umfassenden Sinne und Beziehungskontext sind die „Motoren" bzw. der „Treibstoff" unserer Veränderung. Während sich die Gesprächstherapeuten fragen müssen, wie sie emotionale Offenheit fördern, stehen Singleiter und Singende eher vor der Frage, wie sie den Gefühlsausdruck und die Begegnungserfahrungen steuern und dosieren können. Als Singleiter muss man immer auch mit Trauerreaktionen, Spannungsabfuhr durch emotionale Katharsis sowie mit Angst oder diffusen Erregungsreaktionen rechnen, wenn man beim Singen Kontakt- und Beziehungserfahrungen kreiert und anbahnt. Emotionale Offenheit und Berührung wird im Alltag oftmals eher kontrolliert und vermieden und so nur mit wenigen Mitmenschen geteilt. Vor allem ist es unser Körper, der uns zu unserem authentischen Gefühlsausdruck (= primäre Gefühle) führen kann, da die späteren, oft mit dem Mentalen verknüpften Sozialisationsprozesse unser Empfinden auch verzerren können (= sekundäre Gefühle). Das Herausarbeiten der eigentlichen „primären" Gefühle kann bei auch sogenannten „Angstbeißern" (Aggression statt Angst), „rostigen Rittern" (Gefühlsübersteuerung), „Jammerlappen" (Hilflosigkeit und Trauer statt Wut) uns im Gespräch Zeit und Mühe kosten und führt oft nicht zu den gewünschten Veränderungen (vgl. Stauss, 2006, S. 63f). Vielleicht würden uns unsere Probleme singend klarer, da in dieser Weise die Überformung unseres Gefühlslebens durch Vorstellungen und Vorerfahrungen so nicht mehr greift, sondern „es uns ergreift". Die > ***Vortragsfolie 16*** verdeutlicht, welchen zentralen Stellenwert unsere Gefühle für Beziehungsmuster haben und wie diese das Beziehungserleben bzw. die Beziehungsgestaltung prägen (Greenberg, 2003).

_**13** Zur Vertiefung siehe Paeschke, In: Hermanns (2006).

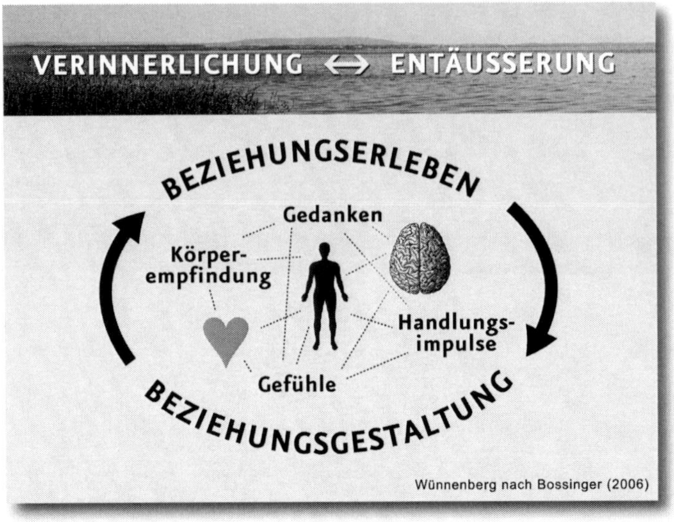

Vortragsfolie 16

Aus der Psychotherapieforschung weiß man, dass die Veränderung eines (Beziehungs-) Erfahrungsmusters umso nachhaltiger ist, je umfassender wir den Wandel, (d.h. bestenfalls gleichzeitig auf körperlicher, geistiger und seelischer Ebene!) erleben. Werden Menschen aus ihrer Vermeidungshaltung gebracht, spricht man in der Psychotherapie von „motivationalem Priming“ (Stauss, 2006). Erfolgen Veränderungen im Sinne einer positiven Schlüsselerfahrung, spricht man von „Korrektiver Neuerfahrung“ (Stauss, 2006). Hierzu der Erfahrungsbericht einer Patientin:

„Im Laufe der Stunde wurde ich immer freier, ließ mich fallen, konnte Nähe mit Gleichbetroffenen verspüren und zulassen. Ganz stark waren die Gefühle bei dem Lied: ‚Ich geh' meinen Weg' und der [von der jeweils Gegenüberstehenden singend gegebenen, Anm. d. Verf.] Bestätigung/Aufforderung: ‚Ja, DU gehst deinen Weg!' Es kam zu Berührung und auch zu Tränen. Das Innerste wurde nach außen gekehrt und Spannung löste sich. Ich fühlte mich fast frei.“ (schriftliche Rückmeldung 2009, zur Veröffentlichung freigegeben)

AUF EINE FORMEL GEBRACHT

Singen fördert auf sich selbst, den Anderen und das Umfassende bezogene(n) Gefühlswahrnehmung und Gefühlsausdruck und kann so Veränderungsprozesse anstoßen und vertiefen.

3.4 Zusammenfassung: Singend in Beziehung sein

Die voranstehenden Ausführungen sollten die zentrale Bedeutung von Bezogenheit, Beziehungsgestaltung und Bedürfnisregulation verdeutlichen. Beziehung hat diese Bedeutung, weil sie wesenhaft in uns angelegt ist (> *vgl. Kapitel 2*). Musik allgemein und Singen im Speziellen ist Medium und Agens, um Bezogenheit auf körperlicher, seelischer und geistig-spiritueller Ebene erlebbar zu machen (> *vgl. Kap. 3*).

AUF EINE FORMEL GEBRACHT

Singen führt in Bezogenheit (Beziehung) zurück. In Beziehung kann sich der Mensch in seinem Sein erfahren. In Beziehung sein ist Menschsein.

4. Wie kann man das Selbstheilungspotenzial des Singens verstehen?

Entwurf eines integrativen Modells

Auf der Basis der anthropologischen Grundannahmen und der Theorie der psychosozialen Grundbedürfnisse wird deutlich, dass Beziehungsstörungen bzw. die mangelnde Befriedigung von Grundbedürfnissen ein Keimboden für seelische Störungen sind. Nicht gelingende Beziehungsregulation und nicht gelingende Bedürfnisregulation bedingen und verschärfen sich gegenseitig, so dass ein Teufelskreis in uns entsteht: Innere negative Erwartungen und die Angst vor weiteren Verletzungen und Mangelzuständen führen zu notwendigen Gegenmaßnahmen, die unser Verhalten und Erleben einschränken und einen erfüllenden wechselseitigen sozialen Austausch und unser Wohlbefinden wiederum einschränken (Stauss, 2006).

Vor dem Hintergrund dieser Grundannahmen wirkt Singen in dem Maße heilsam, wie es gelingt einen Beziehungsraum zu schaffen, welcher uns dazu verhilft, unsere psychosozialen Grundbedürfnisse zu regulieren und uns diese wechselseitig zu erfüllen. Ebenso heilsam ist es, unsere bestehenden Einschränkungen sinnstiftend einzuordnen. Indem beim Singen Vorerfahrungen in uns anklingen, werden sie zur Gegenwartsmusik und können zu neuen Erfahrungen führen, welche unsere Beziehungsmöglichkeiten erweitern. In dem Maße, wie wir uns unserer Bezogenheit bewusst werden und diese stärken, kann Krankheit angenommen werden und dabei Heilsames geschehen. Eine Patientin bemerkt hierzu:

„Bei mir hat das Singen erstmals seit Monaten meiner Seele wieder Raum gegeben. Ich war zutiefst berührt (...). In dieser Atmosphäre durfte sich meine Traurigkeit, meine Verwundbarkeit, meine Zartheit zeigen. Wunderbar, so wunderbar, dass die Tränen flossen. Und ich habe den Trost gespürt, den Trost der anderen Frauen, der mich mit Dank erfüllt.“ (schriftliche Rückmeldung 2007, zur Veröffentlichung freigegeben)

4.1 Wandel als Selbstregulationsprozess

Wie bedeutungsvoll das Verständnis der Selbstregulationsprozesse ist, kann dadurch angedeutet werden, dass unser Erleben und Verhalten vor allem das Ergebnis eines inneren Verarbeitungsvorgangs ist. Die Hirnaktivität, die auf den tatsächlichen sensorischen Input über unsere Sinnesorgane eingeht, ist marginal im Verhältnis zu den Weiterverarbeitungsprozessen, die unsere Sinneswahrnehmung ordnen, verbinden, anreichern, vergleichen, deuten, beobachten etc. . Die eigentliche Symphonie des Lebens komponieren wir in uns. Offen ist die Frage, wie wir uns innerhalb eines vorstrukturierten, interaktiven, spielerischen und gewährenden Erfahrungsraums wie beim gemeinschaftlichen Singen im Sinne eines Selbstregulationsprozesses wandeln können. Schließlich wird allerorts im Zusammenhang mit dem Singen von „Selbstheilungspotential" gesprochen. In Anlehnung an die Modellierung der „inneren Dynamik von Selbstorganisation" von Tschacher (1997, S. 93-111) und durch die Integration der bisherigen Grundannahmen, Modelle und Theorien in diese Modellierung kann hierzu folgender Vorschlag gemacht werden *(> siehe Vortragsfolie 17 und 18)*:

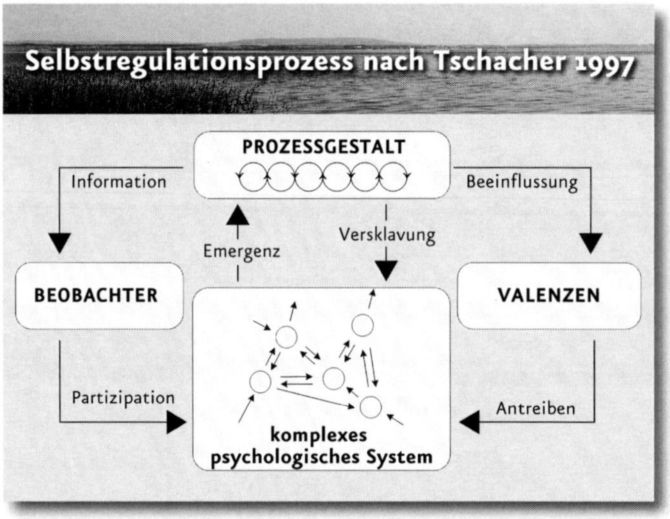

Vortragsfolie 17

Erläuterung des Modells übertragen auf den vorliegenden Ansatz: In einer spezifischen Situation wie beim Singen nimmt unser Erleben und Verhalten eine innere Prozessgestalt an: es ist unser individuelles, situationsspezifisches Verhalten und Erleben, welches aus einem komplexen psychologischen Vorgang entspringt. Dieses Verhalten kann nach dem hier vertretenen Ansatz als das Ergebnis eines Systemgeschehens verstanden werden, welches durch zwei gegenläufige (polare) Dynamiken in uns entsteht:

• **Rechter Kreislauf:** Gemäß des hier vertretenen Ansatzes führt die in uns wesenhaft angelegte Ausrichtung auf Beziehung und soziale Kooperation dazu, dass alle inneren wie äußeren Erfahrungen in Hinblick auf ihren Grad der Erfüllung bzw. Verletzung unserer psychosozialen Grundbedürfnisse abgeglichen werden. Hier geht es folglich um einen Prozess der Selbstorganisation, der über das Prinzip von Annäherung und Vermeidung zu tendenziell vorhersehbarem Erleben und Verhalten antreibt und die Komplexität des Systems reduziert („versklavt"): In einem Satz formuliert: Wir (re-)agieren stets als soziale Wesen. Unser psychologisches System tendiert in dieser Dynamik in Richtung „Musterbildung", d.h. aus der aktuellen Erfahrung heraus bilden sich situationsübergreifende Einstellungen oder Haltungen. Das künftige Verhalten und Erleben wird durch dieses Selbstorganisationsprinzip somit potenziell „festgelegt".

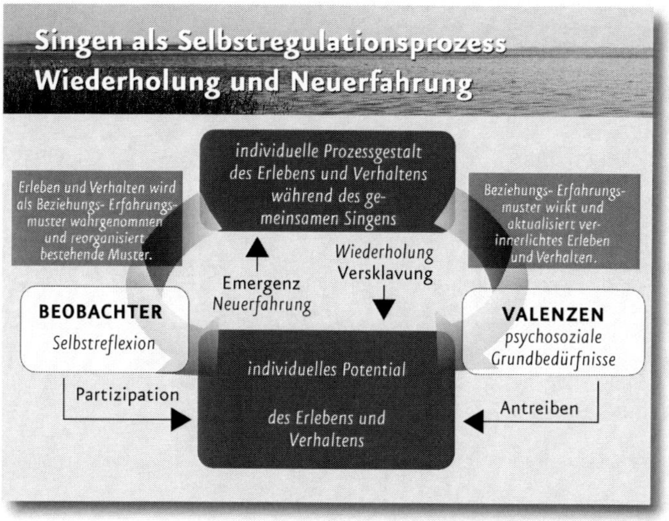

Vortragsfolie 18 nach Tschacher (1997)

• **Linker Kreislauf:** Andererseits sind wir selbstreflexiv und es kann potentiell Neues - neue Sichtweisen, neue Strategien – aus diesem Vorgang der Selbstbeobachtung entstehen. Diese zweite Dynamik kann man genau entgegengesetzt zur ersten als Tendenz zur Neuentwicklung bezeichnen. Das vorhandene Erleben und Verhaltensrepertoire kann hierüber destabilisiert und verändert werden. Unser psychologisches System tendiert in dieser Dynamik in Richtung Diversifikation (Auffächerung) oder „Emergenz" (das Auftauchende), so dass unser Erleben und Verhalten potenziell unvorhersehbar verbleibt.

Wichtig ist zu beschreiben, dass die beiden gegenläufigen Dynamiken – ebenso wie der Sympathikus und Parasympathikus unseres vegetativen Nervensystems – miteinander interagieren. Das Ergebnis des Wahrnehmungsvorgangs enthält gleichzeitig den Bewertungsvorgang: wir sind anteilnehmende (partizipierende) Beobachter. Durch den Bewertungsvorgang wird das innere Geschehen angetrieben, erschafft gleichzeitig aber auch die Voraussetzung für Information. Wir „deuten" und „bewerten" unsere Wahrnehmung. Kurz gesagt: Beobachtung ist immer auch ein Bewertungsvorgang und umgekehrt. Ebenso wie bei der Erforschung des Vegetativums kann man sich hier ein Kohärenzgeschehen vorstellen, nämlich genau dann, wenn beide Dynamiken optimal interagieren (= Harmonie) -[13]. Eine gelingende Interaktion zwischen Beobachtung- und Bewertungsvorgang versetzt uns folglich in die Lage, flexibel, kreativ und schöpferisch zu sein. Durch unsere Selbstbeobachtung und -transzendenz entgehen wir der Erstarrung (Perfektion). Gleichzeitig kanalisiert diese Kopplung unsere Entfaltung gemäß unserer Wesensnatur. So entgehen wir der Beliebigkeit (Chaos) -[14].

Um diesen Syntheseschritt zu verdeutlichen, könnten die vorstehenden Patientenrückmeldungen noch einmal dahingehend aufgegriffen und betrachtet werden, inwieweit sich darin die Prozesse von Differenzierung, Neubewertung, korrektive Neuerfahrung widerspiegeln. Zumindest die Aussagen der Patientin (*> siehe bspw. unter 2.2 und 3.4)* scheinen diesen Prozess der prozessgebundenen Wandlung in eine neue Ordnung zu beschreiben. Es gibt eine Ahnung davon, wie sich aus einer Schlüsselerfahrung beim Singen unser Beziehungserleben und unsere Beziehungsgestaltung reorganisieren können.

4.2 Singen als Dynamisierungsprozess

Lebendig zu sein bedeutet, in einem ständigen qualitativen Wandel von Verhaltens- und Erlebensmustern zu sein. Bei Therapie geht es darum, „die Bedingungen für das Auftreten von qualitativ Neuem zu schaffen (wobei das bisherige Muster nicht völlig aufgelöst oder ersetzt wird, sondern als Potential erhalten bleibt)" (Schiepek, Internetzugriff am 30.03.11). Man hat den Prozess zwischen kognitiv-

---

_13 Dieser Zustand wird in der Psychotherapie vermutlich in dem Wunsch nach einer inneren Haltung der „gleichschwebenden Aufmerksamkeit" gegenüber dem Erlebnisbericht und Verhalten des Patienten angestrebt oder kann mit der inneren Haltung der „Achtsamkeit" (Kabat-Zinn, 2009) verglichen werden.

_14 In seinem Buch vom „Ego zum Selbst" (Walch, 2011) beschreibt Walch, wie diese Prozesse in der menschlichen Psyche wie auseinanderfallen und eine Eigendynamik entwickeln können. Das Erleben eines Psychotikers kann hiernach darauf zurückgeführt werden, dass sonst unbedeutende Erfahrungen plötzlich zusammenhangslos Bedeutung bekommen und den Menschen immer mehr verwirren und damit ängstigen. Der Wahn(-sinn) ist dann eigentlich eine Überlebensanstrengung, dieses tendenziell chaotische Geschehen doch noch zu „ordnen".

emotionalen Verarbeitungs- bzw. Erlebniszuständen, sogenannten "states of mind" und der Beziehungsgestaltung und -erleben zwischen Patienten und Therapeuten in der Therapiesituation systematisch untersucht (ebd.). Übergänge in der Therapie konnten einerseits als Ergebnis der Verarbeitung bestimmter interner und externer Anregungen („Informationen") verstanden werden, die andererseits aber auch die Verarbeitung bestimmter Informationen kontrollierten oder unterbanden
(> *vgl. das Konzept der "Abwehr" unter > 3.1 oder den Modus der Versklavung unter > 4.1*).

„States of mind" fungieren somit als „Ordner" der menschlichen Affektlogik und unseres kognitiv-emotionalen Prozessierens. Die kognitiv-affektive Dynamik des Menschen bzw. der menschlichen Kommunikation geschieht am Rande der Stabilität einzelner „States" und erhält daraus ihre Flexibilität. Eine stark eingeschränkte Anzahl verfügbarer affektiv-kognitiver Verarbeitungszustände würde meist als ebenso problematisch erlebt werden wie das Perpetuieren eines Zustands (z.B. in der „Depression"). Jedes System bedarf Energie um sich zu wandeln. Indem sich beim Singen unser Erleben in einen somato-psychischen (einschließlich geistig-spirituellen) Momentanzustand so ausrichten kann, dass sich eine innere wie äußere Haltung verdichtet, wirkt das Singen vermutlich wie ein „Katalysator" -[15] bei Wandlungsprozessen. So ist denkbar, dass über eine zunächst primär „körperliche" Wirkung, wie z.B. die neurobiologische oder vegetative Umstimmung, die Voraussetzung oder Bereitschaft verbessert wird, Wandel im Denken und Verhalten zu ermöglichen – oder dass Textaussagen wie „Ich gehe meinen Weg" aus Problemfixierungen befreien und emotionale Entlastung anstoßen. Tiefgreifendes Lernen bedarf der Begeisterung in körperlicher, seelischer und geistiger Hinsicht (Hüther, 2010/ 2012) – das Singen kann diese „Dynamisierung" auf somato-psychischen sowie psycho-somatischen Ebenen erwirken.

4.3 Selbstheilungskräfte oder Singens als Harmonisierungsprozess

Nach diesem Modell halten uns auch hier zwei gegenläufige Dynamiken in Balance und lassen Evolution zu. Doch so entsteht mindestens eine neue Frage: Was heißt hier Balance und wie finden wir das? Hierzu ein Vorschlag: Zhang (2011) hat ein übergreifendes Modell entwickelt, wie man eine dynamische Balance veranschaulichen und messbar machen kann. Er erreicht dies, indem er einen bipolaren Wahrscheinlichkeitsraum aufspannt. Harmonie ist demnach erfassbar als ein ausgewogenes Zusammenspiel aller Seinsaspekte des Menschen und liegt immer in einem mittleren Vektor im

---

_**15** Zur weiteren Vertiefung siehe Maslow (In: Stauss 2006) sowie die Erfahrungen von Moss (1989)

Möglichkeitsraum zwischen den Polen Chaos und Perfektion -[16]. In der Polarität ist Entwicklung und Konsistenz (Harmonie) optimiert. Ebenso wie Herzkohärenzmessungen (> *siehe Kap. 2.1*) können das „Inkonsistenzmass" von Grawe für die Güte der gelingenden Bedürfnisregulation (siehe Kap. 3.1) und die von Mentzos formulierte Ich-Schwäche in der Desorganisiertheit der Psychose oder konfliktbedingte Erstarrung in der Neurose des Ichs (siehe Kap. 3. 3) als Indikator für Gesundheit bzw. Krankheit/Störung in diesem Raummodell verortet werden (> *siehe Vortragsfolie 19*).

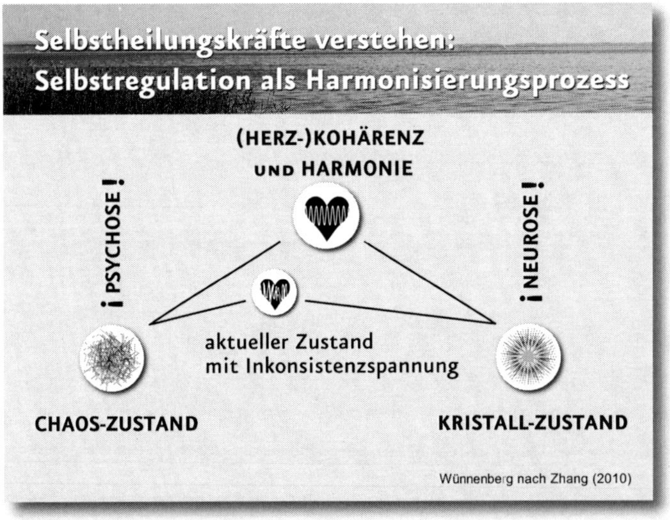

Vortragsfolie 19

Disharmonie kann als Abweichung von einem Pol ohne Ausgleich durch den anderen verstanden werden. Inwieweit es sich hierbei um einen momentanen bis überdauernden Zustand handelt, bestimmt demnach das Ausmaß der Störung oder des Krankheitsgeschehens. Dabei ist die wesenhaft in uns angelegte Bezogenheit die Voraussetzung dafür, dass wir uns in Richtung Integration (Harmonie) entwikkeln können, da über innere wie äußere Impulse das dynamische Geschehen verändert werden kann.

_16 Zhang (2010) konnte zeigen, wie Seinszustände wie wahrnehmbare Gefühlslagen mit elektromagnetischen Veränderungen Richtung (Dis-)harmonie im Körper einhergehen. Nach Popp (In: Gindl, 2002, S.39) zeichnet sich ein gesunder Organismus „dadurch aus, dass über dieses Biophotonenfeld alle Teile des Organismus mit allen anderen und mit der Umgebung rückgekoppelt sind, also in einem komplexen Schwingungsgeschehen sich ständig auspendeln und so gegenseitig regulieren können". Es gibt Hinweise darauf, dass Krebszellen sich durch andere Eigenschaften des Biophotonenfeldes auszeichnen, nämlich dass dieses weniger kohärent, sprich in Resonanz mit dem Gesamtorganismus steht. Nach dieser Sichtweise sind Krebszellen entweder „von ganzheitlicher Resonanz abgekoppelt" [= Chaos, Anm. d. Verf.] oder aber „zu starr gekoppelt" [= Perfektion, Anm. der Verf.] und wachsen `autistisch in ihrem eigenen Rhythmus` (ebd.).

So schließt sich hier der Denkkreis dieses Artikels mit der Formulierung folgenden grundlegenden Zusammenhangs:

Da wir wesenhaft auf Beziehung angelegt sind, erfahren wir in und durch Beziehung die wesentlichsten Erfahrungen, die größte Harmonie und damit heilsamste Kraft in uns, die letztlich unser Selbstheilungspotential ausmacht.

5. Schlussfolgerungen: zum Selbstheilungspotential des Singens

Heilsames Singen bedeutet nach Verständnis der hier entwickelten Theorie & Methodik des heilsamen Singens einen „Raum anzubieten" oder einen „Rahmen zu gestalten", der unserer Kontakt- und Beziehungsfähigkeit entspricht und diese fördert, verändert oder erweitert, so dass Harmonisierungsprozesse geschehen können (> *siehe Vortragsfolie 20*).

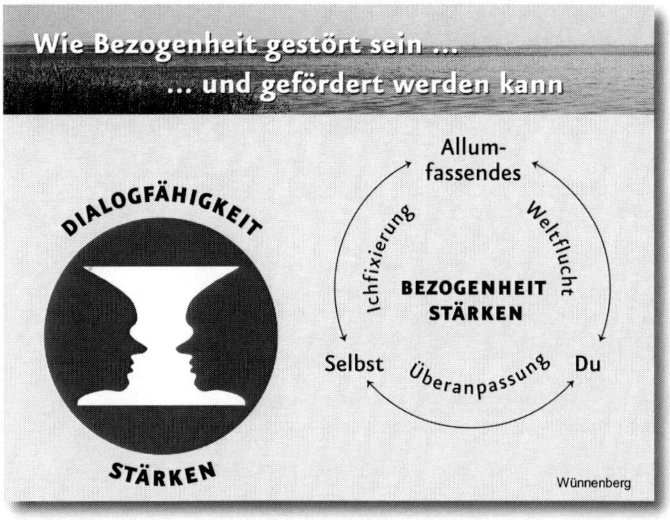

Vortragsfolie 20

Veränderungsprozesse sind darauf zurückzuführen, dass sich der Mensch stärker in seinem Sein erleben und in seiner Bezogenheit ausrichten kann. Gesundheit wird hier verstanden als „ein angemessenes Gleichgewicht im Zusammenspiel all dessen, was wir sind" (Perls, 1974, In: Staus, 2006). Bedenkt man die Polarität unserer inneren und äußeren Welt, bedeutet Heilung dann einen „Prozess der Aussöhnung der Gegensätze zu einem produktiven Zusammenspiel" (Perls, 1980). Dieser Prozess bedarf des Kontakt, der Beziehung und des Dialogs und kann auch über das gemeinschaftliche Singen angestoßen, vertieft und erweitert werden. Singerfahrungen innengeleitet zu verstehen führt uns in wichtige Lern- und Wachstumsprozesse. Die Musiktherapeutin **Barbara Gindl** (2002, S. 185) bemerkt hierzu:

„Resonanz schafft Ganzes und Ganzheit; und dies nicht unter Eliminierung und Gleichmachen der einzelnen Teile, sondern als Integration, Differenzierung und als vervollständigende Beziehungsmöglichkeit“.

Zusammenfassend können mindestens folgende evidenzbasierte (= wissenschaftlich abgesicherte) therapeutische Wirkfaktoren in Zusammenhang mit dem Geschehen in einer Singgruppe gebracht werden (Stauss, 2006):

- Sicherheit vermittelndes Miteinander
- prozessurale Aktivierung bedeutungsvoller Inhalte
- Zunahme der Erlebnistiefe
- Ausdruck der primären Emotionen auf einem hohen Erregungsniveau
- Stress- und Emotionsregulation
- Hinwendung und Vertiefung des internalen (nach Innen auf uns selbst gerichteten) Erlebens im Gegensatz zum Externalen (nach Außen auf Andere gerichteten Erlebens)
- motivationales Priming durch bedürfnisbefriedigende Erfahrungen
- Erhöhung der neurobiologischen Konsistenz

Diese Ausführung sollten die aufgeworfene Frage beantworten, wie offene Singgruppen heilsam sein und Selbstheilungspotenzial aktivieren können - wie sich dies im Falle der eingangs geschilderten Singerfahrungen von Wohnsitzlosen (Bailey, 2002) ereignete. Sie sollen angehenden SingleiterInnen eine erste Orientierung geben, unter welchen Bedingungen ihr Singangebot auch schwächend, einschränkend oder verstörend wirken könnte und ihnen Anhaltspunkte dafür geben, unter welchen Umständen Teilnehmende eine verstärkte Begleitung oder einen therapeutischen Schutzraumes benötigen.

6. Ausblick

Ziel des Vortrags und dieser erweiterten Ausführung im Tagungsband war es, eine auf anthropologischen Grundannahmen und wissenschaftlichen Erkenntnissen fußende Theorie & Methodik des heilsamen Singens zur Verfügung zur stellen. Aus dieser Darstellung können bspw. Impulse für Forschungsvorhaben, für Leitlinien, für methodische Konzepte der Singleitung abgeleitet werden, die andernorts ausgeführt werden sollen. Abschließend sollen zwei Bereiche ausblicksartig skizziert werden:

Impulse für die Forschung

Aus dieser Darstellung können Impulse für Evaluation und Forschungsarbeiten abgeleitet werden. Geplant ist ein Projekt, bei dem die Wirkung von Singen auf Beziehungserfahrungsmuster und deren Bedeutung bei der Krankheitsbewältigung anhand der angesprochenen Theorien und Erhebungsinstrumenten (z.B. SASB von Benjamin, 1974, INK von Grosse Holtforth et al., 1994 sowie IPP von Horowitz et al., 1994) untersucht wird.

Übergeordnet geht es darum, die erhobenen Belastungen von Patienten über die Betrachtung von Beziehungserleben und –gestaltung in einen Zusammenhang zu bringen. Wie aus dem Übersichtsartikel von Mehnert hervorgeht, wurden diese Zusammenhänge in der Psychoonkologie bislang kaum erforscht, sondern Belastungsbereiche überwiegend voneinander isoliert und ohne Bezug zu Psychotherapieforschung und Bindungstheorien erhoben.

Impulse für angehende Singleiter/innen

Vertraue auf die dem Singen innewohnende heilsame Kraft. Gehe für dich in Gruppen, die für Selbsterfahrung offen sind, um Harmonisierungsprozesse immer bewusster nach- und mitvollziehen zu können. Nutze diese und andere Anregungen, um eine bewusste Auswahl und Gestaltung von Liedern zu entwickeln. Beachte dabei alle die dir bewussten Seinsaspekte des Menschen und finde für alle diese Ebenen Worte, diese anzusprechen. Wähle bei deinen Anleitungen eine Sprache der Erlaubnis, die Raum lässt, es anders zu sehen oder zu erleben als du es anregst („...und wenn du möchtest, darfst du...“/ „...und vielleicht spürst du, dass...“). Lasse Gegensätze und Widersprüche zu und fördere ihre Integration, indem du beide Pole ansprichst und durch ein „und“ verbindest (wie z.B.: „... nimm wahr wie es dir gerade jetzt geht. Vielleicht spürst du, dass sich etwas gelöst hat und auch noch Anspannung in dir“). Sei dir bewusst, dass du wie ein Gärtner (nur) die Randbedingungen für heilsame Erfahrungen und Wachstumsprozesse bereiten kannst. Nach der hier vertretenen Auffassung ist es möglich, über Singen unser Ich zu stärken, unseren interpersonalen Dialog zu erweitern und Selbsttranszendenz zuzulassen.

LITERATUR

_ Adamek, K. (2008): Singen als Lebenshilfe. Zu Empirie und Theorie von Alltagsbewältigung. Münster: Waxmann.

_ Bailey, B. & Davidson J. W. (2002): Adaptive characteristics of group singing: Perceptions from members of a choir for homeless men. Musicae Scientiae, 6/2, 221-256.

_ Bauer, J. (2005): Warum ich fühle, was du fühlst. Hamburg: Hoffmann und Campe.

_ Bauer, J. (2006): Prinzip Menschlichkeit. Warum wir von Natur aus kooperieren. Hamburg: Hoffmann und Campe.

_ Bauer, J. (2011): Schmerzgrenze. Vom Ursprung alltäglicher und globaler Gewalt. München: Blessing.

_ Benjamin, L. (1974) : Structural anlysis of social behavior. Psychological Review, 81. 392-425.

_ Bernardi, L. et al. (2001): Effect of rosary prayer and Yogas mantras on autonomic cardiovascular rhythms: a comparative study.

_ Bossinger, W. & Neubronner, K. (2010): Das Buch der heilsamen Lieder. Liederbuch zur Förderung seelischer und körperlicher Selbstheilung. Traumzeit-Verlag der Neuen Klangkultur.

_ Bossinger, W. (2006): Die heilende Kraft des Singens. Von den Ursprüngen bis zu modernen Erkenntnissen über die soziale und gesundheitsfördernde Wirkung von Gesang, Battweiler: Traumzeit-Verlag.

_ Bossinger, W., Kaptheina, H. & Zhang, C. (2008): Ordnung, Chaos und Kohärenz. Forschungen über Biophysik und Musiktherapie. In: Bossinger W. Eckle R. (Hrsg.) Schwingung und Gesundheit. Neue Impulse für eine Heilungskultur aus Wissenschaft, Musik und Kunst. Traumzeit-Verlag, S. 131-144.

_ Brisch, K.H. (1999/2009): Bindungsstörungen. Von der Bindungstheorie zur Therapie. Stuttgart: Klett-Cotta.

_ Buber, M. (1962): Das Dialogische Prinzip. Heidelberg: Lambert Schneider, 8.Aufl. 1997.

_ Buber, M. Urdistanz und Beziehung (1950), In: Buber, M. (1962): Werke Erster Bd., Schriften zur Philosophie München: Kösel.

_ Clift, S. et al., (2008): Singing and Health. A Systematic Mapping and Review of Non-Clinical Research, Canterbury: Canterbury Christ Church University, Sonderband des UNESSCO Observer e-Journals.

_ Dartsch, M. (2002): Elementare Musikpädagogik im anthropologischen Spannungsfeld. In: Ribke J. & Dartsch M. (Hrsg.). Facetten elementarer Musikpädagogik. Erfahrungen – Verbindungen – Hintergründe. Regensburg: Con Brio, S. 311-328.

_ Deutsches Ärzteblatt vom 19. August 2010. Ärzte-Verlag GmbH, entwickelt von L.N. Schaffrath DigitalMedien GmbH Internetzugriff am 20.03.1011 unter http://www.aerzteblatt.de/nachrichten/42424.

_ Ermann, M. (2007): Psychosomatische Medizin und Psychotherapie – Ein Lehrbuch auf psychoanalytischer Grundlage. Stuttgart: Kohlhammer.

_ Faller, H. (1998): Krankheitsverarbeitung bei Krebskranken. Göttingen: Verlag für angewandte Psychologie.

_ Feinbier, H. (2011): Come together songs. Lieder des Herzens aus aller Welt, Das Liederbuch, Bd.3, Saarbrücken: Neue Erde Verlag.

_ Gindl, B. (2002): Die Resonanz der Seele. Über ein Grundprinzip therapeutischer Beziehung. Paderborn: Junfermann.

_ Grande, T. (2007): Wie stellen sich Konflikt und Struktur in Beziehungen dar? Psychosom Med Psychother 53, 144-162. Göttingen: Vandenhoeck & Ruprecht.

_ Grawe, K. (2004): Neuropsychotherapie. Göttingen: Hogrefe.

_ Grosse Holtforth, M., Grawe, K. & Tamcan, Ö. (2004): Inkongruenzfragebogen (INK). Göttingen: Hogrefe.

_ Greenberg, L. et al. (2003): Emotionale Veränderung fördern: Grundlagen einer prozeß- und erlebensorientierten Therapie. Paderborn: Junfermann.

_ Grossmann, K.E. & Grossmann, K. (2011): Bindung und die menschliche Entwicklung. Joan Bowlby, Mary Ainsworth und die Grundlagen der Bindungstheorie. Stuttgart: Klett-Cotta.

_ Hermanns, N. (2006): Der musiktherapeutische Einsatz der Stimme bei onkologischen Patienten. Schriftliche Hausarbeit. Wiss. Weiterbildung Musik- und Tanztherapie, Universität Münster.

_ Holt-Lunstadt, J., Smith, T.B. and Layton & J. B. (2010): Social Relationships and Mortality Risk: A Meta-analytic Review, PloS Med 7 (7); e 1000316, doi10.1371/journal.pmed. 1000316.

_ Hüther, G. (2010): Bedienungsanleitung für ein menschliches Gehirn. Göttingen: Vandenhoeck & Ruprecht.

_ Hüther, G. (2012): Biologie der Angst. Wie aus Stress Gefühle werden. Göttingen: Vandenhoeck & Ruprecht.

_ Horowitz, M.J., Strauß, B. & Kordy, H. (1994): Inventar zur Erfassung interpersonaler Probleme. Weinheim: Beltz.

_ Hüther, G. (2010): Bedienungsanleitung für ein menschliches Göttingen: Vandenhoeck & Ruprecht, 9. Auflage.

_ Kabat-Zinn, J. (2009): Achtsamkeit für Anfänger. Buch und CD. Freiburg: Arbor.

_ Mehnert, A. et al. (2006): DOI 10.1055/s_2006_951828, Psychother Psych Med, 56: 462–479, Stuttgart: Thieme.

_ Mentzos, S. (2009): Lehrbuch der Psychodynamik. Die Funktionalität der Dysfunktionaliät psychischer Störungen. Göttingen: Vandenhoeck & Ruprecht.

_ Menuhin, Y. (1999): Zur Bedeutung des Singens. In: Internet: www.il-canto-del-mondo.de/fileadmin/docs/Yehudi_Menuhin-Zur_Bedeutung_Des_Singens.pdf, Internetzugriff am 27.12.2009.

_ Neumann, E. et al. (2010): Bindung und somatoforme Störungen: Geringe Kohärenz und unverarbeitete Bindungsrepräsentationen bei chronischem Schmerz. Psychother Psych Med, 61: 254-26.
_ Moss, R. (1989): Der schwarze Schmetterling. Zu den Wurzeln wahrer Lebendigkeit. Neue Zugänge zur eigenen inneren Heilkraft.
_ Rudolf, G. (2009): Strukturbezogene Psychotherapie. Leitfaden zur psychodynamischen Therapie struktureller Störungen. Stuttgart: Schattauer.
_ Rudolf, G. (2000): Psychotherapeutische Medizin und Psychosomatik. Ein einführendes Lehrbuch auf psychodynamischer Grundlage. Stuttgart: Thieme.
_ Schiepek, G. Selbstorganisation in psychischen und sozialen Prozessen: Neue Perspektiven der Psychotherapie. In: Internet: http://ebookbrowse.com/schiepek-neue-perspektiven-der-psychotherapie-pdf-d187289833, Zugriff am 30.3.2011).???
_ Stauss, K. (2006): Bonding Psychotherapie. Grundlagen und Methoden. München: Kösel.
_ Stauss, K. (2011): Die heilende Kraft der Vergebung: die sieben Phasen spirituell-therapeutischer Vergebungs- und Versöhnungsarbeit. München: Kösel.
_ Tedeschi, R. G., Calhoun, L. G. & Cann, A. (2007): Evaluating Resource Gain: Understanding and Misunderstanding Posttraumatic Growth. Applied Psychology, Volume 56(3), S. 396-406.
_ Tschacher, W. (1997): Prozessgestalten. Göttingen: Hogrefe.
_ Tüpker, R. (2002): Forschen oder Heilen. Kritische Betrachtungen zum herrschenden Forschungsparadigma. In: Petersen P. Hrsg. Forschungsmethoden Künstlerischer Therapien. Grundlagen-Projekte-Vorschläge. Stuttgart: Mayer.
_ Votsmeier, A. (1998): Stationäre Therapie von Borderline-Störungen nach einem psychodynamisch-integrativen Ansatz – Das Grönenbacher Modell. Psychotherapie in Psychiatrie, Psychotherapeutische Medizin und Klinischer Psychologie, 3 (1), S. 24-39
_ Walch, S. (2011): Vom Ego zum Selbst. Grundlinien eines spirituellen Menschenbildes. München: Barth Verlag.
_ Zhang, C. (2010): Der unsichtbare Regebogen und die unhörbare Musik. Die Entdeckung der Zusammenhänge zwischen elektromagnetischen Feldern in Lebewesen und den Wirkungen von Akupunktur, Klangtherapie und andern komplementären Heilmethoden. Battweiler: Traumzeit-Verlag.

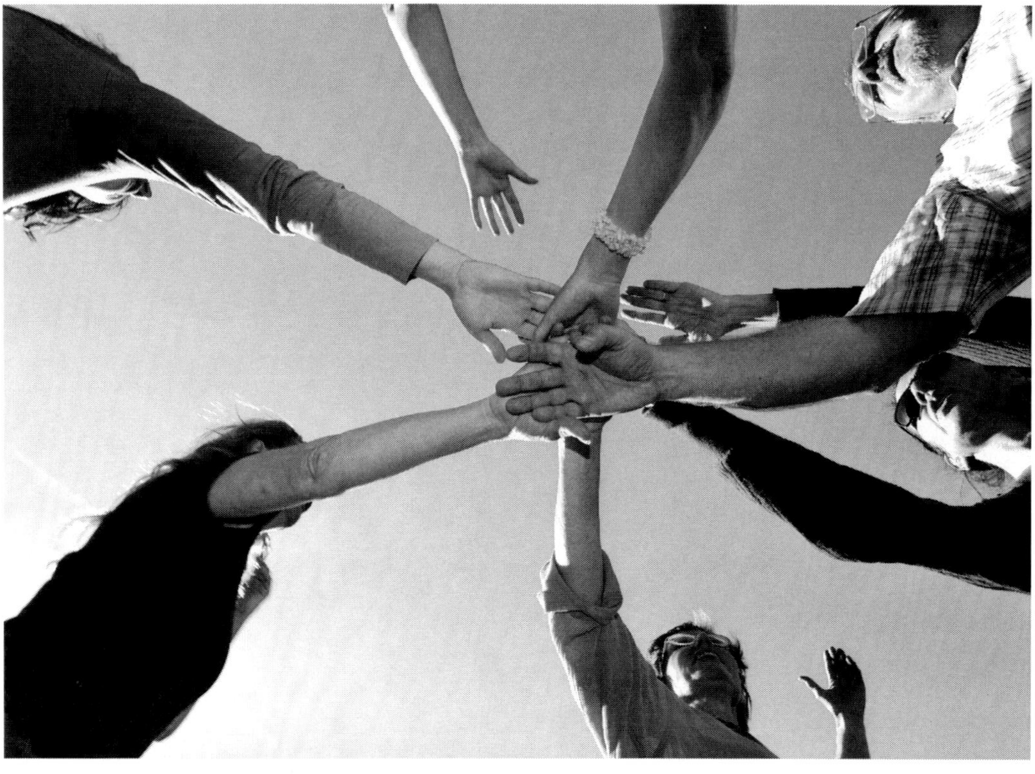

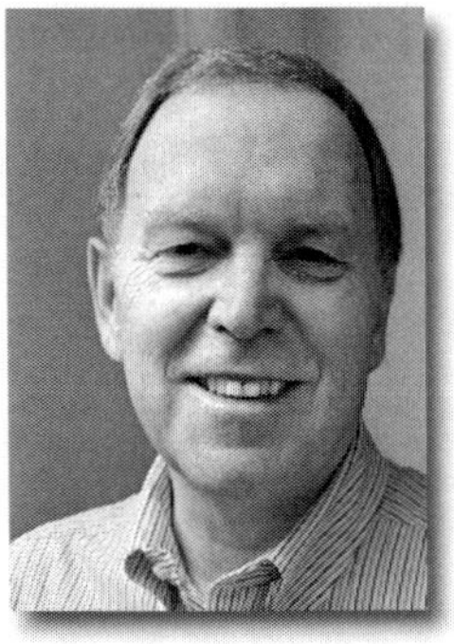

Dr. Ellis Huber

Vorsitzender Berufsverband Deutscher Präventologen e. V.

Lehrbeauftragter am Institut für Transkulturelle Gesundheitswissenschaften der Europauniversität VIADRINA in Frankfurt (Oder), 1980 bis 1981 Organisation der Gesundheitstage in Berlin und Hamburg, 1981 bis 1986 Gesundheitsstadtrat (AL, Die GRÜNEN) in Berlin Wilmersdorf und Kreuzberg, 1987 bis 1999 Präsident der Ärztekammer Berlin, 2001 bis 2005 Vorstand der Securvita BKK in Hamburg.

Gesundheit und soziale Entwicklung –

zur Perspektive eines singenden Gesundheitswesens

>>> von Dr. Ellis Huber

Ich träume von einem singenden Gesundheitswesen und Singende Krankenhäuser sind für mich Aufbruch-Signale in eine gesündere Zukunft. Die Leidenschaft meines beruflichen Engagements gilt seit dreißig Jahren dem Streben nach einem Gesundheitssystem, das für die Menschen da ist und ihre Gesundheit stärkt. Daher fühle ich mich hier, bei der 2. Internationalen Jahreskonferenz des Vereins der Singenden Krankenhäuser e.V. daheim und gut angenommen. Als Arzt, Gesundheitspolitiker und Krankenkassenvorstand kann ich ein Lied davon singen, wie das Gesundheitssystems unter den Irrnissen und Wirrnissen der Politik und den widerstreitenden Interessen der herrschenden Akteure krank geworden ist. Die Krise ist allerorten sichtbar und wird täglich von den Menschen erlitten, die in der gesundheitlichen Versorgung noch mit wachem Herzen und menschlicher Empathie dabei sind. Warum klingt es nicht froh und anheimelnd aus dem Gesundheitswesen heraus und warum klagen viele Ärzte, Pflegekräfte oder Gesundheitshelfer über die bestehenden Verhältnisse? Wie können wir nun das System so gestalten, dass es der Gesundheit des einzelnen Menschen und der gesamten Bevölkerung wirklich dient? Diese Fragen beschäftigen mich und daher beschreibe ich hier, woher unser Gesundheitswesen kommt, wo es gegenwärtig steht und wohin wir es entfalten müssen. Gesundheit wird aus meiner Sicht zur Schlüsselfrage für die gedeihliche Entwicklung unserer Gesellschaft. Es geht mir um die Perspektive einer „Gesunden Marktwirtschaft" als Weiterentwicklung der „Sozialen Marktwirtschaft", die vor fünfzig Jahren die gesellschaftliche Wohlfahrt in der Bundesrepublik Deutschland erfolgreich antrieb und den sozialen Frieden im Land stabilisierte.

Die Gründerzeit der modernen Medizin

Zu Beginn der industriellen Revolution und des Aufbruchs der Industriekultur im 19. Jahrhundert wurde auch Gesundheit zu einem zentralen Thema. Die Arbeiterbewegung ebenso wie sozial denkenden Unternehmer und Politiker erkämpften Gesundheit als gesellschaftliches Gut. *Rudolf Virchow* (1821-1902), einer der Gründerväter der naturwissenschaftlichen Medizin, sah die Medizin als „soziale Wissenschaft". Politik sei nichts weiter als Medizin im Großen: *„Wir betrachten die Krankheit nicht als etwas Persönliches und Besonderes, sondern nur als die Äußerung des Lebens unter veränderten Bedingungen (...). Jede Volkskrankheit, mag sie geistig oder körperlich sein, zeigt uns daher das Volksleben unter abnormen*

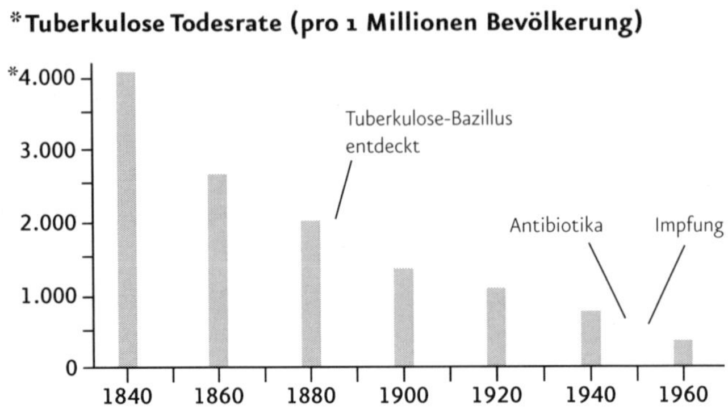

Die Todesrate an Tuberkulose in Europa waren bereits stark zurückgegangen, als Robert Koch den Tbc- Erreger entdeckte und die Krankheit war faktisch bedeutungslos, als Antibiotka und Schutzimpfung verfügbar waren. (McKeown, 1982)

Bedingungen, und es handelt sich für uns nur darum, diese Abnormität zu erkennen und den Staatsmännern zur Beseitigung anzuzeigen".–[1] Die erste Gesundheitsrevolution in der Geschichte des Gesundheitswesens setzte für die Gesellschaft gesundheitsdienliche Verhältnisse durch. Sie gestaltete Arbeit, Wohnen, Ernährungsbedingungen, Trink- und Abwasserversorgung gesundheitsgerecht und sanierte die öffentlichen Räume. Dies geschah im Einklang mit der Medizin und den Medizinern jener Zeit. *„Das Bakterium ist nichts, das Milieu ist alles."* Diese Erkenntnis formulierten damals wissenschaftliche Autoritäten wie *Robert Koch (1843 - 1910)* oder *Louis Pasteur (1822 - 1895)*. Die Infektionskrankheiten wurden nicht durch die Segnungen der Medizin, sondern durch die gesellschaftliche Entwicklung gesunder Lebensverhältnisse besiegt. *Max von Pettenkofer (1818 - 1901)* trank im Jahr 1892 öffentlich eine Flüssigkeit voller Cholerabazillen und blieb gesund.

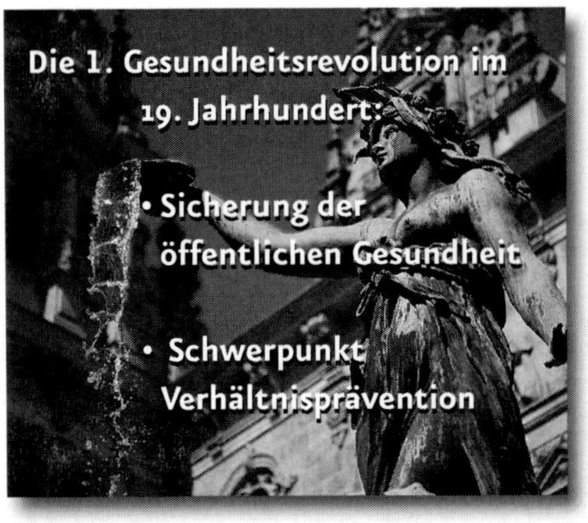
Die 1. Gesundheitsrevolution im 19. Jahrhundert:
• Sicherung der öffentlichen Gesundheit
• Schwerpunkt Verhältnisprävention

Virchow, Pettenkofer und Koch sorgten mit politischer und medizinischer Courage für „saubere Städte" und gesündere Lebensräume. Die letzte große Choleraepidemie wütete bis 1892 in Hamburg. Das verheerende Ausmaß dieser urbanen Heimsuchung war eine direkte Folge der schlechten Hygieneverhältnisse. Hamburg galt als besonders schmutzig und hygienisch vernachlässigt. Folgerichtig widmeten die Stadtväter nach dem Ende der Seuche den 1896 neu errichteten Rathausbrunnen nicht mehr dem

>>> Bildnachweis Hygieia-Brunnen: www.commons.wikimedia.org / von Daniel Schwen
_1 >>> www.europa-uni.de/de/forschung/institut/institut_intrag/forschung/Forschungsstelle_R_V/index.html

Handelsgott Merkur oder Asklepios, dem Gott der medizinischen Heilkunst, sondern Hygieia, der Göttin für Gesundheit. Sie steht für Reinheit, Sauberkeit, also Hygiene und ein gesundes Leben unter gesunden Bedingungen.

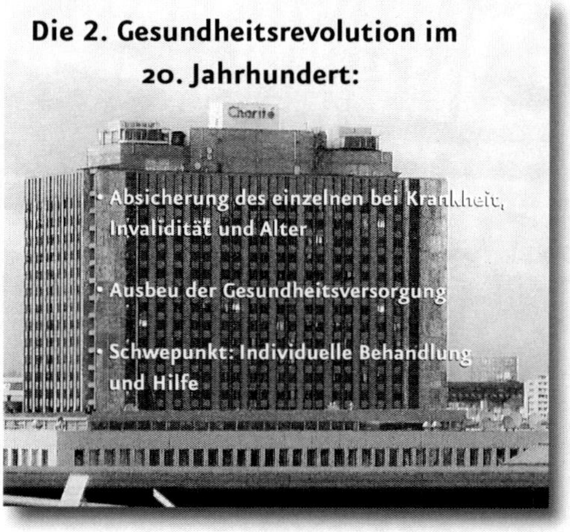
Die 2. Gesundheitsrevolution im 20. Jahrhundert:
Charité
• Absicherung des einzelnen bei Krankheit, Invalidität und Alter
• Ausbeu der Gesundheitsversorgung
• Schwepunkt: Individuelle Behandlung und Hilfe

Die gesundheitliche Lage der Weber in Oberschlesien hat den politischen Weg Rudolf Virchows geprägt. Das Weberlied von *Heinrich Heine* aus 1847 *„wir weben, wir weben“* steht für die Bedeutung des Arbeiterliedes, dessen Kultur und politische Wirkung der Gründer von *„Il canto del mondo e.V.“ Dr. Karl Adamek* dann 1981 mit einer seiner ersten Veröffentlichungen erneut bewusst machte. -[2] Singen stärkte schon immer das Selbstbewusstsein und das Selbstvertrauen der Menschen mit sozialer Benachteiligung und half, ihre politischen Interessen wirksam zu vertreten.

Die Gesundheitsrevolution im 19. Jahrhundert erreichte die Sicherstellung gesundheitsförderlicher Verhältnisse in den Lebenswelten der Bürgerinnen und Bürger. Sie war ganz klar ein soziales und weniger ein medizinisches Entwicklungsprojekt. Die Sicherstellung einer medizinischen Versorgung für die Bevölkerung erfolgte danach mit der zweiten Gesundheitsrevolution im 20. Jahrhundert und jetzt im 21. Jahrhundert steht wieder ein neuer Entwicklungssprung an: die Industriegesellschaft wandelt sich zur „Gesundheitsgesellschaft“ und neue Probleme verlangen nach neuen Lösungen. -[3]

Die Gesetzliche Krankenversicherung

Im Jahr 1881 verlas Reichskanzler *Otto von Bismarck* vor dem Deutschen Reichstag die Kaiserliche Botschaft mit der Aufforderung, gegen die Risiken von Krankheit, Alter und Arbeitsunfähigkeit wirksame Sozialversicherungen zu errichten. Die sozialistische Arbeiterbewegung mit ihrem Kampflied „Die Internationale“ hatte eine politische Antwort auf das Empowerment der unterdrückten Interessen bewirkt: *„Uns aus dem Elend zu erlösen, können wir nur selber tun!“*

Das Krankenversicherungsgesetz mit einer Versicherungspflicht für große Teile der Bevölkerung trat 1884 in Kraft. Seitdem gibt es die Gesetzliche Krankenversicherung (GKV). Bis dahin gab es nur einzelne Hilfsvereine zur Absicherung der Krankheitsrisiken von Kaufleuten und berufsspezifische Versorgungs-

---

\>>> Bildnachweis Charité (Berlin): www.commons.wikimedia.org /© Raimond Spekking

_2 Adamek, K. (1981): Lieder der Arbeiterbewegung, Büchergilde Guttenberg

_3 Kickbusch, I. (2006): Die Gesundheitsgesellschaft. Megatrends der Gesundheit und deren Konsequenzen für Politik und Gesellschaft, Gamburg, Verlag für Gesundheitsförderung

werke der Gilden und Zünfte. Die von Bismarck durchgesetzte soziale Krankenversicherung wurde zu einem Erfolgsmodell für die Bevölkerung in Deutschland.

Der gesellschaftliche Fortschritt durch die zweite Gesundheitsrevolution umfasste die Sicherstellung einer umfassenden Versorgung der Bevölkerung gegen die Krankheitsrisiken und den freien Zugang zur medizinischen Betreuung für alle Bürgerinnen und Bürger unabhängig von ihrem Einkommen und ihrer sozialen Lage. Der Ausbau der Gesetzlichen Krankenversicherung kultivierte Gemeinschaftlichkeit und sozialen Zusammenhalt und in ihren Sonntagsreden sprechen Gesundheitspolitiker wie Kassenchefs immer noch von der Solidargemeinschaft. Der historisch gewachsene Kernauftrag der Krankenkassen ist tatsächlich die Bildung von solidarischen Communitys, die Pflege des gesellschaftlichen Bindegewebes und der Nächstenliebe. Doch in den Zeiten eines geldgesteuerten Marktes und eines enthemmten Wettbewerbs um günstige Versicherungsrisiken, verschwindet diese ursprüngliche Zielsetzung der sozialen Krankenversorgung aus den Köpfen und Herzen der Führungskräfte im Gesundheitssystem.

Die Gesundheit wurde in der zweiten Gesundheitsrevolution immer mehr von der Medizin besetzt und als Leistung des medizinischen Fortschritts definiert. Gesundheitsschutz für die Menschen und der Ausbau der Gesundheitsversorgung geht daher mit der Erweiterung medizinischer Dienstleistungen einher und ist im öffentlichen Bewusstsein mit medizinischem Fortschritt verbunden. Durch individuelle Behandlung und mit Hilfe einer individualisierten Medizin sollen die allgemeinen Lebensrisiken bewältigt werden. Das historisch vorhandene Wissen von einer Medizin in sozialer Verantwortung und für die Durchsetzung gesundheitsförderlicher Lebensverhältnisse ging in den letzten hundert Jahren mehr und mehr verloren.

Der Arzt dient aber nach seinem beruflichen Ethos der Gesundheit des einzelnen Menschen und der gesamten Gesellschaft. Die Sorge um eine hinreichende Gesundheit des sozialen Bindegewebes gehört also auch zu seinem Auftrag und zu seiner Aufgabe. Die Medikalisierung von sozialen Problemen wie Einsamkeit, Stress oder von individuellen Handicaps durch Bildungsdefizite oder Altersgebrechen organisierte für den medizinisch-industriellen Komplex ständig wachsende Märkte mit immer weiter steigenden Gewinnerwartungen für die Profiteure im System und ausufernden Kosten für die Bevölkerung. Die Ärzteschaft vernachlässigt dabei ihre soziale Funktion und verdrängte beim Kampf um das knappe Geld die Herausforderung eines gesunden Miteinanders aller Menschen. Die Krankheiten der Gesellschaft sind aber individuell nicht mehr zu bewältigen, sie erfordern eine politische Medizin:

die Gesundheitsrevolution des 21. Jahrhunderts. Sie wird das Gesundheitspotential des einzelnen Menschen in seinen Lebenswelten entfalten.

Gesellschaftliche Umbruchssituation

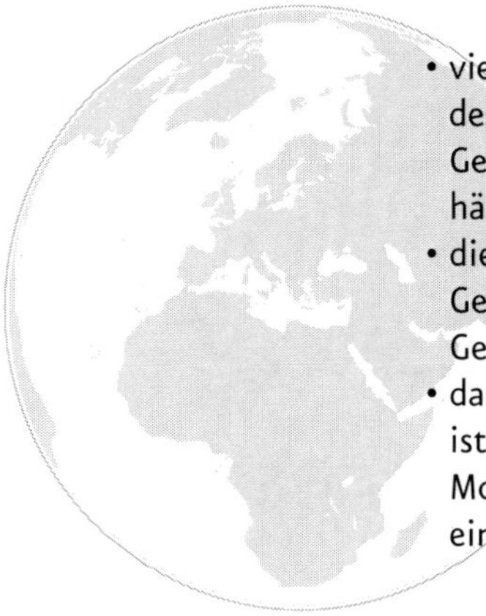

- viele der Lebens- und Arbeitsweisen, die sich am Ende des 20 Jahrhunderts herausgebildet haben, sind fur die Gesundheit des einzelnen und fur die der Gesellschaft häufig kontraproduktiv und machen krank
- die neue Gesundheitsverantwortung wird breit in der Gesellschaft eingefordert, von Staat, Wirtschaft und Gesellschaft
- das „Gesundheitssystem, so wie es heute organisiert ist, ist den neuen Aufgaben, die sich aus der zweiten Moderne ergeben, nicht gewachsen und es braucht eine neue Organisationsform fur Gesundheit.

Die Krankheiten der modernen Welt

Viele der Lebens- und Arbeitsweisen, die sich am Ende des 20 Jahrhunderts herausgebildet haben, sind für die Gesundheit des Einzelnen und für die der Gesellschaft insgesamt schädlich. Sie machen die Menschen krank und die Heilkünste der herrschenden Medizin geraten an ihre Grenzen. Die Globalisierung der Wirtschaft und die Individualisierung der Gesellschaft setzen das soziale Bindegewebe unter Spannung. Die Menschen leiden unter dem Verlust von mitmenschlicher Gegenseitigkeit und achtsamen Beziehungen.

Die jährlichen Gesundheitsberichte von AOK, TK, DAK oder den Betriebskrankenkassen zeigen deutlich, woran die Menschen in Deutschland wirklich kranken. -[4] Kontinuierlich wächst der Anteil der psychischen Störungen und der psychosomatischen Leiden. Zu den häufigsten Diagnosen gehören Depressionen, posttraumatische Belastungsstörungen und Verhaltensstörungen. Ängste und Angstkrankheiten nehmen ebenso dramatisch zu. Die psychosozialen Gebrechen dauern durchschnittlich auch länger als andere Erkrankungen. Ein hoher Blutdruck oder Rückenschmerzen sind mehr Symptom des gesellschaftlichen Drucks und sie haben wenig mit Organstörungen zu tun. Wahn, Psychosen, psychotische und dissoziative Störungen breiten sich ebenso aus wie das Aufmerksamkeitsdefizit-Syndrom (ADS) oder die vielfältigen ADHS-Varianten mit Hyperaktivität.

_4 www.bkk.de/arbeitgeber/bkk-gesundheitsreport/jahresbericht
www.tk.de/tk/broschueren-und-mehr/studien-und-auswertungen/gesundheitsreport-2012/449296
www.wido.de/fzreport.html

Muskel- und Skelettbeschwerden wie Rückenschmerzen oder Rheuma sind immer noch häufig, ebenso Grippe und Erkältungen oder Verletzungen und Vergiftungen durch Unfälle. Der Anteil dieser Erkrankungen nimmt aber seit Jahren ab. Von 1976 bis 2011 haben sich aber die seelischen Krankheiten verfünffacht. Burnout-Syndrome, im Amtsdeutsch „Probleme mit Bezug auf Schwierigkeiten bei der Lebensbewältigung“ sind in nur sieben Jahren um nahezu das Zwanzigfache gestiegen. Psychische Erkrankungen sind mittlerweile der häufigste Grund für ein unfreiwilliges vorzeitiges Ausscheiden aus dem Beruf. Im Jahr 2011 haben rund 41 Prozent der Empfänger von Erwerbsminderungsrenten als Grund Depressionen, Angst-Zustände oder andere psychische Erkrankungen geltend gemacht.

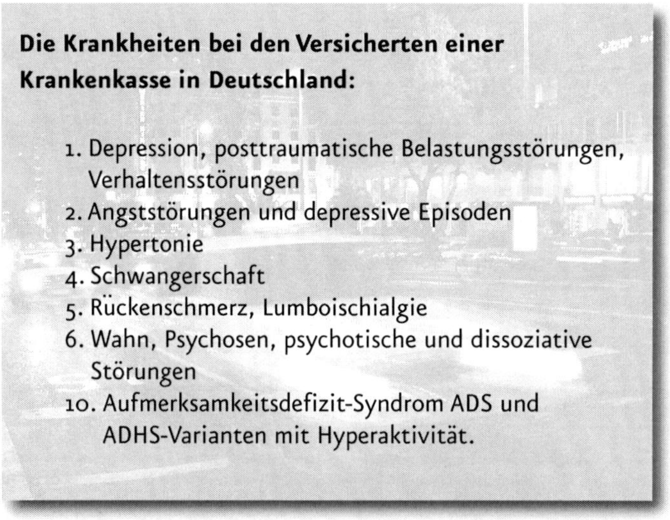

Die Krankheiten bei den Versicherten einer Krankenkasse in Deutschland:

1. Depression, posttraumatische Belastungsstörungen, Verhaltensstörungen
2. Angststörungen und depressive Episoden
3. Hypertonie
4. Schwangerschaft
5. Rückenschmerz, Lumboischialgie
6. Wahn, Psychosen, psychotische und dissoziative Störungen
10. Aufmerksamkeitsdefizit-Syndrom ADS und ADHS-Varianten mit Hyperaktivität.

Die Sterberaten durch Herzinfarkt liegen in Ostdeutschland etwa 20 Prozent über dem Durchschnitt, in Baden-Württemberg oder Hessen weit darunter. Männer am Bodensee bekommen viermal häufiger die Prostata entfernt als Männer im Kreis Lauenburg. Frauen in Erfurt verlieren durch Operation dreimal häufiger die Gebärmutter als Frauen in Heidelberg. Bei vielen Untersuchungen und Behandlungen zeiget ein Faktencheck zu Gesundheit regionale Unterschiede, die bis zum Achtfachen differieren: der Wohnort entscheidet mit darüber, wie oft Menschen untersucht werden, Medikamente bekommen oder eine Operationen erleben.–[5] Mehr Medizin ist nicht mehr identisch mit mehr Gesundheit. Das Gesundheitssystem, so wie es heute organisiert ist, ist den Aufgaben nicht gewachsen und es braucht eine neue Organisationsform für Gesundheit.

Zusammen mit den betroffenen Menschen geht es nun darum, die Selbstbewältigungskräfte zu stärken und die Resilienz (Widerstandsfähigkeit), das Gedeihen unter widrigen Verhältnissen zu ermögli-

>>> Bildnachweis: by_irisch_www.pixelio.de

_5 >>> *www.faktencheck-gesundheit.de*

chen. Die Ressourcen, die für einzelne Menschen und für soziale Gruppen aus dem Singen und der Musik geschöpft werden, erhalten ebenso wachsende Bedeutung wie somagogische Methoden, die das Erleben des Körpers mit seiner Wirkung auf die Organisation der Netzwerke im Gehirn nutzen: „*In der Musik bezeichnet Agogik das richtige Führen des Tones in der Zeit. In den Sozialwissenschaften ist Agogik ein Sammelbegriff für die Lehre des professionellen Leitens und Begleitens von Menschen. Er wird verwendet für alle professionellen Tätigkeiten, die mit Lernen und Lehren, mit dem Beeinflussen und Modifizieren des Verhaltens von Menschen zu tun haben.*" –[6] Singen und Musizieren ebenso wie die somagogischen Verfahren von Feldenkreis, Eutonie, Atemtherapie oder Yoga, Tai-Chi, Gigong und Meditation ermöglichen Lernvorgänge unter konzeptueller Einbeziehung von Körpererfahrung. In diesen Erlebniswelten und in der Kombination von Musik und Somagogik entstehen neue Kulturen des Gesundens und der Lebensfreude.

Die dritte Gesundheitsrevolution

Die Gesundheit ruft nach heilsamen Methoden, die Leib, Seele und Spiritualität integrieren und auch nach einer Heilkunst, die sich um die sozialen Verhältnisse kümmert und dafür sorgt, dass Menschen vor Armut und Ausgrenzung geschützt werden. Die neue Gesundheitsverantwortung wird inzwischen von den Menschen gegenüber Staat, Wirtschaft und Gesellschaft breit eingefordert. Die Menschen spüren, dass ihre Gesundheitsprobleme nicht mehr mit „medizinischem Fortschritt" oder biochemischen „Wunderwaffen", bewältigt werden. Sie misstrauen den Heilsversprechen der Hightech-Medizin und suchen nach Alternativen.

Die Krise der Finanzwirtschaft und der überschuldeten Staaten in Europa beeinträchtigt deutlich die Gesundheit der Menschen. Sie ist für Angst, Verzweiflung, Unsicherheiten oder andauernden Stress ebenso Ursache wie für die Insolvenz einzelner Unternehmen. Die heute vorherrschenden Krankheiten haben gesellschaftliche Wurzeln und der einzelne Mensch kann den sozialen Druck von Konkurrenz, Geldgier und rücksichtslosem Egoismus nicht mehr aushalten. Er antwortet mit seelischen und somatischen Beschwerden. Die kulturellen und sozialökologischen Verhältnisse sind eben entscheidend, ob Menschen fett oder depressiv, süchtig oder schmerzgebeutelt sind, sich falsch ernähren oder zu wenig bewegen und daraus resultiert die Notwendigkeit einer grundlegenden Neuorientierung der Gesundheitspolitik und der medizinischen Organisationen.

Die dritte Gesundheitsrevolution hat längst begonnen. Sie sucht neue Antworten auf die derzeit anstehenden gesundheitlichen Problemlagen und Risiken und sie respektiert die Leistungen der ersten beiden Revolutionen. Jetzt geht es aber um die Durchsetzung von psychosozialer Gesundheit und um

_6 Steinmüller, W. (2007): Körperbewusstheit für Musiker. Die Feldenkrais-Methode im Freiburger Präventionsmodell. projekt verlag, Bochum/Freiburg, pp 18-23,

eine aktive Politik der Gesundheitsförderung. Der Glaube an die Machbarkeit der Gesundheit durch medizinische Dienstleistungen wird von einem Wissen abgelöst, dass Gesundheit von den Menschen in ihren Lebenswelten selbst gestaltet wird. Gesundheit wird als Ressource für die gesellschaftliche Entwicklung verstanden und nicht mehr als Ergebnis medizinischer Fürsorge.

Ökonomen prognostizieren im Rahmen der langwelligen Entwicklungsprozesse der Wirtschaftssysteme (Kondratieff-Zyklen), dass „Psychosoziale Gesundheit" im sechsten Kondratieff so bedeutsam sei wie die Informationstechnologie im fünften. –[7] Die Dynamik der Gesundheitswirtschaft entscheidet also über die gesellschaftlichen Erfolge im globalen Wettbewerb. Das Thema Gesundheit wird die ökonomischen, politischen und sozialen Entwicklungen der Zukunft prägen. –[8]

„Der sechste Kondratieff wird seine Antriebsenergie aus dem Streben nach einer ganzheitlich verstandenen Gesundheit beziehen, in deren Zentrum, als Basisinovation, die Erschließung psychosozialer Potenziale stehen wird."

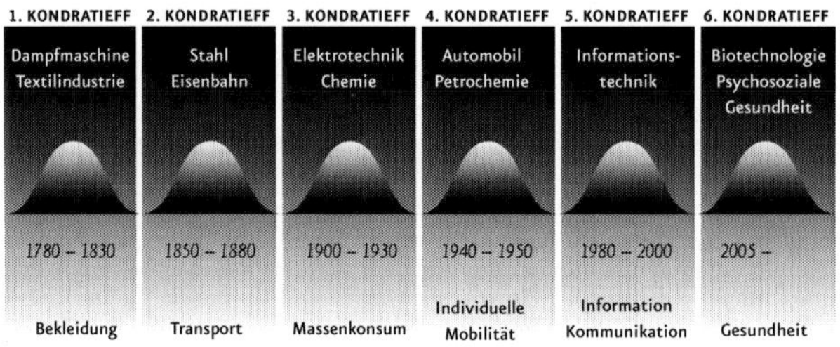

Und so stehen wir auch in Deutschland vor der Entscheidung: Wollen wir ein Gesundheitswesen, das dem Kapital mit seinen Interessen übereignet wird oder wollen wir ein Gesundheitswesen, das der Bevölkerung gehört und ihre Gesundheitsbedürfnisse erfüllt? Politik, Ärzte, Krankenhäuser, Krankenkassen und die Bürgerinnen und Bürger, die Organisationen der Zivilgesellschaft sind herausgefordert, den destruktiven Weg der Finanzwirtschaft zu verlassen und eine Gesundheitswirtschaft umzusetzen, die sozial verantwortlich handelt und die Knochenbrüche des einzelnen Menschen ebenso wirksam behandelt wie die Risse des sozialen Bindegewebes.

_7 Nefjodow, L. A. (2007) Der sechste Kondratieff, Rhein-Sieg Verlag, St. Augustin, 6. Auflage.
_8 Händeler, E. (2005) Die Geschichte der Zukunft, Brendow & Sohn Verlag, Moers, 5. Auflage

Die aggressiven und selbstsüchtigen Profitinteressen einer kapitalistischen Wirtschaft müssen, um der Gesundheit willen, durch ein Non-Profit-System der gesundheitlichen und sozialen Dienstleistung ausgeglichen werden, damit tatsächlich eine „Neue Mitte“ zwischen individuellem und sozialem Wohlbefinden entsteht. Sozialer Gewinn und nicht individueller Profit kennzeichnen das Produktionsziel eines sozialen Gesundheitssystems: Gesundheit für alle Bürgerinnen und Bürger zu möglichst günstigen Kosten. Dies erfordert nun eine Politik, die individuelle und soziale Gesundheit zugleich anstrebt und das Gesundheitssystem vom Terror der Ökonomie und der Bürokratie befreit.

Es geht im sechsten Kondratieff um psychosoziale Gesundheit, also um die Kunst des guten Miteinanders der Menschen in ihrer Gesellschaft. Die Gesundheitsressourcen der Menschen wirken als Produktivfaktor für das wirtschaftliche und gesellschaftliche Wachstum: Gesunde Marktwirtschaft strebt einen Ausgleich zwischen Kapitalinteressen und Gemeinwohl an. Eine Gesundheitswirtschaft in sozialer Verantwortung wird zum Schlüssel für die Zukunft der Gesellschaft. Sie muss die Wunden heilen, die ein entfesselter Kapitalismus schlägt und für das Gemeinwesen die inklusiven Kräfte so stärken, dass sie den Spaltungsdruck der Geldwirtschaft ausgleichen. Es geht dabei um Freiheit und soziale Verantwortlichkeit, Vertrauen und Beziehungsfähigkeit für die beteiligten Akteure oder um eine sozial integrierende, eben gesunde Marktwirtschaft.

Die Umsetzung einer neuen Medizin

Gesundheit, sagt schon *Thomas von Aquin*, ist weniger ein Zustand und mehr eine Haltung und sie gedeiht mit der Freude am Leben. Wissenschaft und Forschung verändern heute grundlegend unser Verständnis vom Leben. Die Maschinenbilder einer technischen Medizin werden durch das Wissen um miteinander kommunizierende Lebensnetze abgelöst. Nicht Räderwerke und biochemische Automaten sondern biologische Netzwerke und soziale Wechselwirkungen bestimmen unsere Lebenskräfte.

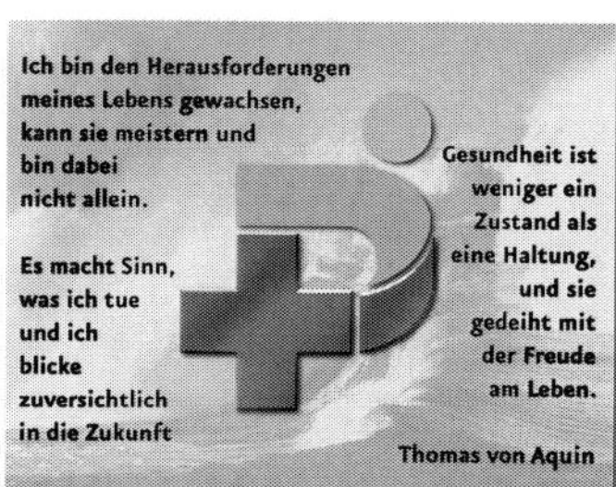

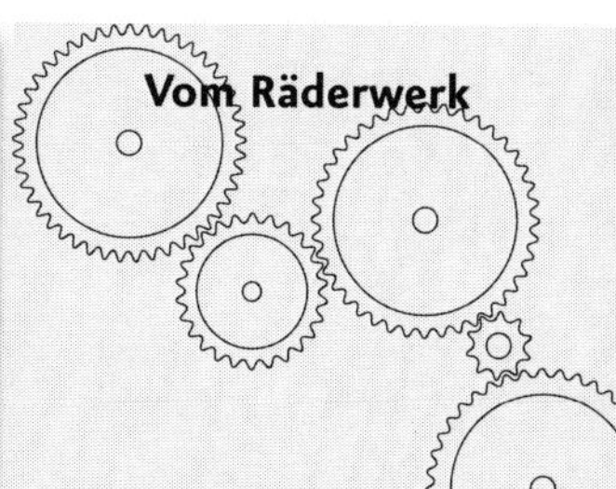

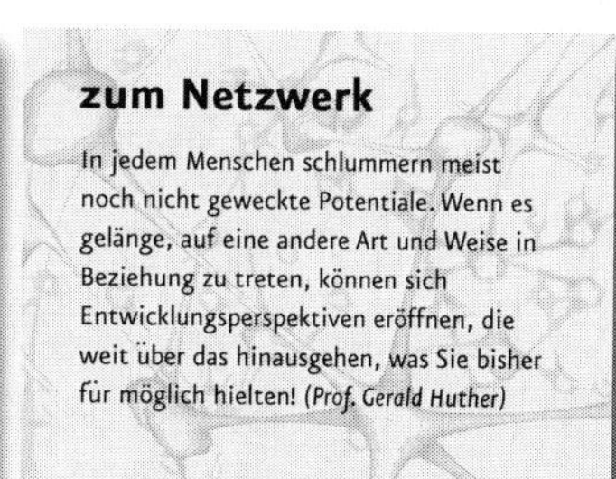

Heilkunst für den individuellen Menschen und das soziale Gefüge muss diese Erweiterung der naturwissenschaftlichen Medizin hin zu einer umfassenden Gesundheitsförderung anerkennen und umsetzen. Die allgemeinen Vorstellungen von Gesundheit und Krankheit ändern sich gegenwärtig tiefgreifend. Integrierte Medizin und Integrierte Versorgung sind die gesundheitsdienlichen Perspektiven eines neuen Systems. Die Wissenschaft belegt eindrücklich, wie Geborgenheit in sozialen Netzen als Gesundheitsquelle wirkt. Wer im Kreis von Freunden, Bekannten und Gleichgesinnten angenommen und beteiligt ist, lebt gesünder und länger. Die wirksamsten Arzneimittel der Informationsgesellschaft heißen also Bildung und Gemeinschaft: Liebe statt Valium oder Singen statt Klagen.

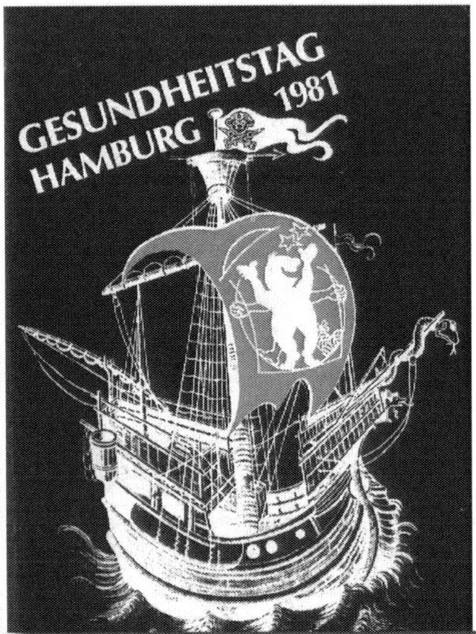

Wir weigern uns, Gesundheit als Ziel zu definieren, das von uns stellvertretend für das andere gesetzt wird.

Wir überwinden die Grenzen oder die Konkurrenz zwischen den Berufsgruppen und die Entfernung zwischen Experten und Laien. Wir lernen voneinander und helfen uns gegenseitig.

Solidarität und Mitmenschlichkeit sind nach dem Stand der wissenschaftlichen Erkenntnis starke Gesundheitsressourcen, die das Morbiditätsspektrum in der Bevölkerung maßgeblich prägen. *„Menschen, die sich als kompetent erfahren, die soziale Resonanz finden und die bei sozialen Entscheidungen mitwirken können, sind weniger krank. Umgekehrt steigen Erkrankungshäufigkeit und Sterblichkeit in der Bevölkerung deutlich an, wenn das gesellschaftliche Bindegewebe unter Spannung steht“* ***(J. E. Fischer)*** -[9]. Gesunde Medizin strebt daher nach Gemeinschaft und gesunden Gemeinden. Mehr Solidarität ist die wirkliche Herausforderung für Therapeuten wie Gesundheitspolitiker. Es dient unserer Gesundheit, wenn wir für eine solidarische Gesellschaft eintreten.

Diese Quintessenz der gesundheitswissenschaftlichen Erkenntnis wird auch die Praxis der Heilkunst in Deutschland neu ausrichten. Heilen, Pflegen und Helfen wird ganzheitlicher und gemeinschaftlicher

_9 Fischer, J. E. (2007): Gesundheitsstrategie: Gesund in Baden-Württemberg. Wissenschaftliche Stellungnahme im Auftrag des Ministeriums für Arbeit und Soziales Baden-Württemberg. Mannheimer Institut für Public Health der Universität Heidelberg. S. 32

erfolgen, unterschiedliche Professionen in Teams beschäftigen und individuelle wie soziale Probleme integriert lösen lernen. Eine solche Medizin benötigt Ärzte, Pflegewissenschaftler, Sozialarbeiter oder Pädagogen, die gleichberechtigt zusammenwirken und Bürger, die mit für gesunde Verhältnisse wie gesundes Verhalten eintreten, also ein neues Miteinander der Experten untereinander und zwischen Experten und Laien.

Das Singen bietet für Deutschland eine wirksame Schule der Solidarität. Zahlreiche Studien belegen: Singen macht gesund, baut Ängste ab, führt Menschen zusammen und bewirkt Glücksmomente für Leib und Seele. *„Auch gesundheitlich oder sozial benachteiligte Menschen profitieren vom Chorsingen. Das gemeinsame Singen kann Menschen aus sozialer Isolation heraus- und wieder auf die Bühne des Lebens zurückführen"*, schreibt der Musikwissenschaftler **Gunter Kreutz** in einem Beitrag für die Techniker Krankenkasse (TK). -[10] Obdachlose Männern bekommen in Singgruppen Auftrieb, ihre Lage zu bessern. Musik und Gesang verändert persönliche Schicksale, ermutigt zum Handeln und stärkt soziale Integration. Kranke oder körperbehinderte Menschen profitieren ebenso von Singgruppen wie depressive, einsame oder alte Bürgerinnen und Bürger.

Aufbrüche zu neuem Denken und Handeln

Vor über dreißig Jahren veränderten die sozialen Bewegungen die gesellschaftlichen Kulturen. Die GRÜNEN kamen, die TAZ entstand, die Friedensbewegung und ökologische Bürgerinitiativen meldeten sich laut und wirksam zu Wort. Die Psychiatriereform versuchte die Auflösung der Anstalten und die Frauenbewegung veränderte die Gynäkologie. Im Mai 1980 stellte der Gesundheitsladen Berlin e. V. den Ersten Deutschen Gesundheitstag gegen den gleichzeitig tagenden 83. Deutschen Ärztetag. Mit dieser Großveranstaltung formulierte die Gesundheitsbewegung eine programmatische Neuorientierung für das Gesundheitswesen. Die alternative Haltung der Ärzte und „Gesundheitsarbeiter" beschrieben wir 1981 zum **zweiten Deutschen Gesundheitstag** in Hamburg so: *„Wir weigern uns, Gesundheit als Ziel zu definieren, das von uns stellvertretend für andere gesetzt wird. Es gibt viele Arten von Gesundheit, wie Formen von Schönheit oder Glück; genauso gibt es viele Wege zur Gesundheit und verschiedene Formen des Widerstandes gegen deren Bedrohung. Wir finden unseren Weg in unserem Alltag: Wir überwinden die Grenzen oder die Konkurrenz zwischen den Berufsgruppen und die Entfernung zwischen Experten und Laien. Wir lernen voneinander und helfen uns gegenseitig."*

Der damalige Aufbruch kritischer und selbstkritischer Gesundheitsexperten erahnte schon eine Einsicht, die jetzt von der Neurobiologie und der Placeboforschung eindrücklich bestätigt wird. In Theorie und

---

_10 >>> www.tk.de/tk/musik-und-gesundheit/lesereihe-musik/gunter-kreutz/449242

Praxis der Medizin entstehen neue Leitbilder und Handlungskulturen. Zur Eröffnung des Hauptstadtkongresses 2011 in Berlin hielt der Neurobiologe **Gerald Hüther** den Eröffnungsvortrag.
Die Führungseliten der Gesundheitswirtschaft staunten über die neuen wie alten Erkenntnisse der Wissenschaft: Kein Gesundheitswesen der Welt könne darauf verzichten, dass die Menschen selbst Verantwortung für ihre Gesundheit übernehmen, so Hüther. Das ist Erkenntnis moderner Naturwissenschaft: *Ärzte heilen nicht, sie könnten allenfalls Bedingungen herstellen, die für die Selbstheilungskräfte förderlich sind. Ohne die Fähigkeit unseres Körpers, sich selbst zu reparieren, können Knochenbrüche nicht wieder zusammenwachsen, Schürfwunden nicht vernarben, Hirnschäden nicht kompensiert werden.*

Gerald Hüther beschreibt Bindung und Autonomie als menschliches Grundbedürfnis. Gefühle und mentale Einflüsse beeinflussen die Physiologie des Körpers real und messbar. Körperliche Erfahrungen wiederum verankern Haltungen im Gehirn. Das führt die naturwissenschaftliche Medizin zu einer neuen Sichtweise von Leib und Seele. Mit den Menschen und nicht für sie erreichen wir mehr Gesundheit. Die Beziehung heilt, und Vertrauen stärkt die gesunden Kräfte. Die Einsichten der Gesundheitsbewegung sind jetzt also auch im etablierten System angekommen. Die Gesundheitsbewegung erkannte vor dreißig Jahren Zusammenhänge, die Gerald Hüther heute als moderne wissenschaftliche Erkenntnis belegt. Das Gehirn ist ein Sozialorgan und individuelle Erfahrungen verfestigen sich dort als erworbene Haltungen, die sich durch neue Erfahrung verändern.

EIGENTLICH BRAUCHT JEDES KIND DREI DINGE:

Es braucht Aufgaben, an denen es wachsen kann
es braucht Vorbilder, an denen es sich orientieren kann
und es braucht Gemeinschaften, in denen es sich aufgehoben fühlt."

(Prof. Dr. Gerald Hüther)

Das Leben gestaltet den Leib und die Reparaturkünste der Medizin sind nicht wirksamer als die Bildungskünste von Meditation oder Naturerfahrung.

Auch diese Erkenntnis hat der Musikwissenschaftler Gunter Kreutz für die Techniker Krankenkasse zusammengefasst und das ist ein weiteres Zeichen von Aufbruch: „*Unser Wohlergehen wird von Mitmenschlichkeit, Bindung und Bindungsfähigkeit bestimmt. Viele Autoren stellen diesen Aspekt deshalb in den Mittelpunkt ihrer Forschung. Untersuchungen zeigen, dass Chorsingen Gefühle von Geborgenheit aufkommen lässt.*

Sängerinnen und Sänger erleben sich als Teil eines übergeordneten Ganzen. Solche Gefühle sind körperlich oft von einer erhöhten Ausschüttung des Hormons Oxytocin begleitet. Dieser hormonelle Effekt kann auch bei den Sängerinnen und Sängern nachgewiesen werden." –[11]

Gesundheitspolitik für eine nachhaltige Gesundheitsförderung

Die ***Weltgesundheitsorganisation (WHO)*** leitete bereits 1986 mit der Ottawa Charta zur Gesundheitsförderung eine stille Revolution ein: *„Gesundheit wird von Menschen in ihrer alltäglichen Umwelt geschaffen und gelebt: dort, wo sie spielen, lernen, arbeiten und lieben. Gesundheit entsteht dadurch, dass man sich um sich selbst und für andere sorgt, dass man in die Lage versetzt ist, selber Entscheidungen zu fällen und eine Kontrolle über die eigenen Lebensumstände auszuüben, sowie dadurch, dass die Gesellschaft, in der man lebt, Bedingungen herstellt, die all ihren Bürgern Gesundheit ermöglichen."* –[12]

Gesundheit ist daher in der aufbrechenden Gesundheitsgesellschaft weniger Aufgabe der Medizin und mehr Herausforderung für die Bürgerinnen und Bürger selbst, die sich für ihre Gesundheit stark machen, ihre eigene Gesundheitskompetenz trainieren und für gesundheitsförderliche Lebensbedingungen eintreten. Die Gesundheitspolitik der ***WHO*** sieht Gesundheit also Ressource für ein gelingendes Leben und nicht als Konsumgut oder käufliches Produkt. Die Gesundheitswirtschaft wird eindringlich auf ihre soziale Verantwortlichkeit hingewiesen.

„Gesundheitsförderung zielt auf einen Prozess, allen Menschen ein höheres Maß an Selbstbestimmung über ihre Gesundheit zu ermöglichen und sie damit zur Stärkung ihrer Gesundheit zu befähigen. Um ein umfassendes körperliches, seelisches und soziales Wohlbefinden zu erlangen, ist es notwendig, dass sowohl einzelne als auch Gruppen ihre Bedürfnisse befriedigen, ihre Wünsche und Hoffnungen wahrnehmen und verwirklichen sowie ihre Umwelt meistern, beziehungsweise verändern können. In diesem Sinne ist die Gesundheit als ein wesentlicher Bestandteil des alltäglichen Lebens zu verstehen und nicht als vorrangiges Lebensziel. Gesundheit steht für ein positives Konzept, das in gleicher Weise die Bedeutung sozialer und individueller Ressourcen für die Gesundheit betont wie die körperlichen Fähigkeiten."

Heilsame Strategien in den Gesundheitssystemen der Zukunft müssen also die Fähigkeiten der Menschen zum gesundheitlichen Selbstmanagement in ihren jeweiligen Lebenswelten bilden und für Geborgenheit in sozialen Bezügen sorgen: Das verändert grundlegend die Aufgaben und Rollen aller Heilkundigen und aller Gesundheitsdienste. Die Bürgerinnen und Bürger wollen an ihrer Gesundheitsversorgung beteiligt sein und nicht nur versorgt werden. Gesundheit wird gestärkt und auch alle

---

_11 >>> *www.tk.de/tk/musik-und-gesundheit/lesereihe-musik/gunter-kreutz/449242*

_12 WHO (1986) Ottawa Charta zur Gesundheitsförderung

Krankheiten werden besser bewältigt, wenn Menschen eine innere Haltung besitzen, die etwa so beschrieben werden kann: Ich bin den Herausforderungen meines Lebens gewachsen, kann sie meistern und bin dabei nicht allein. Es macht Sinn, was ich tue und ich blicke zuversichtlich in die Zukunft. In der Gruppe wird eine der stärksten Gesundheitskräfte erfahrbar: Menschen, die achtsam miteinander umgehen, zusammenhalten und Probleme gemeinsam lösen, sind gesünder und meistern ihr Leben leichter. Geborgenheit im Zusammensein mit Anderen wirkt heilsam.

Pathogenese (krankheitsbekämpfende Maßnahme) und Salutogenese (gesundheitsförderliche Maßnahme)

Das Gesundheitssystem und die Medizin der Industriegesellschaft kultivierten erfolgreich die Möglichkeiten einer pathogenetischen Sicht auf die Gesundheitsprobleme der Menschen. Krankheit wird als Abweichung von der Regel verstanden, als Störung, die mit einem breiten Arsenal von Reparatureingriffen bekämpft wird. Das Gesundheitssystem erscheint als weit verzweigtes und für den einzelnen nicht mehr durchschaubares Räderwerk einer hoch differenzierten Reparaturindustrie für körperliche, seelische oder soziale Schäden. Die bisherige Gesundheitspolitik will diese komplexe Maschinerie beherrschen und das Getriebe funktional steuern.

Die salutogenetische Perspektive fragt nach den gesunden Potenzialen des einzelnen Menschen. Krankheit wird als Handicap verstanden, als Beeinträchtigung des Lebens, die mit helfender Intervention bewältigt werden muss. Das Gesundheitssystem gilt nun als sozialer Organismus, in dem alle beteiligten Akteure sinnvoll miteinander kooperieren und im gemeinsamen Interesse handeln müssen. Die Gesundheitspolitik muss die Regeln des Zusammenspiels so formulieren, dass kranke Menschen mit angemessener und preisgünstiger Hilfe ihr Problem bewältigen und möglichst selbstständig ihr Leben meistern können. Die Menschen sehnen sich nach Sinn und Gemeinschaft weil sie spüren, dass dies ihre Gesundheit stärkt.

Ein zukunftsfähiges Gesundheitssystem muss mit gleicher Anstrengung gegen Krankheiten vorgehen und für Gesundheit sorgen. Die krankheitszentrierten Interventionsstrategien der Industriekultur werden mit den gesundheitsorientierten Entwicklungsprozessen des Informationszeitalters so verknüpft, dass beide Wege als gleich wichtig gelten und auch gleichberechtigt genutzt werden. In Theorie und Praxis von Medizin und Pflege wird nun ein radikal neues Konzept realisiert, das gesundheitsförderliche (salutogene) und krankheitsbekämpfende (pathogene) Maßnahmen umfasst. Die wissenschaftliche Auftrennung von Körper und Seele oder von Mensch und Umwelt, wie sie für das naturwissenschaftliche Verständnis der Medizin im 19. und 20. Jahrhundert typisch war, macht einem Denken Platz, in dem das menschliche Leben als hochgradig vernetzte Systemwelt begriffen wird. Die Pädagogin und Gestalterin der Eutonie, ***Gerda Alexander***, drückt dies so aus: Eine eindeutige Scheidung in „rein geistig" und „nur körperlich" könne es nicht mehr geben. *„Darum gilt es, das den Körper bis in seine innersten Teile durchwirkende Geistige, welches das persönliche und kollektive Unbewusste und zudem alle Stufen vergangener und künftiger Schöpfungsevolutionen mit einschließt, in das Offenbare des Bewusstseins zu heben"*_[13].

Die Gesellschaft beeinflusst die Gesundheit der Bürger durch die von ihr erzeugten Risiken und durch die von ihr bereitgestellten Gesundheitspotenziale. Mensch und Umwelt, Körper und Seele, Individuum und soziales Gefüge sind durch kontinuierliche Wechselwirkungen miteinander verknüpft. Kränkende und heilende Faktoren wirken gleichermaßen auf das Individuum ein und dieses prägt mit seinem Verhalten auch die sozialen Verhältnisse.

Ziele und Strategien der Praktischen Gesundheitsförderung

Sozial verantwortliche Medizin und Pflege sollten den einzelnen Menschen befähigen, möglichst selbstbestimmt und selbstverantwortlich mit seiner Lage fertig zu werden. Gesundheit heißt Autonomie für die betroffene Person: Autonomie trotz eines körperlichen, seelischen oder sozialen Handicaps. Autonomie ist also das „Produktionsziel" einer sozial verantwortlichen Heilkunst. Eine Politik, die inklusive statt exklusive Kräfte in der Gesellschaft stärken will, muss dafür sorgen, dass eine solche Heilkunst leicht und frei praktiziert werden kann. Und dann wird auch das miteinander Singen und die Gestaltung von heilsamen Beziehungen in Singgruppen ganz selbstverständlich zur Kultur des Heilens und zur Leistung des Gesundheitssystems gehören. Soziale Fertigkeiten oder emotionale Intelligenz prägen die individuelle Gesundheitskompetenz und die steht in Wechselwirkung mit der jeweiligen Lebenswelt. Die Gesundheit der Bürgerinnen und Bürger wird nach den Erkenntnissen der gesundheitswissenschaftlichen Forschung vor allem durch folgende Faktoren gefördert:

- ein stabiles Selbstwertgefühl und eine gute (Aus)Bildung
- ein positives und aktives Verhältnis zum eigenen Körper
- die Fähigkeit zu Freundschaft, sozialen Beziehungen und die Integration in eine soziale Gemeinde
- eine intakte Umwelt und gesundheitsdienliche ökologische Verhältnisse
- eine sinnvolle Arbeit und gute Arbeitsbedingungen oder
- eine lebenswerte Gegenwart und die Zuversicht auf eine lebenswerte Zukunft.

_13 Alexander, Gerda (1976) Eutonie – Ein Weg der körperlichen Selbsterfahrung, Kösel Verlag, 9. Auflage 1999, S. 58

Gesundheitsförderung integriert körperliche, seelische, geistige, soziale, ökologische und spirituelle Aspekte. Gesundheitliche Dienstleistungen müssen daher von der sozialen und kommunalen Gemeinde her neu gedacht und lokal organisiert werden. Denn dort sind die psychosozialen Potentiale verwurzelt und begründet. Psychosoziale Gesundheit beschreibt, wie Menschen gut miteinander zusammen leben und für sich eine Heimat finden. Die lokalen Lebensräume, die Städte und Dörfer müssen also psychosoziale Gesundheit fördern und die dafür notwendige Gesundheitswirtschaft ausbauen helfen. Überall: In der Pädagogik, der Sozialarbeit, der Entwicklungsförderung oder auch im Management der Wirtschaft hat sich in diesem Kontext der Begriff der Ressourcenorientierung eingebürgert. Moderne Managementschulen orientieren ebenso auf optimale Ressourcennutzung wie die Konzepte zum persönlichen Selbstmanagement. Handlungskompetenz in gesundheitlichen Fragen wird dann im Begriff der Gesundheitskompetenz zusammengefasst.

„Gesundheitskompetenz ist die Fähigkeit im täglichen Leben Entscheidungen zu treffen, die sich positiv auf die Gesundheit auswirken: Zuhause, in der kommunalen Gemeinschaft, am Arbeitsplatz, im System der medizinischen Versorgung, beim Einkaufen und im politischen Umfeld. Den Menschen ein höheres Maß an Einfluss über ihre Gesundheit zu ermöglichen sowie ihre Fähigkeit hierfür die richtigen Informationen aus zuwählen und mehr Verantwortung für ihre Gesundheit zu übernehmen, sind entscheidende Empowermentstrategien“
(Ilona Kickbusch et. al.) -[14].

AUF DEM WEG IN DIE ZUKUNFT:

„Gesundheit wird von Menschen in ihrer alltäglichen Umwelt geschaffen und gelebt: dort, wo sie spielen, lernen, arbeiten und lieben. Gesundheit entsteht dadurch, dass man sich um sich selbst und andere sorgt, dass man in die Lage versetzt ist, selber Entscheidungen zu fällen und eine Kontrolle über die eigenen Lebensumstände auszuüben sowie dadurch, dass die Gesellschaft, in der man lebt, Bedingungen herstellt, die all ihren Bürgern Gesundheit ermöglicht.“ ***(Ottawa Charta zur Gesundheitsförderung, 1986*** -[15]***)***

Somatopsychische Lernprozesse in Singgruppen sind eine zentrale Quelle solcher Gesundheitskompetenz. Bildung, soziale Teilhabe und Gemeinschaft stärken die Gesundheit und auch dabei sind Singgruppen ein Medium, das wirksam und nachhaltig gesundheitsförderliche Kräfte entfaltet.

_14 Ilona Kickbusch, Suzanne Wait, Daniela Maag (2005) Gesundheit navigieren, die Rolle der Gesundheitskompetenz, Bericht der Alliance for Health and the Future, International Longevity Centre-UK

_15 >>> `www.infoline-gesundheitsfoederung.de/ca/j/hfj` mit Quellenangabe: P. Franzkowiak, Peter Sabo (HG), Mainz 1993

Singende Kirchen oder die Bedeutung der Kathedralen

Wir sind in ein neues Jahrtausend aufgebrochen. Vor tausend Jahren begann diese Zeit mit großen Katastrophen, Feuersbrünsten, Hungersnöten und Epidemien. In der Bevölkerung von Europa kursierten ähnliche Ängste wie heute: Angst davor, was die Zukunft bringt. Fundamentalisten traten auf und Raubritter verbreiteten Terror und Gewalt. Kirche und Staat zeigten sich verunsichert und zerbrechlich. Und dann kam die Zeit der Kathedralen.

*„Damals wie jederzeit gab es Menschen, die der Bau einer Kathedrale gleichgültig ließ: Puritaner missbilligten die verschwenderische Ausschmückung, Ketzer wollten nichts von Kirchen wissen. Dennoch waren Kirchen und Kathedralen in besonderer Weise Schöpfungen der Städte, die sie schmückten, der Gemeinden, deren Mittelpunkt sie bildeten, der Gesellschaft, deren Gemeinschaftshaus sie waren: eine erstaunliche Zusammenballung von Kräften in einer Welt, in der noch alle Länder Entwicklungsländer waren. (...) Die Kirchen und Kathedralen wurden gebaut, um allen Gesellschaftsschichten ein gemeinschaftliches Heim zu schaffen." **(Christopher Brooke)** –*[16]

Die Kathedralen und Kirchen des Mittelalters bildeten als sozialer Treffpunkt das Zentrum des dörflichen oder städtischen Lebens, in dem sich die unterschiedlichsten politischen, sozialen und geistlichen Funktionen bündelten. Die mittelalterliche Kathedrale war also nicht nur ein Ort der Andacht. In ihren Mauern spazierten die Leute, sie plauderten miteinander, Liebespaare trafen sich, man schlief und aß in der Kirche und hielt Gemeindeversammlungen ab. Die Kathedrale war Schauplatz von Rechtshändeln, Disputationen, Examensfeiern, Theateraufführungen und allen möglichen Geschäften. Das Langhaus der Kathedrale war religiöser und gesellschaftlicher Treffpunkt der Stadt. Die Kirche bot Musik und Gesang, war Herberge und Marktplatz, Festung und Zufluchtsort für die Bevölkerung und wurde als Bildungs- und Kultureinrichtung genutzt.

Die Gotteshäuser funktionierten als gesellschaftliches Zentrum, wo politische Macht und religiöse Orientierung, Staat und Kirche, aber auch die Bürgerschaft und die Wirtschaft, arme und reiche, alte und junge Menschen zusammenkamen, um über ihre öffentlichen Angelegenheiten zu verhandeln. Die Kathedrale gab der Sozialen Gemeinde Identität und Sinn und gemahnte alle dazu, den kollektiven Zusammenhalt des Gemeinwesens über die individuellen Interessen des Einzelnen zu stellen. Ein paar hundert Jahre genügten, um Europa mit großen Kirchen zu übersähen, in Frankreich entstanden 80 Kathedralen und 500 andere monumentale Kirchenbauten. Die Namen vieler Städte lösen sofort die

_16 Brooke, Christopher: Die Kathedrale in der mittelalterlichen Gesellschaft. In: Swaan, W. (1996) Die großen Kathedralen; Verlag DuMond, Köln, S. 19ff

Erinnerung an das Bild ihrer Kathedralen aus: Albi, Amiens, Bourges, Canterbury, Chartres, Florenz, Mailand, Palma, Paris, Reims, Regensburg, Rouen, Salysbury, Sevilla, Siena, Straßburg, Ulm, Wien, York oder Köln. Die Kraft des Kathedralenbaus bündelte die Kreativität und Schaffenskraft vieler Bevölkerungskreise und ganzer Generationen über Jahrhunderte hinweg. Die Menschen hatten ein gemeinsames Ziel und Anliegen, das sie miteinander verband und das außerhalb der individuellen Interessen lag.

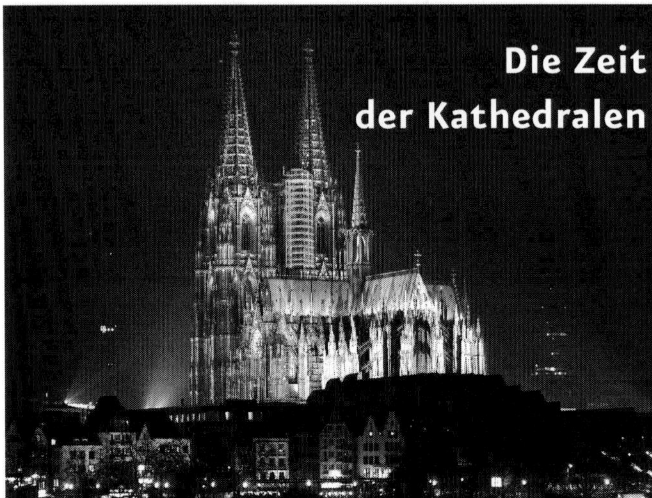

Der Kölner Dom wurde im Jahr 1248 begonnen und erst 1880 vollendet. Seine endgültige Fertigstellung nach einem jahrhundertealten Baustopp mobilisierte im neunzehnten Jahrhundert eine nationale Dombaubewegung. Heinrich Heine rief zu Spenden auf und Dr. Karl Marx, damals noch Chefredakteur der Rheinischen Zeitung, machte zum Festtag eine Sondernummer. Kölns ehemaliger Oberbürgermeister Konrad Adenauer hat die Doppelturmfassade der Kathedrale als Schwurhand gepriesen und der Kölner ***Willy Millowitsch*** sagt: *„Der Dom ist mein Leben"*. -[17] Die letzte Kathedrale also, die fertig gestellt wurde, war der Kölner Dom als Nationalsymbol zu einer Zeit, als die Industriegesellschaft ihren Siegeszug längst begonnen hatte.

Kirchenmusik und der Gesang in der Kirche lieferten wesentliche Beiträge zum kulturellen und sozialen Leben der Bürgerschaft und der Gemeinden. Das ist bis heute so geblieben: ***„Singende Kirche"*** lautet der Titel einer Fachzeitschrift für Kirchenmusik in Österreich. Der Kirchenmusiker ***Stefan Küchler*** aus dem Evangelischen Dekanat Groß-Gerau sagt 2012 in einem Vortrag zum Thema „Singende Kirche": *„Musik macht klug, sozial kompetent, teamfähig, sensibel, empathiefähig, flexibel, regt an, schafft Struktur, bildet Gemeinschaft ebenso wie den Einzelnen, schafft Persönlichkeit und Ausdrucksfähigkeit, lässt Freund-*

>>> Bildnachweis: Kölner Dom www.commons.wikimedia.org / Robert Breuer

_17 Arno Orzessek: Die Türme zum Schwur erhoben, Süddeutsche Zeitung, SZ am Wochenende, Nr. 186, 14. August 1998

schaften wachsen, wirkt völkerverbindend, vermittelt Inhalte, vermittelt Wohlgefühl, tröstet, heilt, formt Rituale, lehrt das Hinhören, die Liste ließe sich weiter fortsetzen. Vor allem aber: Musik macht Spaß!" –18

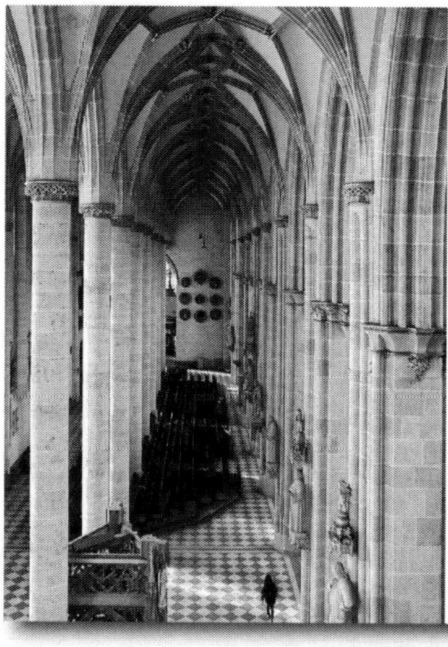

Die Kathedrale war Mittelpunkt der Community Sie gab den Menschen ein sinnstiftendes Objekt außerhalb des individuellen Egoismus, sie vereinigte die Gesellschaft.

Singendes Gesundheitswesen

Die Universitäten, die Rathäuser, die Bahnhöfe, die Kernkraftwerke oder die Einkaufszentren konnten nie den Platz erobern und die Bedeutung erlangen, den die Kathedralen darstellten: ein sinnstiftendes Objekt für das Gemeinsame und die Mitte der Gemeinde. Heute spürt die säkularisierte Gesellschaft ein Vakuum an gemeinschaftlicher Sinnfindung. Individueller Egoismus, Geldgier und gegenseitiges Misstrauen machen den gesellschaftlichen Organismus krank. Die Arbeit mit notleidenden Patienten und die Sorge für kranke Mitmenschen führen uns zum Kern der menschlichen Gemeinschaft. Der Kranke erlebt am eigenen Leib, dass er auf die Anderen angewiesen ist und allein verloren geht. Im Gesundheitssystem fühlt jeder, dass wir Menschen ein soziales Zuhause und gesellschaftliche Geborgenheit brauchen. In einem Jubiläumsfilm über die 300jährige Tradition der Berliner Charité wird dies mit typischem Werbepathos so und durchaus richtig formuliert: „Die Charité ist stolz auf ihre Elite. Sie ist einer der wenigen Orte unserer Gesellschaft, an denen sich die Spitzenkräfte aus Forschung, Medizin und Wissenschaft auf die Nöte, Schmerzen, Lebensumstände und Bedürfnisse aller einlassen, auch die der Armen und Hilflosen. Die Charité, das ist das Herz einer sozialen Stadt fürsorglich, wissenschaftlich und unternehmerisch, das ist die Mission der Charité, Universitätsmedizin Berlin." –19
Ein Herz durchblutet und transportiert Leben in den Organismus, es nimmt nicht ein, es gibt aus.

>>> Bildnachweis: Ulmer Münster www.commons.wikimedia.org / by Aristeas (Roman Eisele)
_18 Küchler Stefan (2012) Singende Kirche, Vortrag bei der Dekanatssynode Groß-Gerau, 29.3.2012
>>> www.gross-gerau-evangelisch.de
_19 >>> www.youtube.com/watch?feature=player_detailpage&v=ovqIq0pQcVI

In diesem Sinne sind also Krankenhäuser das Herz ihrer sozialen Gemeinde: Sie führen die Menschen zusammen, pflegen das gesellschaftliche Bindegewebe und durchbluten den sozialen Organismus. Das Gesundheitssystem in dieser Vision übernimmt die gesellschaftliche Funktion der mittelalterlichen Kathedrale in neuer Gestalt und ergänzt die Häuser zur Ehre Gottes mit Häusern oder besser gesellschaftlichen Räumen für die Würde des Menschen. Krankheit, Hinfälligkeit und Tod stellen die elementare Gefährdung des einzelnen Menschen dar, die ihm seine Bezogenheit auf die Mitmenschen sinnlich vermitteln. Daher besitzt das soziale und solidarische Gesundheitswesen in der Bevölkerung so viel Zuspruch. Menschlichkeit im Umgang mit Gesundheit und Krankheit und ein sozial gerechtes Gesundheitssystem führen die Gesellschaft zusammen und schützen die Gesundheit des Gemeinwesens.

Es spricht vieles dafür, dass Krankenhäuser und Gesundheitszentren zu Netzwerken werden, in dem Laien und Experten zusammenwirken, wo kreative Kräfte gesammelt werden, die dem Sozialen dienen und die Gefühle des Gemeinsamen ausdrücken können. Das sozial gestaltete Gesundheitssystem schenkt den Menschen den öffentlichen Ort, an dem die Belange des gesellschaftlichen Wohlbefindens besprochen werden. Es bündelt als öffentlicher Treffpunkt die sozialen Kräfte so, dass die Menschen Sinn und Gemeinschaft erfahren. Ein solches Gesundheitssystem wird dafür sorgen, dass die Menschen gut auf die Welt kommen, ihr Leben dort möglichst lange autonom gestalten können und dann in Würde diese Welt auch wieder verlassen dürfen.

Das Gesundheitssystem ist das Fundament, eine zentrale Infrastruktur für die Zivilgesellschaft von Morgen. Das Gesundheitswesen stellt die Straßen für die gesellschaftliche Wohlfahrt bereit, wenn es individuelle und gesellschaftliche Gesundheit gleichermaßen verfolgt: es wird dann ein Singendes System sein.

Der Kapitalismus
bundelt die selbstsuchtigen Energien der Menschen. Er braucht ein gesellschaftliches Gegengewicht, das die mitmenschlichen Kräfte entfaltet.

Das Gesundheitswesen
muss in seinen Räumen die Würde des Menschen kultivieren.
Sein Ziel ist: Mitmenschlichkeit und Charity

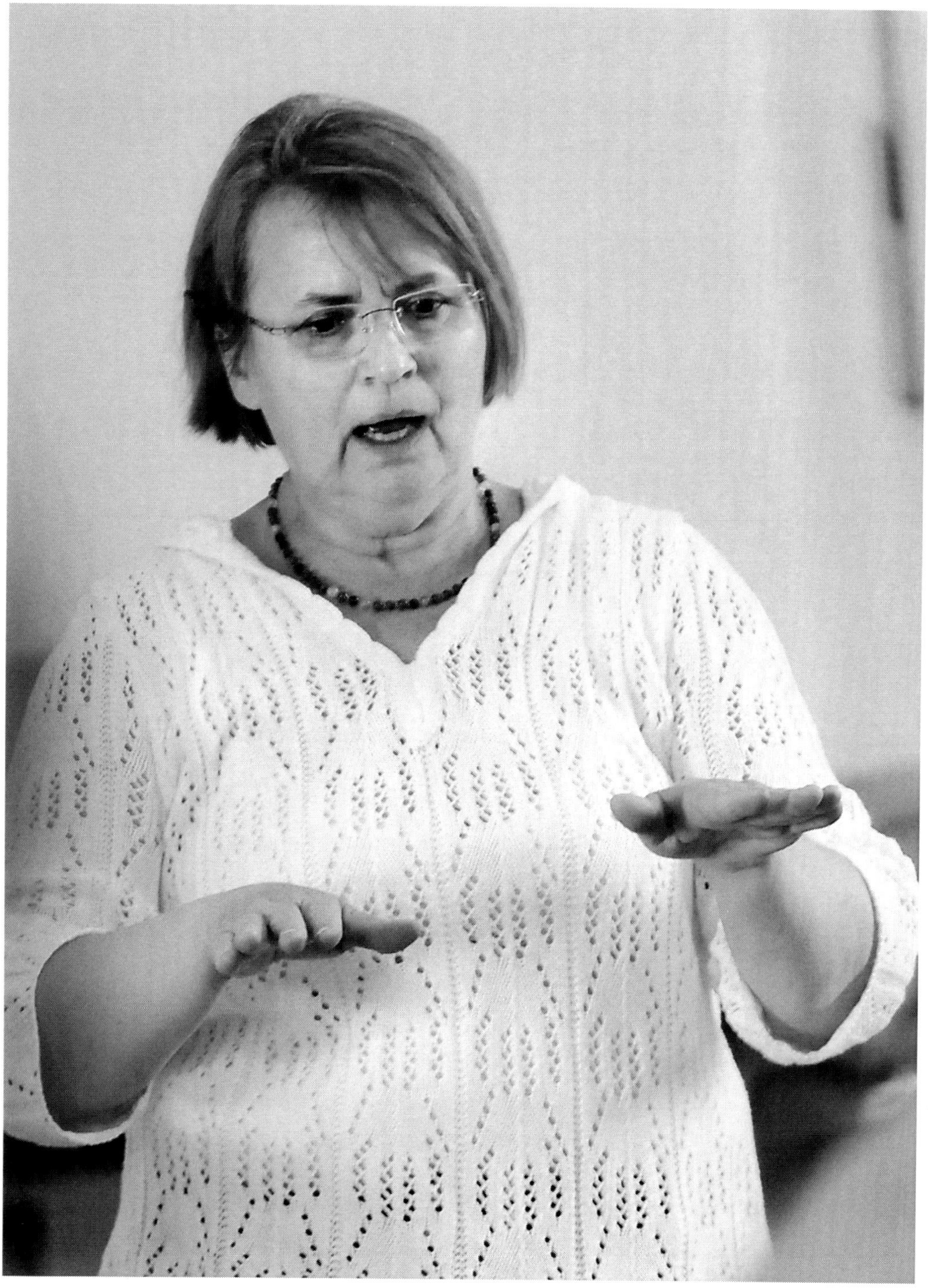

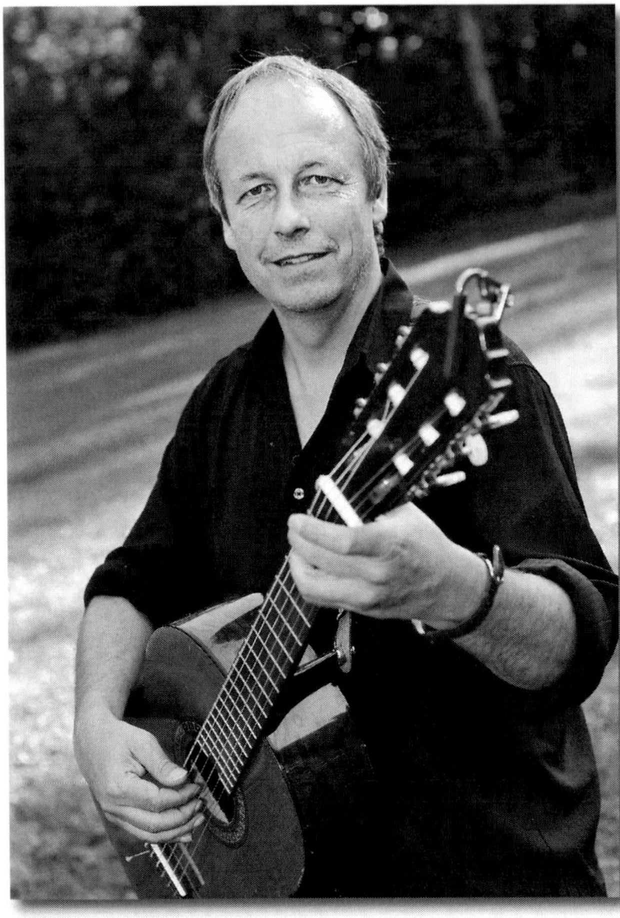

Wolfgang Bossinger

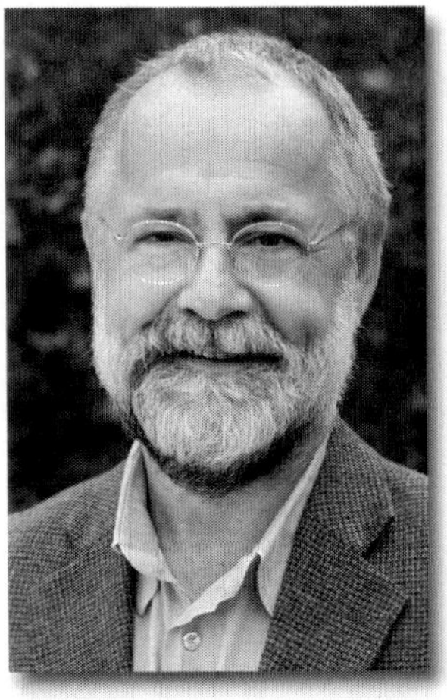

Dr. Sebastian Stierl

Dr. med. Sebastian Stierl, Arzt für Psychiatrie und Psychotherapie, Arzt für Psychosomatische Medizin, Ärztlicher Direktor der Psychiatrischen Klinik Lüneburg legt besonderen Wert auf die Integration von Sozialpsychiatrie und Psychotherapie. Auf diesem Hintergrund ist ihm die Integration der Musiktherapie in den Alltag einer Versorgungsklinik als eine Möglichkeit des non-verbalen Zugangs gerade für schwer psychisch Kranke ein Anliegen. In einer großen Familie mit viel Musik aufgewachsen und bis heute aktiv Cello spielend, gehört das Singen mit Patienten seit über 20 Jahren zu den festen Ritualen des Wochenausklangs am Freitagnachmittag.

„Männer brauchen Texte und eine Gitarre“

Interview mit dem Ärztlichen Direktor Dr. Sebastian Stierl

>>> *von Wolfgang Bossinger*

Herr Dr. Stierl, Sie unterscheiden sich von vielen anderen Ärztlichen Direktoren anderer Kliniken dadurch, dass Sie selbst seit Jahren aktiv mit Ihren Patienten singen und gesungen haben. Wie sind Sie dazu gekommen, dem Singen eine solche Bedeutung beizumessen?

Angefangen hat es bei mir zu Beginn der 80er Jahre als junger Assistenzarzt in einem Landeskrankenhaus. Da hatte man – neben der Arbeit auf der Akutstation – noch ein bis zwei sogenannte Langzeitstationen zu betreuen. Die Atmosphäre in der „Geschlossenen Frauenhauptunruhe“, die ich abbekam, war furchtbar, geprägt von Hoffnungslosigkeit und Langeweile. Es war die schiere Ratlosigkeit, die mich im engen Rahmen der Möglichkeiten schließlich auf das Singen brachte. Es ging um gemeinsames Tun. Therapie bestand damals vorrangig im Bemühen um Normalität auf den Stationen. Für Gespräche waren die Patientinnen zu krank – und ich zu unerfahren. Mit dem Singen haben es mir die Frauen leicht gemacht: die kannten die Texte oft auswendig und einige hatten offenbar früher viel gesungen. Vor allem die Älteren übernahmen eine Rolle als „Lehrerinnen“.
Als ich später auf eine Männerstation wechselte, war ich enttäuscht, dass das Rezept „Singen“ hier nicht funktionierte. Ein Krankenpfleger hat mir dann gezeigt, wie es geht. Männer brauchen Texte und eine Gitarre zur Unterstützung! Und dann ging es auch hier. Seine Textkladde diente mir noch in Lüneburg zum Einstieg. Hier habe ich dann erlebt, dass das Singen nicht nur im Sinne der „Aktivierung gesunder Anteile“ eine Bedeutung bei chronisch Kranken hat. Vielmehr ist das Singen auch für Akutkranke immer wieder eine hilfreiche, eine therapeutisch wirksame Erfahrung. Natürlich eingebettet in ein komplexes Gesamtkonzept, und auch nicht für jeden – aber das Gesicht eines Menschen am Anfang und am Ende einer Singrunde spricht Bände!

Wären Sie bereit, mehr über Ihre eigenen persönlichen Erfahrungen mit Singen in Ihrer Lebensgeschichte zu erzählen? Wie kam es, dass Singen für Sie persönlich eine solche Bedeutung bekommen hat?

Für mich ist es keine Frage, dass ich ganz persönlich vom gemeinsamen Singen mit Patienten enorm

profitiert habe. Ich bin froh, in einem Bereich zu arbeiten, der mir solche Erfahrungs- und Gestaltungsmöglichkeiten einräumt. Die Männer haben mich damals dazu gebracht, mir die nötigen Gitarrengriffe beizubringen. Die Kladde wurde zum Grundstock einer Liedersammlung, die das Singen in der Familie und im Freundeskreis bis heute prägt. Seit 23 Jahren gehört die Singrunde mit Patienten am Freitagnachmittag zu den festen Ritualen, mit denen ich meine Arbeitswoche beschließe.
Es gibt aber noch ganz andere Seiten: das Singen hat neben der therapeutischen auch eine diagnostische Dimension. Für mich als Arzt ermöglicht es eine Beziehungsqualität, die ich im Visitengespräch niemals erreichen kann. Der komplexe Eindruck von einem Menschen ist im gemeinsamen Singen unverfälschter, spontaner und direkter. Letztlich hilft es mir, einen Menschen besser zu verstehen, mich besser einzufühlen.
Etwas ganz anderes ist die Bedeutung der Liedtexte. Da habe ich im Laufe der Jahre überraschend „antidepressive" Wirkungen festgestellt. Und die Jahrhunderte lange Übermittlung einzelner Lieder ist doch ein Beleg dafür, dass sie in ihren ganz unterschiedlichen Aussagen etwas Wichtiges in uns anrühren. Hierher gehört auch meine Erfahrung von der politischen Dimension des Liedes. Beim Kampf gegen den Verkauf unseres Krankenhauses waren bestimmte Lieder für den Zusammenhalt der Belegschaft durchaus von Bedeutung.

Was sind aus Ihrer Sicht die wichtigsten gesundheitsfördernden Wirkungen durch gemeinsames Singen auf Ihre Patienten?

Hier spielen ganz unterschiedliche Faktoren eine Rolle: angefangen von der gemeinsamen Aktivität, der sozialen Dimension, über die Erzeugung eines gemeinsamen Klangkörpers, einer Tongestalt, verbunden mit Schwingungen des Körpers, des Raumes, mit einem Rhythmus, der Bewegungen auslöst, bis hin zu der Bedeutung von stimmlichen Lauten, Worten, Strophen und Texten – hier gibt es jede Menge wissenschaftlicher Fragestellungen, die es lohnt, weiter zu verfolgen! Mir ist die Feststellung wichtig, dass die gesundheitsfördernde Wirkung nach meiner Beobachtung von der individuellen Bereitschaft, vielleicht auch Veranlagung des Empfängers abhängt. In der Psychopharmakologie sprechen wir von „Rezeptorbindungsprofilen", die für einzelne Substanzen sehr unterschiedlich sein können. Besonders bei schweren psychischen Störungen ist das therapeutische „Profil" im Sinne eines multidimensionalen Ansatzes wichtig. Da gibt es kein „Schema F". Ein Krankenhaus sollte über ein breites Spektrum möglicher Zugangswege zum Patienten verfügen. Die kreativen, nonverbalen Möglichkeiten wurden in der Psychiatrie lange unterschätzt und bis heute nicht ausgeschöpft. Das Singen ist ja auch deswegen so bestechend, weil es ohne große Hilfsmittel umzusetzen ist.

Sie haben in Ihrer Psychiatrischen Klinik Lüneburg die Bedeutung des Singens in der Musiktherapie gefördert und wurden bereits als zweites Krankenhaus Deutschlands ein zertifiziertes Singendes Krankenhaus. Darüber hinaus engagieren Sie sich auch im wissenschaftlichen Beirat von Singende Krankenhäuser e. V.. Was veranlasst Sie zu diesem Engagement? Wie könnte aus Ihrer Sicht der gesellschaftliche Beitrag Singender Krankenhäuser im Gesundheitswesen aussehen?

Von der Bedeutung des Singens musste man mich nicht überzeugen. Dem Verband „*Singende Krankenhäuser*" beizutreten und sich zertifizieren zu lassen ist eine andere Geschichte. Hier hat sicher die Einführung der Musiktherapie in unserer Klinik dazu beigetragen, die den Trend „Tue Gutes und lass es zertifizieren!" verstanden haben. Immerhin spüren wir ja in der gesamten Gesellschaft auch so etwas wie eine zaghafte Renaissance des Singens. Da kann es nicht schaden, diese Ansätze auch in der Klinik öffentlich zu machen. Bei uns kommt noch hinzu, dass für den therapeutischen Einsatz des Singens spezifische Qualifikationen erforderlich sind. Die müssen politisch durchgesetzt und finanziert werden. Und gerade der Psychiatrie fehlt es nach wie vor an einer schlagkräftigen Lobby. Insofern ist es folgerichtig, sich für das Singen im Krankenhaus als Verband zu engagieren.
Die Psychiatrie steht vor der Einführung eines neuen Entgeltsystems. Statt der notwendigen Verbesserungen in der Personalausstattung, besonders im kreativ-therapeutischen Bereich, befürchte ich eine Zunahme an Bürokratie und Dokumentationswahn. Die Bürger sollten wissen, dass schwerste seelische Störungen jeden von uns treffen können. Den menschenwürdigen Umgang und qualifizierte Behandlung gibt es aber nicht umsonst.

Welche weiteren Themen sind Ihnen im Zusammenhang mit Singen und seiner Bedeutung für die Gesundheit noch wichtig?

Aus dem Blickwinkel der Prophylaxe kann ich nur wünschen, dass die Zahl der Menschen wächst, die das Singen als sinnvolle und bereichernde Freizeitbeschäftigung entdecken und pflegen. Wir im Krankenhaus bieten in der Krise eine Erfahrung, die man in den Alltag nach Hause mitnehmen kann. Wir helfen auch bei Kontakten zu anderen Singrunden und Chören. Durch das Singen wird keine bessere Welt entstehen, aber es kann uns Kraft geben, in dieser Welt besser zu bestehen.

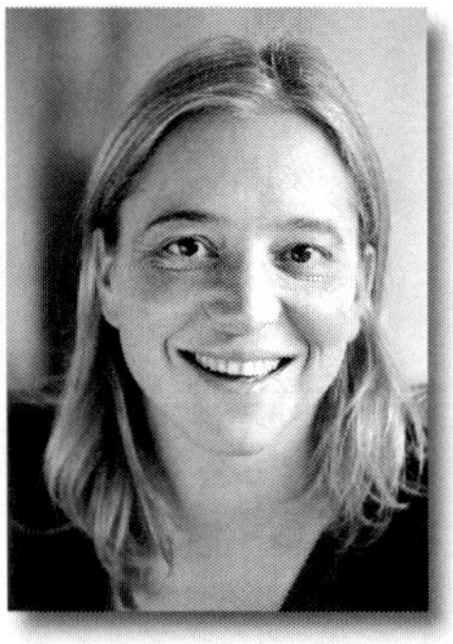

Claudia Schubert

Dipl.Sozialarbeiterin, seit 1999 in verschiedenen psychiatrischen Einrichtungen, seit 2005 im PK Lüneburg. Seit 2008 Leitung des Sozial- und Kulturzentrums. Singt dort mit den Patienten seit dem ersten Tag!

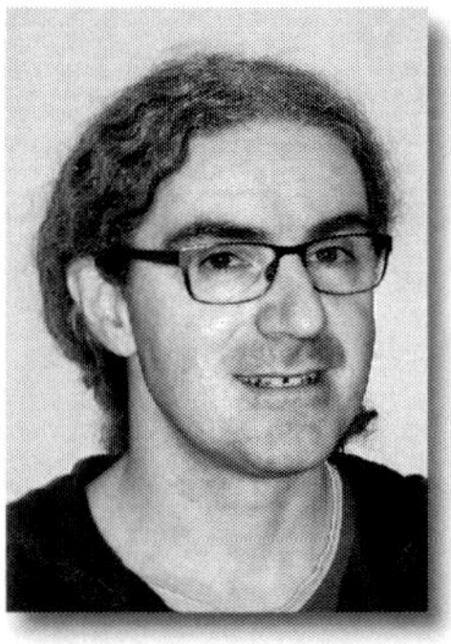

Andreas Pfaff

Andreas Paff, verh., zweifacher Vater, Krankenpflege-Examen 1986, vier Jahre Pfleger in psychiatrischer Klinik; Studium Musikwissenschaft; 2005 Abschluss Dipl.Musiktherapeut an HfMT Hamburg; seit 2011 als Musiktherapeut im PK Lüneburg, leitet dort u.a. die Singgruppe des Sozial- und Kulturzentrums; freier Mitarbeiter beim NDR als Tonmeister.

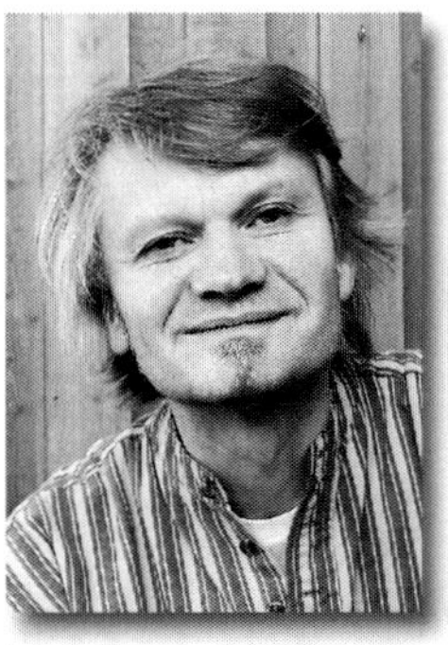

Thomas Jüchter

Verh., zwei Söhne, Dipl.Musiktherapeut/FH-NL, Studium in Nijmegen/NL, seit 1994 tätig in psychosomatischen Kliniken, seit 2001 im Krankenhaus Ginsterhof, Schwerpunkt Traumatherapie und somatoforme Schmerzstörungen. Zusatzausbildung in Transaktionsanalyse nach Eric Berne. Ehemals Tenor u.a im international renommierten Oldenburger Kammerchor, Ensemble Vocal (Hamburg).

Singleiter-Weiterbildung bei Wolfgang Bossinger, Zertifikat Singende Krankenhäuser e.V., Aufbau diverser Singgruppen, sowohl stationär als auch ambulant und frei. Dozent in der Singleiter-Weiterbildung bei *Singende Krankenhäuser e.V.*, Initiator der Buxtehuder Nächte der spirituellen Lieder, Mitglied bei Soulgate (Mantraband)

>>> www.cantokreise.de >>> www.krankenhaus-ginsterhof.de

Interview mit Claudia Schubert und Andreas Paff

Singende Krankenhäuser e.V.
Internationales Netzwerk

>>> *von Thomas Jüchter*

Ich treffe mich mit der Leiterin des Sozial- und Kulturzentrums der Psychiatrischen Klinik Lüneburg (SoKuz), Claudia Schubert und dem Dipl.Musiktherapeuten der PKL, Andreas Paff im Musiktherapie-Raum, um ein halbes Jahr nach der 2. Jahrestagung der Singenden Krankenhäuser e.V. über Erleben, Nachklängen und Visionen zu sprechen. Claudia hatte die Organisation vor Ort inne. Andreas als Musiktherapeut leitet die Singgruppe in der Klinik.

Thomas Hallo, Claudia und Andreas. Es inzwischen fast ein halbes Jahr her, seit wir hier in Lüneburg zur 2. Jahrestagung der *Singenden Krankenhäuser e.V.* eingeladen haben. Wie geht´s Euch? Wie ist Euch im Rückblick die Tagung in Erinnerung? Was ist von ihr geblieben?

Claudia Wenn ich so zurückschaue, war es eine sehr gelungene Veranstaltung. Wir vor Ort hatten die Rahmenbedingungen geschaffen, den Boden, das Konstrukt. Die Planungen ließen sich sehr gut durchführen. Unser eigener Aufwand hielt sich in Grenzen, so dass ich einige Veranstaltungen miterleben konnte, zum Beispiel die offene Singgruppe von Kordula und Andreas. Ich habe gesehen, dass sich Tagungsteilnehmer und Patienten gut durchmischt haben. Das Singen trägt sich durch das SoKuz. Die Wissenschaftlichkeit, die durch den Kongress dazukam, bestätigt die bisherigen Erfahrungen und den Stellenwert. Das wurde durch die Tagung noch mal in alle Köpfe, auch der Klinikleitung, gerufen. Der Klinik und insbesondere der Küche möchte ich noch einmal ein großes Lob und Dankeschön aussprechen für die Unterstützung an manpower und für Essen und Getränke in den Pausen. Es wurde viel Kuchen gegessen, viele Gespräche wurden geführt. Die Pausen auf diesen Kongressen sind doch eine ganz wichtige Komponente. Dadurch ist immer wieder ein guter Boden entstanden, um sich auszutauschen.

Thomas Ja, diesem Lob und Dankeschön schließen wir uns unbedingt an! Das klingt nach Highlight des Jahres.

Claudia Ja, das kann man so sagen. Ich hatte hinterher auch noch ein Gespräch mit dem Chef, der auch sehr zufrieden war. Ein kritischer Aspekt war der, dass man aufpassen muss, dass das Ganze nicht zu sehr in die esoterische Richtung abdriftet. Als eine Teilnehmerin ihre Engel-

Lieder vortrug, hörte ich von meinen Mitarbeiten Befremden und auch mein Chef fragte: Wo fliegen wir denn jetzt hin. Wir achten in unserer Singgruppe immer sehr darauf, dass wir gut geerdet bleiben. Gleichzeitig gibt es, wie überall, diese „bunten Vögel" und die gehören halt auch dazu.

Thomas Hat sich denn die Tagung im Nachhinein irgendwie ausgewirkt?

Claudia Die Singgruppen nach der Tagung nach waren sehr voll. Ich hatte noch in der Liedernacht einige Anfragen von Interessierten aus der Stadt. Es ist mein Traum, dass die Lüneburger von der Singgruppe im SoKuz erfahren und hierher kommen, so dass sich die Singgruppe mit Patienten und Menschen aus der Stadt mischen würde. Vor kurzem waren Teilnehmer auch aus der Stadt bei uns. Die Leute werden mutiger und trauen sich allmählich auch zu uns. Mich selbst belebt die Singgruppe jedesmal wieder.

Thomas Wie ist das für Dich, Andreas?

Andreas Ja, das kenne ich auch. Nach einem langen Arbeitstag muss ich mich zuweilen ganz schön aufraffen, noch die Singgruppe zu machen. Dann fangen wir das erste Lied an und dann ist die Müdigkeit schnell verflogen. Ich fühle mich sehr oft selbst sehr gut währenddessen und danach. Was den Kongress betrifft, konnte ich leider durch einen Krankheitsfall in der Familie nicht in der Weise teilnehmen, wie ich es gerne gewollt hätte. Und es zeichnet sich ab, dass ich hier meine Pläne nicht so umsetzen kann, wie ich es gerne gewollt hätte. Das hat im Nachhinein leider auch zur Folge gehabt, dass ich den Schwung nicht so mitnehmen konnte, der vom Kongress ausgegangen ist. Der Kongress hat uns ja schon lange im Vorfeld sehr beschäftigt. Sehr viel hat die Öffentlichkeitsarbeit in Funk, Fernsehen und Zeitungen gebracht. Da hatte ich kürzlich noch einen Anruf von einer Frau aus Köln, die einen Beitrag im Fernsehen gesehen hatte, die selbst mit Kindern arbeitet und sich dafür interessierte. Ein Fernsehbeitrag, den der NDR gemacht hat, wurde auch anderswo ausgestrahlt und es spricht sich so rum. Es war ein sehr schön gemachter Beitrag, der mir natürlich auch geschmeichelt hat. Das will ich ja gar nicht absprechen. Das macht ja auch wirklich Spaß. Aber ich bin nicht gefährdet, was das Abheben betrifft.

Ich hab mich gefreut, jetzt einige Menschen kennen gelernt zu haben, wobei ich sehr gerne noch viel mehr Zeit dazu gehabt hätte, einige Gespräche zu vertiefen. Jetzt ist meine private Situation so, dass ich viel mehr Energie brauche, so dass ich die Klinik in absehbarer Zeit leider verlassen muss.

Thomas Ja, das ist sehr schade. Aber es klingt ja dennoch so, als hänge Dein Herz auch an der Singerei, so dass vielleicht jetzt nur der Zeitpunkt in die Zukunft verschoben ist, bis Du Deine Vorstellungen verwirklichen kannst.

Andreas Wir beide sind ja Musiktherapeuten, und die Improvisation ist uns sehr vertraut. Die Bedeutung des Augenblicks und der Umgang damit ist etwas, was sich nicht nur in der Arbeit bewahrheitet. Das Leben ist etwas, was nicht immer so stattfindet, wie man es sich wünscht. Man kann mit den allermeisten Lebenssituationen zurechtkommen, wenn man bei sich bleibt. Es ist auf jeden Fall ein Feuer entzündet. Ich habe das Heilsame Singen hier kennen gelernt und es klappt auch recht gut. Ich könnte es mir auch vorstellen, dass, wie Claudia sagt, es sich noch mehr mit der Kulturszene in der Stadt verbindet und noch größer macht. Das könnte man machen, wenn man das möchte. Man braucht Zeit und Kraft dafür, dass noch weiter zu entwickeln.

Thomas Was ist denn da bei dieser Idee Euer Antrieb? Ist das nicht auch so, dass die Patienten gerne unter sich sind?

Claudia Die Aufgabe des SoKuz ist auch, dass Psychiatrie nichts Fremdes bleibt. Dass Ängste, Psychiatrie ist so wie bei *„Einer flog übers Kuckucksnest“*, abgebaut werden. Mischung ja, aber nicht zu sehr. Der Schutzraum für die Patienten ist unbedingt zu beachten. Aber ich sage auch „Jede Stimme zählt!“ Wir haben zu fünft angefangen, drei Patienten und Kordula (Anm. d. Hrgb.: Kordula Voss, Musiktherapeutin und SiKra-Singleiterin, inzwischen in Berlin) und ich. Das war auch schon sehr schön, ein Gefühl von Verbundenheit und Gemeinschaft entsteht auch im Kleinen. Aber das Singen in einer größeren Gruppe ist noch mal etwas sehr Besonderes. Stimmen schaffen Stimmung.

Andreas Es ist tatsächlich bedenkenswert, inwieweit man es für die Patienten im entspannten Rahmen lässt oder inwieweit man es mehr noch als bisher nach außen hin öffnet. Die Gruppe wie sie ist, würde ich gar nicht größer machen. Da würde ich eher ein anderes Konzept anbieten. Das wäre auch eine Werbung fürs Haus. Stichwort Niederschwelligkeit beim Singen mit überzeugten „Nichtsängern“, die von dieser Form des Singens einen Zugang zu ihrer Stimme und zum Singen erhalten können.

Thomas Ich denke, vor dem Hintergrund der gegenwärtigen Inklusions-Diskussion wäre dies ein interessanter Ansatz. Wir erleben ja in unseren Singgruppen regelmäßig, dass sich die Grenzen von Sängern und Nicht-Sängern, von Alt und Jung, Gesund und Krank, Patient oder Mitarbeiter,

Arm und Reich auflösen oder einfach nicht mehr wichtig sind. Beim Singen verbindet uns das Menschsein. Es gelingt Teilhabe an einem kulturell-gesellschaftlichen Ereignis statt Ausschluss oder Ausgrenzung.

Claudia Das ist beim Singen mit am Unproblematischsten. In anderen Gruppen wie unserer Achtsamkeitsgruppe wäre das schwieriger.

Andreas Die Frage ist auch regelmäßig: wo kann ich das draußen nach Entlassung weitermachen? Die Leute können zwar auch von draußen weiterkommen, aber irgendwann verliert sich die Bindung an das Haus und dann ist es wichtig, dass sie in freien Gruppen Anschluss finden, damit sie nicht wieder zurückfallen in ihre alten Muster. Da wäre ein guter Austausch mit Leitern freier Gruppen wünschenswert. Ich weiß auf jeden Fall, dass ich die Heilsame-Sing-Arbeit weitermachen und auch nach Hamburg tragen möchte.

Thomas Ja, es wäre sehr wünschenswert, wenn sich viele Gruppen im Geist der *Singenden Krankenhäuser* in Norddeutschland und natürlich in den anderen SiKra-Diaspora-Regionen bilden und vernetzen würden. Das ist eine große Aufgabe. Gibt es denn bereits konkrete Pläne für Deine Nachfolge in Lüneburg?

Andreas Nicht dass ich wüsste. Es gibt einige Anfragen.

Claudia Wir haben gegenüber der KL deutlich gemacht, dass es wichtig ist, dass es jemand wird, der die Singgruppe weiterführen kann, schon um nicht den Status als *Singendes Krankenhaus* zu verlieren.

Thomas *Singendes Krankenhaus* zu sein, bedeutet auch Auftrag und Verpflichtung, es bleiben zu wollen.

Andreas Wir haben uns bereits dafür eingesetzt, dass wir möglichst mehrere Singleiter haben, damit die Singgruppe in Urlaubszeiten nicht ausfällt.

Thomas Gibt es eigentlich Patienten, die du, Andreas, sowohl in der Musiktherapie als auch in der Singgruppe hast?

Andreas Ja, manchmal überschneidet es sich da.

Thomas Mich interessiert, wie Du das erlebst, zum Beispiel auf der Beziehungsebene oder in der Art und Weise, wie das eine das andere befruchtet. Zeigst Du Dich als Musiktherapeut anders als als Singleiter?

Andreas Ich weiß nicht, ob ich mich anders zeige. Ich freue mich, wenn Patienten neben der Musiktherapie auch zum Singen oder zum Trommeln kommen. Ich sehe es als eine Bestätigung, dass Musik, in welcher Weise auch immer, das Richtige für diejenigen ist. Es intensiviert die Beziehung, auch wenn es dann in der Musiktherapie wieder um die Probleme geht. Das Singen ist da oft ein kleiner Katalysator. Im Moment wird auch in der Musiktherapie ganz viel gesungen. Eine Patientin spielt Gitarre und eine andere, die schon einige Mal beim Singen war, hatten den Wunsch zu singen eingebracht und so überschneidet es sich gerade auch. Singen und Musikpsychotherapie widersprechen sich nicht, sondern ergänzen sich oft sehr sinnvoll.

Thomas Ich habe einige Behandlungen erlebt, in denen bestimmte Lieder an verschiedenen Stellen immer wieder Bezugsobjekt waren. Wie ein Übergangs- oder Triangulierungsobjekt. D.h. die Lieder wirken auf ganz vielfältigen Ebenen. Zum Beispiel war das Meridian-Mantra „*Fließen, fließen*" von *Karl Adamek* für eine Patientin Zugang zu ihrer Trauer über den Tod ihrer Zwillingsschwester kurz nach der Geburt. Mit diesem Gefühl füllte sich auf einmal etwas, das zuvor leer oder nur diffuses, ungerichtetes Gefühl war. Die Patientin konnte trauern und loslassen, „*Frieden schließen und dem Wandel sich ergießen*", wie es in dem Lied weiter heißt.

Andreas Ich hab das oft mit Trommeln erlebt, bei denen Patienten sich gefunden haben und sagen „Das ist mein Klang".

Thomas Viele Lieder eignen sich sehr dafür, sich damit persönlich auseinanderzusetzen, weil sie Lebensthemen zum Ausdruck bringen.

Andreas Den Effekt des Hinführens habe ich gerade heute in der Musiktherapie mit einer Patientin, die relativ neu in der Gruppe ist, erlebt. Bislang erschien sie mir noch recht außen vor, hatte noch nicht den Bezug zur Gruppe gefunden. Beim Lied „Ich lasse los und bin bei mir selbst zu Haus" hat sie den plötzlich gefunden, war sehr berührt und konnte sich erstmals mit ihren Gefühlen zeigen. Es war wie eine Hinführung zu sich selbst und ins Hier und Jetzt.

Claudia Wir kommen in ein Energiefeld, in dem Halt, Berührung, Gerührtheit und Geborgenheit entstehen.

Andreas Wichtig ist dabei das richtige Setting und eine homogene Gruppe, durch die Vertrautheit entstehen kann. Ich habe auch recht heterogene Gruppen, in denen psychotische Patienten mit agitiert-depressiven oder nervös-aggressiven Menschen zusammen sind oder wenn Leute dabei sind, die sehr kritisch eingestellt sind, die dann eine ganz andere Energie reinbringen, dann funktioniert das nicht.

Thomas Sagt doch noch mal, seit wann Eure Singgruppe besteht und wer dorthin kommt.

Claudia Seit Ende 2008 gibt es sie und es kommen stationäre Patienten aus dem Haus, auch über die Institutsabulanz können Menschen kommen. Früher waren noch mehr Patienten aus der Forensik dabei. Zurzeit allerdings nicht. Es ist jedenfalls sehr gemischt. Ein schwer geistig behinderter Mann kommt regelmäßig mit seiner Betreuerin. Der findet die Gruppe ganz toll, sie gibt ihm viel Halt, wie seine Betreuerin mir mal sagte.

Andreas Ich hatte kürzlich eine ganze Gruppe geistig behinderter Menschen dabei. Mit einer indischen Schwester, die die ganzen Sachen wie „Namaste" kannte. Anfangs war ich sehr skeptisch. Auch die Gruppe war zunächst sehr distanziert. Aber es hat phantastisch funktioniert. Das könnte man auch regelmäßig machen.

Claudia So ist es meistens ziemlich unklar, wer so alles kommt. Wir haben einige sehr treue Mitsänger, die schon ganz lange dabei sind. Viele, die lange nicht mehr im Haus sind, finden in der Gruppe immer wieder Halt und Orientierung und auch Kraft und Mut für den Alltag. Zwischen 15 und 20 Leuten kommen im Durchschnitt. Es ist schön, wenn wir die Tür offenlassen und Leute vorbeikommen, die dann zuhören.

Thomas Wo die Musik ist, geht man automatisch hin.

Andreas Ja, genau. Meine kleine vierjährige Tochter war auch schon hier und war ganz begeistert. Sie will unbedingt noch mal mit.

Thomas Nochmal zurück zur Tagung. Wie ist es mit der Außenwirkung und der nachhaltigen Unterstützung seitens der Klinikleitung?

Claudia Die Tagung hatte einen unglaublichen Sog. Der NDR war da. Viele Zeitungen riefen an und wollten zu uns. Die Werbung lief von ganz alleine. Es bestand ein sehr großes öffentliches Interesse.

Thomas Wie ist denn die Unterstützung der KL für die Singgruppe?

Claudia Naja, die PK ist *Singendes Krankenhaus*, d.h. es gibt einen bezahlten Singleiter, es gibt Räume, inklusiv Zeiträume.

Thomas Spannend ist wirklich, wie es jetzt weitergeht. Es wäre wichtig, dass die Singgruppe in musiktherapeutischer Hand bleibt, weil es doch schwierig ist für Singleiter von außen, die im Zweifelsfall sogar ohne therapeutischen Hintergrund sind, bestimmte kritische Situationen in den Gruppen oder Verhaltensweisen seitens Patienten richtig einzuschätzen und richtig damit umzugehen.

Andreas Das Konzept des SoKuz ist schon sehr toll. Es bringt was für die Klinik weil die Außenwirkung sehr gut ist und es bringt natürlich viel für die Patienten, die selbstbestimmt und im eigenen Rhythmus an den Gruppen teilnehmen können. Die Angebote sind freiwillig und nicht verpflichtend. Das ist eine sehr gute Mischung. Die Unterstützung seitens der KL ist insofern schon da, weil unser ärztlicher Direktor, *Prof. Dr. Stierl*, selbst sehr musikverhaftet ist.

Claudia Wir sind immer sehr unterstützt worden. Steine sind uns nie in den Weg gelegt worden.

Thomas Wenn Ihr jetzt mal fünf Jahre weiterschaut: welche Visionen habt Ihr?

Claudia Visionen habe ich immer gerne und viele. Eine hatte ich schon genannt: dass sich die Gruppe noch mehr mischt, dass es voll wird und brummt. Dass den Menschen hier und in Lüneburg im Kopf ist, dass man hier singen kann und dass es hilft, über Krisen hinwegzukommen. Dass das Singen vollkommen selbstverständlich ist. Dass, wenn es bei *Joachim Goerke* (Anm. d. Hrgb. beliebter Singleiter in Lüneburg) voll ist, man dann weiß: Im SoKuz gibt es das auch, wenn jemand im privaten Umfeld davon erzählt. Die Idee zweier unterschiedlicher Gruppen erscheint mir sinnvoll: eine ausschließlich für Patienten und eine offene sowohl für Patienten als auch für Menschen aus der Stadt. Dass die Menschen zu uns zum Singen kommen.

Thomas Das SoKuz rückt in die Mitte der Gesellschaft.

Claudia Ja, durch das Singen. Das Singen ist eine schöne Brücke. Der Lüneburger kann erkennen: Psychiatrie ist gar nicht so schrecklich und für den Patienten ist klar: ich bestehe nicht nur aus Krankheit. Da steht dann der Bürgermeister neben mir und singt mit und wir gucken gar nicht danach, wer ist jetzt krank, wer ist gesund.

Andreas Der größere Rahmen würde eine andere Methodik benötigen. Die Angstschwelle, mit der viele psychiatrische Menschen zu tun haben, müsste berücksichtigt und abgebaut werden. Es dürfte für manchen Patienten mit einer schweren Angststörung nicht möglich sein, in einer 50-köpfigen Gruppe mitzusingen. Da ist die Idee zweier unterschiedlicher Gruppen in unterschiedlichen Größen günstig. Es gibt Menschen, denen es richtig schlecht geht, die nach zwei Tönen bereits weinen. Die wären in einer großen Gruppe überfordert.

Für mich war es bereichernd zu erleben, dass auch Menschen mit geistigen Behinderungen von dieser Art des Singens profitieren. Das würde ich für mich gerne weiter vertiefen. Spannend finde ich auch die Arbeit mit generationsübergreifenden Gruppen, in denen alle Seiten voneinander profitieren, was durch das Gemeinschaftsstiftende des Singens gelingen kann.

Thomas Eine tolle Idee! Gut zu wissen, dass es hier schon gute Erfahrungen gibt und dass es funktioniert.

Andreas Ich fänd gut, Methodiken zum Heilsamen Singen noch mal genauer zu erarbeiten für Bewegungsspiele, Circle Songs etc. Ein methodisches Standardwerk des „Heilsamen Singens" müsste her. Auch um sich von Esoterik abzugrenzen.

Thomas Hier könnten die Richtlinien für Singleiter von *Singende Krankenhäuser e.V.* schon mal eine Orientierung bieten. Aber danke für diese Anregungen. Und herzlichen Dank Euch beiden für dieses Gespräch!

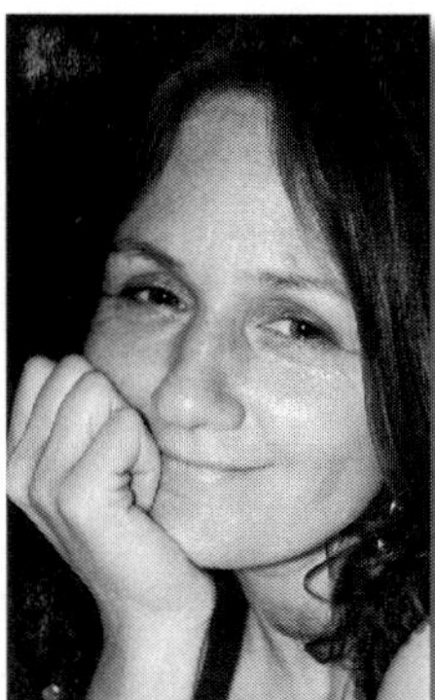

Natalie Gambke

Jahrgang 1967, verheiratet, zwei Töchter(23, 12), einen Sohn (14), Dipl. Sozialpädagogin FH, tätig gewesen als Sozialarbeiterin im Gesundheitswesen (Betreuung der Eltern von risikogeborenen und chron. kranken Kindern), Ausbildung zur Gestalttherapeutin beim Gestalt-Institut Heidelberg, Singleiter-Weiterbildung bei Wolfgang Bossinger und Katharina Neubronner und Singleiterin für Krankenhäuser und Gesundheitseinrichtungen, eigene Singgruppen im Aufbau. Seit Mai 2011 Öffentlichkeitsarbeit und Fundraising für „*Singende Krankenhäuser e.V.*"

>>> alle Portraitfotos im folgenden Artikel von Natalie Gambke

INTERVIEWS *>>> von Natalie Gambke*

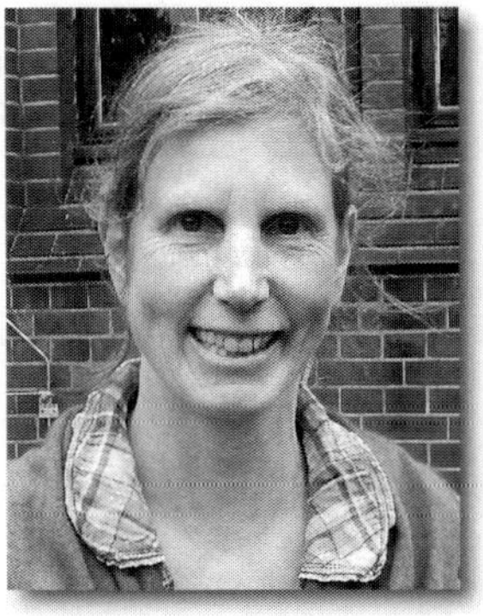

CLAUDIA SERING // NIEDERBAYERN:

Natalie: Wie bist du auf diese Tagung aufmerksam geworden?
Claudia Sering: Ich habe den Prospekt in der Musiktherapeutischen Umschau gesehen und habe mich sofort angesprochen gefühlt, weil ich gerne singe. Weil ich als Musiktherapeutin selbständig bin, habe ich das als Einladung empfunden, mich in diesem Bereich weiter fortzubilden.

Natalie: Und haben sich deine Erwartungen erfüllt?
Claudia Sering: Ich bin ganz erfüllt und sehr dankbar, weil auch Neues für mich dabei war, gerade auch die Heilsamen Lieder und wissenschaftlichen Beiträge. Ich finde toll, dass das Singen, das ja wirklich vielfältige Wirkung auf den Menschen hat, nicht nur auf kranke Menschen, sondern auch Gesunden viel geben kann, erforscht wird, so dass man für die Arbeit als Musktherapeutin Ärzten und Kliniken gegenüber argumentieren kann. Für mich ist es sehr wichtig, dass die Musiktherapie mit ihrer Wirksamkeit auch wissenschaftlich bestätigt wird. Ein wichtiger Punkt geht immer wieder unter: Viele Leute denken nämlich, Musik wirkt ganz spürbar, aber wie es wirklich therapeutisch wirkt, muss auf wissenschaftlichen Beinen stehen. Ich habe hier erlebt, dass tolle wissenschaftliche Referenten aussagekräftige Vorträge gehalten haben.

Natalie: Konntest Du von den Teilnehmern her neue Vernetzungen schließen?
Claudia Sering: Ja. Ich habe mit einigen Teilnehmern gesprochen, die in verschiedenen Bereichen arbeiten, mit denen ich im Kontakt bleiben werde. Ich finde eine gute Sache, dass man sich hier vernetzen und sich gegenseitig befruchten kann.

Natalie: Kannst du dir vorstellen, wiederzukommen?
Claudia Sering: Ja, ich komme auf jeden Fall wieder. Ich will das Singen auch in meinem zukünftigen Arbeitsbereich einbringen und von daher gucken, dass ich im nächsten Jahr auf jeden Fall wieder die Tagung besuche. Ich bin auf der Palliativ- und Onkologiestation regelmäßig mit dem Thema Lebensende konfrontiert und da ist die Musiktherapie mit Schwerpunkt Singen ein sehr wichtiger Bereich.
Natalie: Da wird dann das Thema der nächsten Tagung: Singen in verschiedenen Lebensphasen Dir möglicherweise noch näher sein als diese. Vielen Dank für das Gespräch.

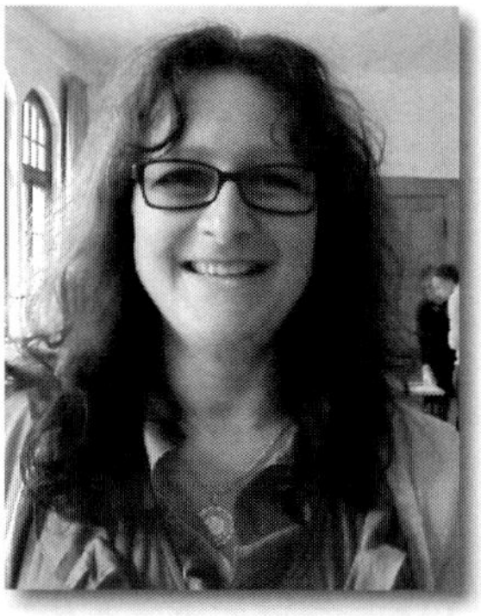

MARIA LUDWIG // SINGLEITERIN AUS LÜNEBURG

Natalie: Wie kam es, dass Sie hier hergekommen sind?
Maria Ludwig: Ich habe den großen Vorteil, dass ich hier direkt in Lüneburg lebe und das auch schon übers Internet länger verfolgt habe. Selber liebe und lebe ich auch das Heilsame Singen und bin davon total überzeugt.

Natalie: Aber bisher bestand noch kein Kontakt zu „Singende Krankenhäuser“?
Maria Ludwig: Nein, zu Singende Krankenhäuser noch nicht. Ich habe zwar auch einen eigenen Singkreis, aber nicht über die „Singenden Krankenhäuser“. Bin davon so begeistert, dass ich, trotz meiner anderen Aktivitäten überlege, auch noch bei „SiKra“ einzusteigen, weil ich absolut davon überzeugt bin, dass Singen einfach heilt.

Natalie: Ihr Arbeitsbereich ist im Gesundheitswesen?
Maria Ludwig: Ich habe hier in Lüneburg, bei Mahina Strömer, eine Ausbildung zur Stimm- und Gesangstherapeutin für ganzheitliches Singen, gemacht. Vormittags arbeite ich aber von Herzen gerne

mit Kindern, mit denen ich auch ganz viel singe. Seit 23 Jahren betreue ich Kinder bei mir zuhause und erlebe da wirklich von der Pike an, wie offen die Kinder einfach sind. Und beim Singen bekomme ich auch ganz viel von den Kindern, die spontan, einfach aus dem Herz heraus singen. Die Kinder sind da eigentlich auch meine Lehrer. Ich trage das einfach so auch weiter in die Welt. Denke, das Tiefste beim Singen ist, was ich auch immer wieder erlebe, dass Berührung durch Singen einfach heilt. Und das ist wirklich für mich das Wichtigste und der Kernpunkt. Da bekomme ich selber eine Gänsehaut, wenn ich das so sage. Durch eigene Erkrankung habe ich selbst erlebt, wie heilsam Singen ist. Deswegen möchte ich meinen eigenen Singkreis immer größer werden lassen. Und hoffe, dass überall immer mehr Singkreise entstehen!

Natalie: Was für Lieder singen Sie dann in Ihren Singkreisen?
Maria Ludwig: Ich singe eigene Herzens-Lieder in Deutsch. Die kommen irgendwie zu mir. Ich schreibe die nicht, ich darf sie empfangen und singen. Kleine einfache Mantren, die eingängig sind und einfach zu singen und vielleicht gerade deshalb so eine starke, kraftvolle Wirkung haben.

Natalie: Sie sagten, dass Sie bisher noch keinen Kontakt zu Singende Krankenhäuser hatten – wie geht es Ihnen jetzt damit?
Maria Ludwig: Ich bin sehr berührt und finde es auch ganz wertvoll, aus wissenschaftlicher Sichtweise unterstützende Ergebnisse zu hören und zu sehen.
Ich finde es wunderbar, dass gerade Forscher und Mediziner sich immer mehr dafür öffnen. Dafür bin ich glücklich und dankbar und wünsche mir, dass das weiter so wächst.

Natalie: Das wünschen wir uns auch. Danke! - Würden Sie wiederkommen?
Maria Ludwig: Ich komme auf jeden Fall wieder.

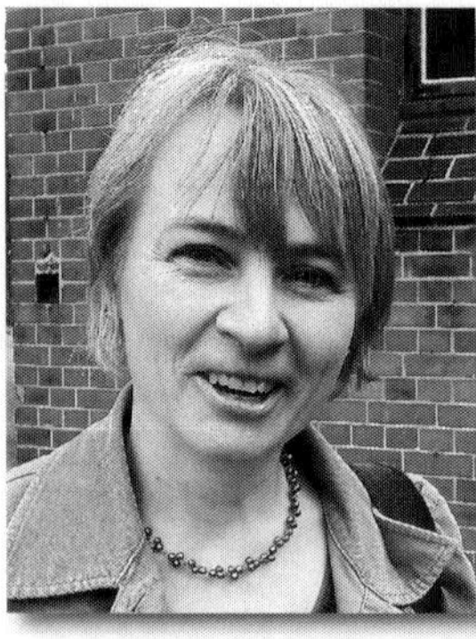

HEIKE LAHMANN-LAMMERT // MUSIKTHERAPEUTIN

Natalie: Wie haben Sie von dieser Tagung erfahren.

Heike Lahmann-Lammert: Ich bin eher Einsteigerin als Musiktherapeutin und ich arbeite seit Juni letzten Jahres auf einer geschlossenen Akutstation in der Psychiatrie. Im Februar hat es ein Netzwerktreffen gegeben von Musiktherapeutinnen und Musiktherapeuten aus Norddeutschland. Da hatte jemand den Flyer mitgebracht. Die Motivationsarbeit ist in meinem Arbeitsfeld oft sehr schwierig und ich erhoffe mir hier einige Inspirationen, wie ich sie zum Singen zu bekomme.

Natalie: Sie singen bisher noch nicht so mit den Patienten?

Heike Lahmann-Lammert: Doch, das schon, aber es ist sehr schwierig, sie zu motivieren. Einige nehmen teil, aber sie sind oft sehr eingeengt. Viele meinen, es ist nichts für sie oder wenn doch, bleibt es stimmungs- und krankheitsverlaufsabhängig.

Natalie: Und wie geht es Ihnen mit dem, was Ihnen hier angeboten wird?

Heike Lahmann-Lammert: Ich finde es auf jeden Fall lebendig und schön. Manches kannte ich schon. Ich bereue es auf gar keinen Fall gekommen zu sein. Manches muss ich sicher noch nacharbeiten und sacken lassen.

Natalie: Haben Sie denn das Gefühl, Anregungen für Ihre Arbeit bekommen zu haben?

Heike Lahmann-Lammert: Ja, zumindest indirekt.

Natalie: Und würden Sie wiederkommen?

Heike Lahmann-Lammert: Ja, bestimmt. Die Leute hier sind sehr nett und lebendig. Es ist eine Atmosphäre von Offenheit hier.

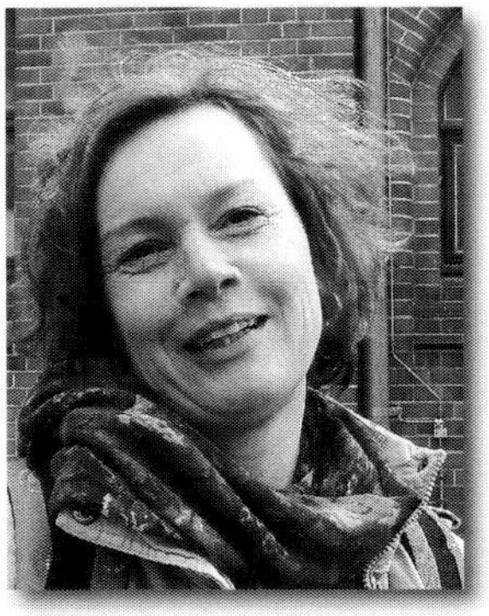

CAROLA SCHLAGETER // SINGLEITERIN

Natalie: Wie sind Sie auf diese Tagung aufmerksam geworden?
Carola Schlageter: Ich singe schon sehr lange mit Menschen. Und ich denke schon lange, man müsste auch in Krankenhäusern singen. Über Il canto del mondo bin ich dann auf Singende Krankenhäuser aufmerksam geworden. Ich hatte mir vorher schon das Buch von Wolfgang Bossinger gekauft „Die Heilkraft des Singens". Und dann dachte ich, komme ich mal auf die Tagung, weil ich die Idee von „*Singende Krankenhäuser*" einfach total klasse finde.

Natalie: Das ist jetzt Ihr erster Kontakt?
Carola Schlageter: Ja, mein erster direkter Kontakt.

Natalie: Und wie gefällt Ihnen das, was Sie jetzt hier erleben?
Carola Schlageter: Ich finde es hochspannend, sehr vielseitig. Allerdings auch sehr viel. Ich habe heute um acht Uhr mit der Meditation angefangen, was sehr angenehm war, aber dann war doch sehr viel Input. Vielleicht wäre ein kleines bisschen weniger auch genug gewesen. Einige haben sich auch nicht so gut an die Zeiten gehalten. Das fand ich ein bisschen schade. Bei allem Esprit, Engagement und aller Spritzigkeit der Vortragenden sollte sich doch auch den Zuhörern zuliebe einigermaßen an die Zeiten gehalten werden. Wenn dann die Aufmerksamkeit schwindet, ist es schade auch für die Vortragenden, wenn am Schluss keiner mehr richtig zuhören kann. Aber ansonsten finde ich die Themen ganz spannend, habe sehr viel mitgeschrieben, obwohl es einen Band gibt, ein bisschen für Zuhause.

Natalie: Und wollen Sie wiederkommen?
Carola Schlageter: Ja, ich habe Stuttgart schon im Kopf. Habe auch Verwandtschaft da unten, da würde es sich dann doppelt lohnen.

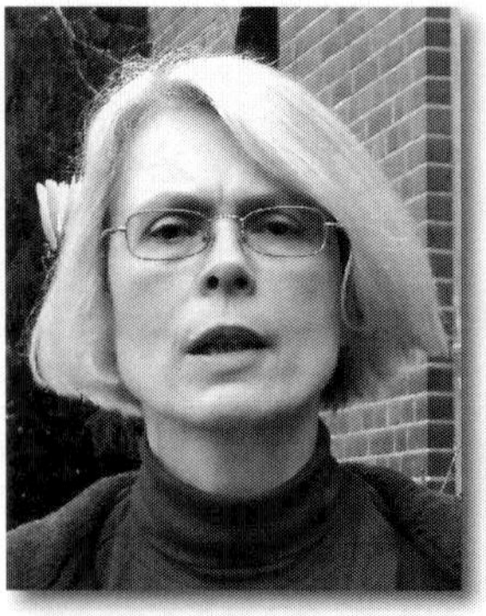

CATARINA MAHNKE // DIPL.MUSIKTHERAPEUTIN, SOLTAU

Natalie: Wie bist du auf diese Tagung aufmerksam geworden?

Catharina Mahnke: Ich wohne in Soltau, hier ganz in der Nähe. Ich bin selbst Musiktherapeutin und bin über die Deutsche Musiktherapeutische Gesellschaft auf „Singende Krankenhäuser" aufmerksam geworden. 2010 ist ja das LKH Lüneburg zum *„Singenden Krankenhaus"* zertifiziert worden. Dort war ich und habe überlegt, die Weiterbildung zu machen, weil ich immer schon viel mit Patienten gesungen habe. Eigentlich bin ich ausgebildete Gitarristin und habe nach und nach meine Stimme entdeckt. Ich habe unter anderem lange auf einer Palliativstation gearbeitet, und da ist Singen das Einzige, was die Patienten noch können. Ich habe dann überlegt: ich kann Gitarre spielen, ich kann singen, da mache ich doch diese Ausbildung zur Singleiterin. Letztes Jahr habe ich alle fünf Module gemacht, weil ich es an mir selbst erfahren und erleben wollte und bin dann immer schön in die schwäbische Alb runter gefahren. Das war einfach großartig. Inzwischen bin ich zertifizierte Singleiterin und Mitglied im Verein *„Singende Krankenhäuser"*.

Natalie: Und wie gefällt dir, was du hier angetroffen hast?

Catharina Mahnke: Es ist sehr, sehr interessant. Weil ich im Moment beruflich sehr eingespannt bin, habe ich vieles gar nicht so mitbekommen. Mit der Akustik ist es hier manchmal ein wenig schwierig. So hatte ich gestern etwas Schwierigkeiten, dem langen Vortrag von Frau Rittner zu folgen, aber ich war heute in ihrem Workshop und bin damit dann sehr viel besser zurecht gekommen, fand es sehr, sehr schön. Also im Großen und Ganzen sehr inspirierend. Ich nehme viele Anregungen mit. Auch der Workshop von Joachim Goerke hat mich sehr angesprochen.

Natalie: Und kommst du wieder?

Catharina Mahnke: Ja, wenn es passt auf jeden Fall.

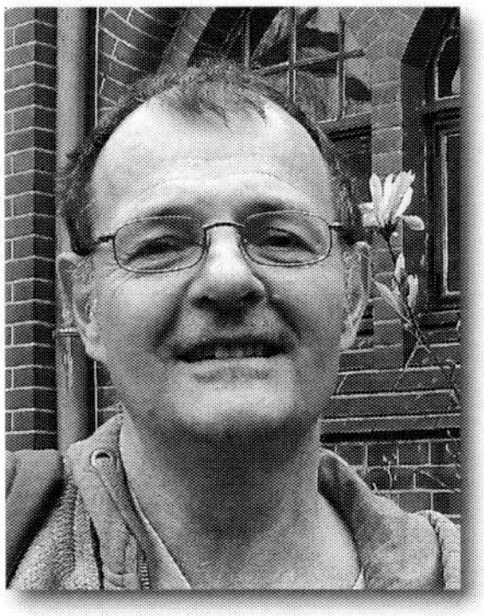

RUPERT SCHOCH // SINGLEITER

Natalie: Wie bist du auf die Tagung aufmerksam geworden?
Rupert Schoch: Ich singe selbst in diesen Bereichen, speziell in Krankenhäusern. Speziell interessieren mich die Forschungsergebnisse und das Forschungsdesign, weil ich finde, dass man viel forschen muss. Und dann hat mich Sabine Rittner hergeführt. Ich bin aus zeitlichen Gründen nur an einem Tag hier. Sie und die Vorstellung der Studie haben mich angezogen. Es hat sich beides gelohnt. Und auch Bossinger heute Morgen mit seinem Workshop war sehr toll. Ich habe einen sehr erfüllten Tag hinter mir.

Natalie: Und wie geht's dir jetzt?
Rupert Schoch: Für mich ist das Lebenselexier, die Mischung zwischen Kopf und Herz und Füße, Musik, Bewegung und Futter für den Kopf, die ist genial. Ich finde, alle Kongresse müssten so sein. Durch das Thema Musik haben wir die Möglichkeit, das so zu machen. Aber ich kenne auch andere Kongresse, die was mit Bewegung zu tun haben, die das nicht schaffen, dass es auch praktisch bleibt. Toll, wenn zwei große Wissenschaftler in ihrem Vortrag noch ein Liedchen singen! Das entspricht sehr der Idee und zeugt von der Verwirklichung, dass es nicht nur im Kopf bleibt. Dass sie es ernst nehmen und darauf vertrauen, dass es diese Wirkung hat, das finde ich an dem gesamten Kongress sehr gut.

Natalie: Und würdest du wiederkommen?
*Rupert Schoch:*Ich glaube ja, ehrlich gesagt habe ich nicht gedacht, dass es diese Qualität kriegt. Heute war es eine geniale Mischung zwischen ganz praktisch und was ich über die Vorträge gesagt habe. Die Besetzung ist auch sehr gut. Es ist gut, die Wissenschaft mit an Land zu ziehen. Ich denke, das ist Wolfgang Bossinger´s Arbeit. Respekt vor dieser Mischung. Ich werde auf jeden Fall wiederkommen und auch bei Singende Krankenhäuser eintreten, weil ich auch den Netzwerk-Gedanken wichtig und gut finde. Auch die Zwischengespräche finde ich wie auf allen Kongressen sehr wichtig und gut. Auch der Tagungsort ist nett!

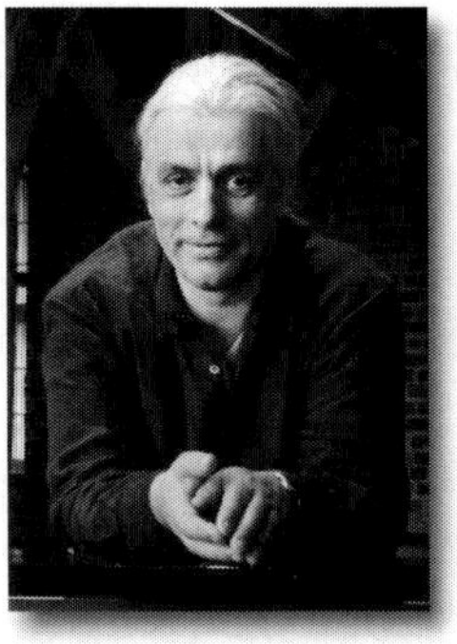

Joachim Goerke

1957 in Frankfurt am Main geboren, ist Musik schon früh erkennbar die tiefere Berufung meines Lebens. Im Alter von 7 Jahren beginnt die Ausbildung am Klavier, die in der Jugend sich auf eigene Wege begibt, maßgeblich durch den Kontakt zur Musik von Oscar Peterson. Nach Swing folgt die Beschäftigung mit Jazz-Rock, in verschiedenen Formationen, über Frankfurt, Aachen, dann im Wendland bin ich Mitbegründer der Formation „TAXIDO“. Immer auch gebe ich Solo-Konzerte und dann immer mehr die Betonung auf ein schlichtes, einfaches und melodieorientiertes Spiel – auch hervorgerufen durch den Gesang, der sich dazu etabliert und meine eigene Gesangsarbeit begründet. Eigene Bandprojekte von 1997 bis 2000, später Neugründung als „Akustik Band“ 2007, ein eigenes Vokalensemble „ciOso“ von 2003 bis 2006.

Seit 1997 CD-Veröffentlichungen unter eigenem Label (bis 2010 16 Werke), die vor allem über die SILENZIO AG deutschlandweit und in Österreich und der Schweiz verbreitet werden. Es gibt bis heute ca. 200 angemeldete Kompositionen im Eigen-Verlag (Sajema Music Lüneburg). Auftragswerke für den Bauer Verlag Freiburg und Hans Nietsch Verlag Emmendingen. Konzerttätigkeit als Solist und mit der Band , sowie Gesangs- Seminare in ganz Deutschland. Joachim Ernst Berendt sprach in einem seiner Vorträge vor vielen Jahren davon, dass Musik auch eine Art Verpackung von Stille sein kann (denn jede Musik erklingt aus der Stille heraus und muss irgendwann wieder in ihr enden). So würde das Schöpfen von Musik als ein Bestreben gesehen werden können, eine immer feinere Verpackung für diese Stille zu kreieren. In diesem Strom – in diesem Geist, sehe ich auch das, was ich an Musik schöpfen darf!

>>> www.sajema.de

Schön, das ich sing´

Joachim Goerke

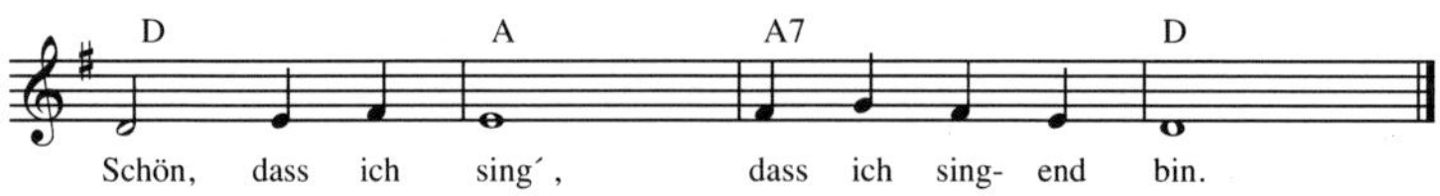

Mehrstimmiger Vorschlag

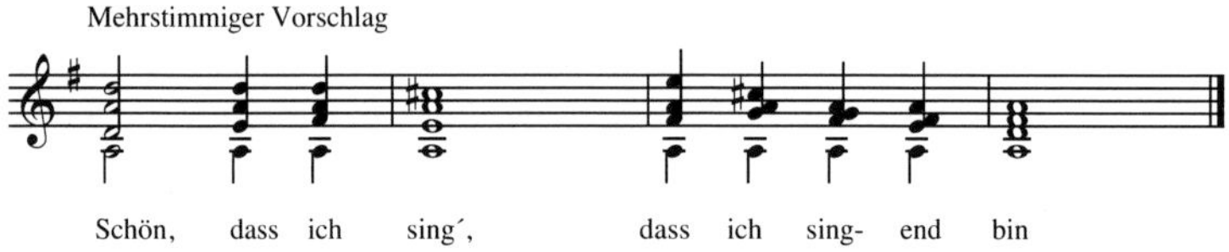

Ja, es macht Freude und Sinn, solche Worte zu singen und deshalb beginne ich meinen Beitrag zu dieser Veröffentlichung mit der Liedzeile eines meiner Lieder. Trifft es doch sehr alle meine Erfahrungen. Lassen sie mich hier einige Aspekte meiner Arbeit und Entdeckungen mit Ihnen teilen.

Heilsame Lieder in deutscher Sprache

Singende Krankenhäuser e.V.
Internationales Netzwerk

>>> **von *Joachim Goerke***

Ich bin dankbar für diese Möglichkeit der Einladung durch *Wolfgang Bossinger* und sein Team, einen Artikel zu schreiben. Die Tagung in Lüneburg war für mich eine wertvolle und besondere Erfahrung. Als Pianist, Sänger, Chorleiter und Gesangspädagoge bin ich schon lange in dem Feld von Alltagssingen, Singleitung und Heilsamem Singen unterwegs, aber eben freischaffend und in keiner Institution eingebunden. Umso wertvoller war für mich, bei dieser Tagung teilnehmen zu dürfen, und besonders das Geschenk, einen eigenen Workshop anzubieten. Ohne eine genaue Vorstellung von der Ausrichtung und den Inhalten der Tagung hatte ich die Intuition, mich aus dem weiten Feld meiner Themen auf den deutschsprachigen Aspekt meiner Lieder zum Mitsingen zu konzentrieren.

Ich erfahre seit vielen Jahren, dass es im Kontext des gemeinsamen Singens immer wieder besonders berührend und inniglich wird, wenn wir in unserer eigenen Sprache singen dürfen. Vieles ist bereits erforscht worden. Ich denke da an das Thema „Deutsches Liedgut" und die Auswirkungen des Missbrauchs deutscher Lieder durch die Nazidiktatur, die zu einem Verstummen in der Generation meiner Eltern geführt hat. Auch in mir konnte ich die Auswirkungen davon erleben. So sehe ich zum Beispiel bei mir das Ausweichen auf englisch-sprachige Lieder in diesem Zusammenhang. Im Englischen konnte ich mich in meinen Songs unbeschwert und leicht ausdrücken. Aber in der langjährigen Arbeit als Singleiter klopfte dann das Deutschsprachige immer mehr an. In Resonanz mit den Lebensthemen der Menschen, denen ich bei meiner Arbeit begegnen durfte, und natürlich auch in Resonanz mit meinem eigenen, spirituellen Weg, kam ich immer mehr dazu, menschliche Lebensthemen musikalisch in unserer Muttersprache aufzugreifen.

Ich habe stets gefühlt, dass es einen Wert hat, einfache Worte und Sätze zu wählen. Da ich es zudem liebe, auditiv und im Moment zu vermitteln, sollten die Lieder nicht zu textreich sein und leicht aufnehmbar. Prägend waren hier auch die Erfahrungen aus dem kirchlichen Feld. Hier erlebte ich oft, dass bei einer mit Hunderten von Menschen besetzten vollen Kirche im Gottesdienst nur ein kläglich zu nennendes Klangbild entstand. Viele kannten die Lieder nicht, konnten sie nicht so schnell aufnehmen und kämpften sich lesend durch 7 Strophen. Das empfand ich schon immer als einen Jammer, da doch eine Kirche auch für ein gemeinsames Singerlebnis gebaut ist. Eine Zusammenkunft von vielen Gläubigen kann auch eine wertvolle Gelegenheit für ein schönes heilsames Singerlebnis sein. Also einfach und dabei gehaltvoll, intensiv und berührend, aber auch freilassend, sollte es sein. So sind zahlreiche Lieder in den letzten 15 Jahren entstanden, die nun in vielen meiner Gruppen, in Liedernächten und ähnlichen Veranstaltungen gesungen werden.

„Wieder weich, zart und lebendig werden dürfen....im Fluss meiner Liebe, im Fluss meines Klangs“ ... dies ist zum Beispiel ein beliebtes Heilungslied. Zur Entstehung: Ich saß auf einer Bank vor einem Seminarort in Dorum. Die TeilnehmerInnen waren gerade ausgeschwärmt, um in Kleingruppen im Garten verteilt, übend sich gesanglich zu erproben. Ich saß in der Sonne, und der Inhalt des Liedes spiegelte meine Stimmung – das war dann einfach so da. So geht es mir fast immer.

Wieder weich, zart und lebendig werden dürfen

Joachim Goerke

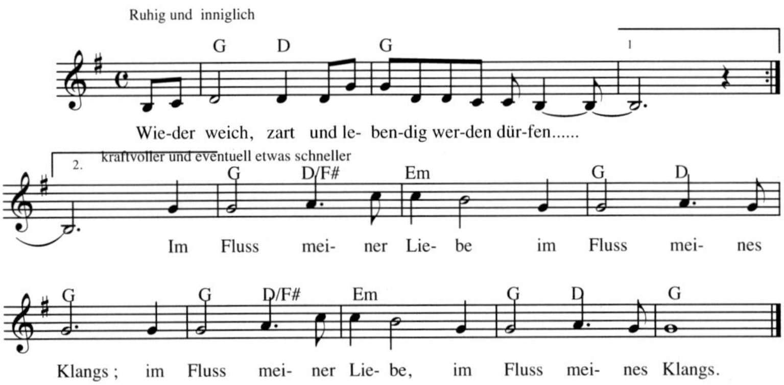

Ich habe mal von *Reinhard Mey* gelesen, dass er sich morgens einen Tee kocht und dann an den Schreibtisch geht, um Lieder zu komponieren. So konnte ich das noch nie. Ich kann nicht sagen: „So, jetzt mach ich mal ein Lied“. Die Lieder kommen eher situations- oder themenbedingt zu mir. Dann fordert es lediglich meine Aufmerksamkeit und ein gewisses Dranbleiben, um das Thema aufzugreifen und zu vollenden. Da ich als Pianist vieles durch Improvisation finde, ist auch bei den Liedern oft eine fließende freie Situation der Ursprung. Manchmal ist es eine Wortzeile, die den Anfang macht, oft aber auch eine musikalische Idee, der dann die Worte folgen.

„Es ist hier – hier in mir". Bei diesem Lied zum Beispiel war irgendwann eine klassisch anmutende Klaviereinleitung entstanden, von der ich dachte, dass sie in ein Piano Solo Stück münden könnte. Dann entstand beim Spielen eine Akkordfolge, die fast zwingend wiederum in diesen einfachen Text mündete.

Es ist hier - hier in mir

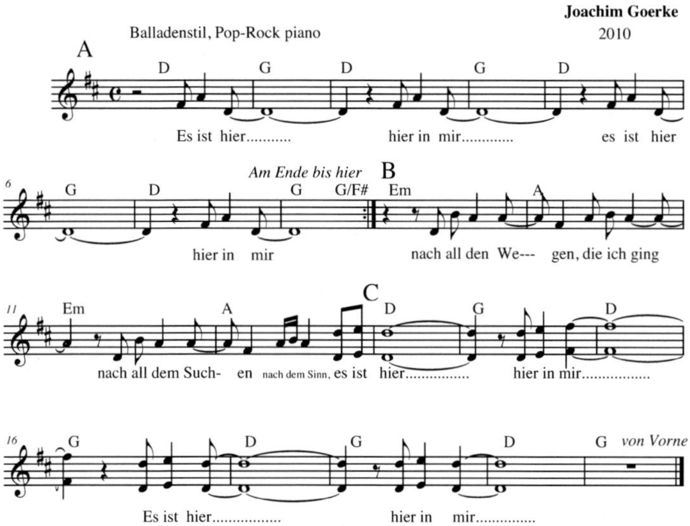

Es ist hier - hier in mir (2-4x)

Nach all den Wegen, die ich ging;
Nach all dem Suchen nach dem Sinn;

Es ist hier - hier in mir (2x)

Im Fluss des Lebens, das mich liebt;
Als Teil von allem, was es gibt.....

Es ist hier - hier in mir (4x)

„Lass mich die Melodie meines Lebens finden, damit ich kann singen mein ganz eigenes Lied", welches sich in mir gesammelt hat durch die Auseinandersetzung mit dem wertvollen Buch des amerikanischen Psychoonkologen Lawrence LeShan. (Diagnose Krebs: Wendepunkt und Neubeginn, ***Lawrence LeShan*** 1989).

Sein Buch ist ein „Reisebericht" über seine umfangreiche jahrzehntelange Forschung mit Krebspatienten. Eine seiner Schlussfolgerungen ist, dass bei der Entstehung dieser Erkrankungsform oft und wesentlich das Thema angesprochen wird, ob es mir als Mensch gelang, meine eigene Lebensmelodie zu finden, sie zu leben oder eben nicht. Ich finde das Thema für alle Menschen wichtig, nicht nur für solche, die mit der Krankheit Krebs zu tun haben. Das Lied vertont dieses Thema in freilassender und anregender Weise:

„ ... Und wenn ich mich mal verloren fühle, lass diese Melodie mir ein Morgenstern sein!" Natürlich können wir nicht immer voraussetzen, dass wir die Lebensmelodie gemäß unserer Bestimmung leben können. Irrtum und eine Suchbewegung gehören hier dazu. Dann hatte ich dieses Bild, dass solch eine

Melodie des Lebens

Joachim Goerke
2010

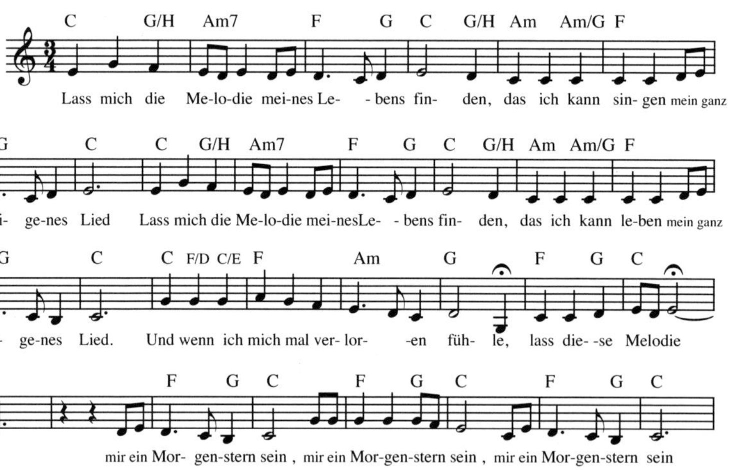
C G/H Am7 F G C G/H Am Am/G F
Lass mich die Me-lo-die mei-nes Le- - bens fin- den, das ich kann sin- gen mein ganz
G C C G/H Am7 F G C G/H Am Am/G F
ei- ge-nes Lied Lass mich die Me-lo-die mei-nesLe- - bens fin- den, das ich kann le-ben mein ganz
G C C F/D C/E F Am G F G C
ei- ge-nes Lied. Und wenn ich mich mal ver- lor- -en füh- le, lass die- -se Melodie
F G C F G C F G C
mir ein Mor- gen-stern sein , mir ein Mor-gen-stern sein , mir ein Mor-gen-stern sein

Lebensmelodie auch so etwas wie ein Leitstern werden könnte. Spüren Sie, dass es nicht mein Anliegen ist, Antworten zu geben oder durch die Lieder zu sagen: So geht's! Wichtig ist mir, die Themen freilassend zu greifen und zu sagen, dass meine Arbeit einen Angebotscharakter hat.

„Mir selbst in Liebe begegnen, achtsam und fürsorglich mit mir selbst sein ... " Dieses ist das „neueste" Lied, das inspiriert wurde durch meine Beratungstätigkeit in Einzelbegegnungen mit zahlreichen Menschen. Ich erlebe es als eine Art menschliches „Schlüsselthema". Vieles verändert sich zum Guten, alte Strukturen und Selbstbilder können sich auflösen, wenn es mir gelingt, liebevoll und wertschätzend mit mir selbst umzugehen.

Mir selbst in Liebe begegnen

Hier und jetzt verbunden sein

Joachim Goerke
2011

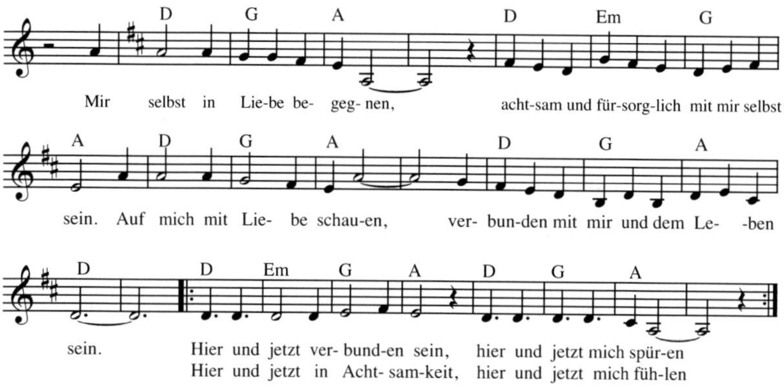

Auch hier wird in dem Lied nicht eine Lösung und ein kluger Tipp gegeben. Eine Art Richtung wird angedeutet, wenn es im zweiten Teil des Liedes heißt: *„Hier und jetzt verbunden sein, hier und jetzt mich spüren – hier und jetzt in Achtsamkeit, hier und jetzt mich fühlen"*.
Inspiriert durch den für mich wichtigen geistigen Lehrer **Eckhart Tolle** erlebe ich selbst an mir, dass es wertvoll und heilsam ist, wenn ich in bewussten Augenblicken mit mir selbst und meiner eigenen Lebendigkeit in Kontakt gehe. Die Hinwendung zu meiner inneren stillen Lebendigkeit ist für mich die Quelle und der Weg zu mir selbst, zu meiner Mitte die in Liebe schwingt.

Nun zu einem Aspekt des Workshops, der sich im Fluss des Workshops und in Resonanz zu den TeilnehmerInnen eröffnet hat – die spontane Liedschöpfung. Natürlich bin ich froh über all die schönen und hilfreichen Lieder, die ich in den vielen Jahren finden durfte. Sie sind ein großer Schatz. Und es ist möglich, durch CDs und Noten diese Lieder auch anderen Menschen und Gruppen anbieten zu können.

Die Arbeit in den Singgruppen ist aber oft auch vielschichtiger und zu mancher Situation gibt es vielleicht einfach nicht das passende Lied. Hier konnte ich im Workshop Anregungen geben, wie oft die Musik und die Inhalte schon „in der Luft liegen". Dann benötigt es nur das „Lauschen" und Wahrnehmens des Augenblicks. Beispielsweise hatte ich im Workshop die Situation, dass wir einfach Lust hatten, mit beiden Füßen im Wechsel zu stampfen, zur Lockerung, aus Freude oder aus Bewegungsdrang. Jetzt hätte man auch ein Indianerlied oder etwas aus der Richtung anstimmen können. Ich fragte in die Runde: „Lasst uns doch einfach ein passendes Thema aufgreifen!“ und „Sagt doch einfach mal einen Satz dazu!“. Eine Teilnehmerin „warf“ in die große Runde: „Kraftvoll geh´ ich meinen Weg“ … und sofort fand sich eine Melodie zu diesem Satz. So passte das Stampfen der Füße zu dem gesungenen „Lied“.

Oft stimme ich zu Beginn meine Gruppen mit einem einfachen „Namen-Tönen“ ein. Jeder von uns hat seinen Namen von Geburt an. Wie schön und auch berührend ist es, wenn dieser einfach mal erklingen darf. Auf einem Grundton, ohne Melodie, kann der Teilnehmer/ die Teilnehmerin, von der Gruppe besungen, dem eigenen Namen lauschen und fühlt sich vielleicht willkommen oder „gehört“.

Meine Gruppen schließe ich zum Beispiel auch mit einem einfachen Tönen des Wortes „Danke!“ Auf einem beliebigen Grundton angestimmt, entwickelt sich mit jedem „Danke“ eine Mehrstimmigkeit und eine Art Schlussakkord, der mehr sagt als viele Worte. So wurde auch während der Tagung diese einfache Form von Thomas Jüchter eingebracht, indem wir als Tagungsgemeinschaft die Referenten mit unserem freudigen, kraftvollen „Danke“ würdigen durften. Wie schön! Wie wertvoll!

Also möchte ich hier anregen, dass oft im „Wenigen“ mehr enthalten ist. Eine gehaltvolle Schlichtheit ist eine wesentliche Qualität in meiner Arbeit. In der Abschlussrunde der Tagung, thematisierte ich dann noch das Thema „Qualität der Stille“. Die Erfahrung von innerer und äußerer Stille, spielt für mein eigenes Leben eine zentrale Rolle. Die Stille als Erfahrung ist für mich gerade als Musiker die wichtigste Ressource, die Quelle der Inspiration und Verbindung zu meiner Seele. Außerdem tut sie einfach gut! Deshalb geht es in meinen Liedern auch oft um das Thema Stille und die meisten meiner Solo Kompositionen für Klavier nennen ich *„Piano Songs for Silence*“.

In der Arbeit als Singleiter sorge ich stillschweigend und auch offensichtlich dafür, dass Stille „sein darf“. Das kann mal ein langes Ausklingen und Nachschwingen nach einem Lied sein. Es gibt mittlerweile aber auch immer mehr Gruppen, bei denen ich mit einer in die Stille führenden Meditation anfange. Ich erlebe das als sehr wertvoll und nährend. Das Bedürfnis nach Stille und dem Kontakt zur inneren Quelle, ist aus meiner Erfahrung heraus sehr groß. Für mich selbst ist sie essentiell und tragend. Meine eigene Beziehung zur Qualität von lebendiger Stille in mir selbst, überträgt sich auf die Gruppe und die gemeinsam beseelende Erfahrung.

Singen ist nach Hause kommen

Thomas Jüchter im Gespräch mit Joachim Goerke

>>> *von Thomas Jüchter*

Ich treffe mich mit Joachim in einem Lüneburger Künstler-Café. Er ist hier Stammgast, kennt viele Menschen, grüßt und wird begrüßt. Wir sprechen über die Jahrestagung von *Singende Krankenhäuser e.V.* und über die Sing-Szene, inklusiv der „Nächte der spirituellen Lieder". Er äußert sich sehr angetan von der Atmosphäre, dem Engagement vieler Beteiligter auf der Jahrestagung, würdigt das Netzwerk als sehr bedeutsame Entwicklung im Gesundheitswesen und würdigt die neue Sing-Szene insgesamt, in der die Singleiter ihre Begabungen in den Dienst der Gemeinschaft stellen.

Joachim Goerke ist Vollblutmusiker, 1957 in Frankfurt/Main geboren. Im Alter von 7 Jahren beginnt er mit der Ausbildung am Klavier und begibt sich auf seinen musikalischen Weg. Er begegnet hier Oscar Peterson, beschäftigt sich mit Swing und Jazz-Rock, spielt in verschiedenen Formationen in Frankfurt und Aachen und landet schließlich im Wendland. Hier gibt er auch Solo-Konzerte. Seine heutige Musik zeichnet sich durch schlichtes, einfaches und melodieorientiertes Spiel aus, auch hervorgerufen durch den Gesang. Seit 1997 veröffentlicht er CD´s unter dem eigenen Sajema-Label, bis heute sind es 16 Werke mit über 200 Kompositionen. Voraussichtlich im nächsten Jahr erscheint ein Buch mit der von ihm entwickelten Stimmbildung (www.sajema.de)

Thomas: Wie hast Du Deinen Workshop und die Tagung insgesamt erlebt?
Joachim: Ja, sehr schön, getragen von den Leuten vor Ort, eine schöne Verbundenheit mit schönen wertvollen Begegnungen. Natürlich war das auch sehr Viel und von großer Intensität, aber das gehört doch dazu. Dazu macht man das doch auch. Mein Workshop hat mir sehr viel Freude bereitet. Was für ein Geschenk mit so vielen gesangsfreudigen und gesangsfitten Menschen zu singen: wow. Ich habe viel Freude und Berührtheit gesehen und empfunden.

Thomas: Wie schätzt Du als nicht direkt in einer Gesundheitseinrichtung tätiger Singleiter die Heilkraft des Singens ein und infolgedessen die Bedeutung des Singens in Gesundheitseinrichtungen?

Singen auf Rezept oder als Krankenkassenleistung – ist das für Dich denkbar? Wenn ja, unter welchen Umständen?
Joachim: Das wäre doch schön und ich denke das kommt auch. Das ist eben die Pionierarbeit von uns allen, dass jeder an seinem Platz dafür steht, das Singen wichtig und heilsam ist, das es uns zurück verbindet zu unserem tieferen Wurzeln, zu unserem Menschsein. Und zu unserem Menschsein haben wir diese Gabe geschenkt bekommen von der Schöpfung: wir können und sollen singen – für uns und für die Welt. Alles und alle warten darauf!

Thomas: Ich habe auf Deiner Homepage ein schönes Zitat gelesen: „Ich teile mit Euch, was ich zutiefst liebe". Ich hoffe es ist nicht zu intim, wenn ich da nachfrage, welche Liebe du mit uns teilen willst.
Joachim: Es ist einfach so, dass ich von meiner Musik, die durch mich fließt, sehr berührt bin. Es ist nicht so, dass ich es mache, aber es ist manchmal so, dass, wenn ich am Flügel sitze und spiele, mir selbst vor Rührung die Tränen kommen. D.h. zwischen der Musik und mir gibt es keine Trennung. Das ist für mich auch ein Ausdruck meiner tieferen Wirklichkeit. Es ist für mich auch Liebe. Ich darf in der Musik teilen, was mir zutiefst wichtig ist. Ich mache keine Show und verkaufe nicht meine Musik, sondern es liegt mir am Herzen, sie mit den Menschen zu teilen.

Thomas: Und davon kannst Du leben?
Joachim: Ja, aber natürlich nicht allein mit Konzerten oder mit dem CD-Verlag. Es ist eine breite Mischung, die ich habe mit den Singgruppen oder dem Unterrichten. Ich habe mich sehr weit aufgestellt und dadurch gelingt es mir auch, davon zu leben.

Thomas: Deine Wurzeln sind aber beim Klavier.
Joachim: Ja, ich habe als Kind Klavier gelernt, hätte beinahe aufgehört, gottseidank hab ich das nicht, und hab dann viel Jazz gehabt, Boogie Woggie, Herbie Hancock nachgespielt, einen Fender Rhodes gehabt. Also immer Musik gemacht, aber erst mit 30, 35 Jahren habe ich gesagt, das mach ich jetzt beruflich. Ich habe vorher vieles andere gemacht, war Ziegenzüchter, Hofbäcker und so. Habe von anderen Sachen gelebt, nicht von der Musik. Gesang habe ich dann eher durch Zufall entdeckt. Rhiannon ist eine amerikanische Sängerin. Sie hatte hier in Lüneburg ein Konzert und einen Workshop gegeben, wo ich hingegangen bin. Ich hatte vorher nie bewusst gesungen. Es war dann dort gleich wie nach Hause kommen. Dann bin ich nach Hause gefahren und habe gleich gesagt: Ich mach jetzt ´n Workshop mit Circle-Singing. Das bin ich halt: ich mach das dann gleich selbst.

Thomas: Ah, in einem dieser Konzerte, die Du dann mit Rhiannon gemacht hast, habe ich Dich vor vielen Jahren kennen gelernt!
Joachim: Oh, das ist ja schön, das hab ich gar nicht gewusst.

Thomas: Sag doch mal, Joachim, wie entstehen Deine Lieder, woher holst Du Deine Inspirationen? Ist vorher schon was da, ein Text, Satz oder Thema?
Joachim: Was ich sicher nicht kann, ist, zu sagen: Ich schreibe jetzt ein Lied und setze mich dafür an einen Schreibtisch oder ans Klavier. Das geht gar nicht. Manchmal ist es ein Lebensthema, das mir die Klienten geben, zum Beispiel das Thema „Selbstliebe", das mich beschäftigt und dann verbindet es sich mit mir am Klavier. Zum Beispiel das Lied „Mir selbst in Liebe begegnen" ist so entstanden. Oder ich habe die Musik und merke, dass dazu was passt, was ich sowieso am Wickel habe. Es ist bei jedem Lied immer wieder anders. Es erfordert meine Aufmerksamkeit, in dem Moment, wo es dran ist, am Klavier zu bleiben und es fertig zu machen.

Thomas: Das sind die schönsten Lieder, die einem gleichsam zufliegen und sofort fertig sind.
Joachim: Genau. Manchmal dauert der Prozess der Vollendung ein paar Wochen oder sogar Monate und manchmal ist es ganz schnell fertig.

Thomas: Du betonst immer wieder die Stille als wichtiges Element Deiner Arbeit. Wie ist Dir die Stille wichtig?
Joachim: Das hat auch viele Ebenen. Es ist immer wieder Teil meiner spirituellen Lebensgeschichte. Ich war immer ein spirituell Forschender und hatte immer viele Lehrer. Angefangen von Sai Baba, Markus Langholf, bei dem ich eine Releasing-Ausbildung gemacht habe, dann war ich fünf Jahre bei Eli Jackson Bear. Ich hatte öfters spirituelle Lehrer und in diesem Flow bin ich immer mehr auf das Thema Stille gekommen. Durch mein eigenes Leiden an mir selbst. Die Frage wer bin ich, was macht mich eigentlich unglücklich? Das sind schon die ganzen Dinge, die im Gehirn ablaufen. Gewahr sein, still sein sind für mich durch diese Menschen sehr bedeutsam geworden. Seit einiger Zeit ist das Eckhard Tolle, der das für mich im Äußeren repräsentiert. Aber ich kann schon sagen, dass ich auch inzwischen in mir einen ganz tiefen Kontakt zu dieser Qualität habe. Ich finde, man kann als Musiker nicht immer Musik machen. Mit Musik und Musikmachen ist für mich unbedingt die Erforschung und der Umgang mit Stille verbunden. Deswegen habe ich auch auf der Tagung gesagt, dass mir als Musiker die Stille ein wichtiger Pol ist. Sonst könnte ich meine Arbeit nicht machen.

Thomas: Ich erlebe oft, dass Stille die Musik gebärt. Die Lieder sind oft am intensivsten, wenn sie aus der Stille heraus geboren werden.
Joachim: Ja, das finde ich auch. Es ist so eine Mischung, man kann darüber schreiben und darüber reden. Es gibt aber die Stille, die gar nicht mehr in Worte zu fassen ist. Ein Kontakt zum Innersten.

Thomas: Du hast vorhin gesagt, dass die Entdeckung des Singens für Dich wie „nach Hause kommen" war. Da würde ich gerne noch mal nachfragen.
Joachim: Naja, ich bin ja von Haus aus Pianist. Da hat man dann dieses Tasten-Instrument, das ist schon immer sehr verbunden mit mir, aber Stimme ist noch mal was viel Direkteres. Es hat auch meinen pianistischen Stil total beeinflusst, weil ich über die Stimme in meiner Musik viel einfacher geworden bin. Ich habe angefangen, die „Piano-Songs for Silence" zu kreieren. Die haben für mich auch eine gesangliche Qualität. Ich klimpere nicht irgendwas und mag auch gar nicht diese komplexen pianistischen Sachen, sondern da drinnen ist dieser Einfluss, dass ich mit der Stimme nicht diese Kaskaden tönen kann. Die Stimme hat da ihre Grenzen und ich finde diese Rückwirkung auf mich als Instrumental-Musiker genial. Da spielt das Singen, weil es noch mal viel verbundener mit mir ist, eine große Rolle. Es ist immer mehr geworden. Daraus ist habe ich dann mein eigenes Sing-Feld entwickelt.

Thomas: Du meinst Deine „ganzheitliche Stimmarbeit".
Joachim: Ja, genau.

Thomas: Was verbirgt sich genau dahinter?
Joachim: Das sind über Jahre entwickelte Übungen zur Stimmbildung und zum Aufbau von Stimmbildung. Angelehnt an andere bekannte Stimmbildner, zum Beispiel Werbeck Svärdström, Schule der Stimmenthüllung. Da kommt vieles vor, was bei mir vorkommt. Ich nenne das „Die Umkehr der Stimmrichtung". Ich arbeite mit der anderen Richtung der Stimme, nicht nach Außen singen, sondern ich konzentriere mich auf den Klang in den Körper hinein. Das kommt in vielen Übungen erfahrungsorientiert vor. Ich arbeite viel mit Gesten. Es ist auch schon das Buch geschrieben, das wahrscheinlich 2013 erscheinen wird.

Thomas: Das ist gut zu wissen! Wie fließt denn das in Deinen Singgruppen ein? Wie viel Raum nimmt es ein, wie baust Du Deine Sessions auf? Bereitest Du Deine Gruppen detailliert vor oder entsteht alles mehr oder weniger spontan?
Joachim: Teils, teils. Ich liebe Rituale. Am Anfang steht immer ein gesungenes „Guten Abend", ein großer

Atem, Stille und Gewahrseins-Elemente. ´ne andere Gruppe fängt immer mit einer 15-minütigen Meditation an. Manchmal mache ich „Namensingen". Ich habe so ein paar Rituale, die mal vorkommen. Oder eben Stimmübungen, wenn es so kommt. Ansonsten liebe ich es, in die Gruppe hineinzuhorchen, ich frage auch nach Wünschen und dann arbeite ich mich da aber locker durch. Ich mache nicht unbedingt ein Wunschkonzert und singe stur die Lieder ab, die gewünscht worden sind. Die Wünsche sind ein Aspekt, der andere ist meine eigene Führung für den Abend. Da entscheidet es sich immer aus dem Moment heraus, welches Lied kommt oder ob ein freies Tönen kommt. Der ganze Bereich „Circle-Singing" kann auch miteinfließen. Also ein großes Repertoire, aus dem ich die Sachen frei nehme. Das liebe ich auch sehr. Ich könnte nicht einen Zettel abarbeiten.

Thomas: Nein, das geht gar nicht. Das nimmt einem jeden Kontakt. Das ist eigentlich auch das Besondere an unserer Arbeit, dass es immer ein Stück Improvisation, Achtsamkeit für den Moment, für die innere Dynamik ist, die uns leitet.
Joachim: Ja, kürzlich hatte jemand gefragt, ob wir nicht irgendwas mit Geborgenheit und Spiritualität singen könnten. Ja, da bist Du doch irgendwie...? Erstens hast du kein Lied zu Geborgenheit und „Spiritualität" – wie willst du denn das vertonen? Und dann ist der Abend fast zu Ende und ich merke, dass das dem Menschen aber wichtig ist. Und dann sitze ich am Klavier und spiele ein bisschen a-Moll und ein bisschen F-Dur und so und dann kommt das irgendwie „Geborgenheit in mir – Geborgenheit in Dir". Und das ist dann so schön, dass viele zu Tränen gerührt sind und sofort mitsingen. Und es ist die Übersetzung von „Geborgenheit" und „Spiritualität". Der Teilnehmer ist völlig happy und alle gehen durchleuchtet und glücklich nach Hause. Das sind besondere Momente, die entstehen können, wenn man Raum lässt dafür, so berührend, so vollendet. Natürlich kann man das später nicht noch mal so singen, vielleicht wird das auch kein Lied.
Thomas: Nee, das ist dann komponiert und nicht aus dem Moment heraus geboren.

Thomas: Joachim, hast Du mal was erlebt, was nicht gut, dass Singen schädlich war?
Joachim: Es gibt einmal den Effekt, dass zu viel gesungen wird. Ich erlebe dann so etwas wie, dass die Luft dick wird, wenn die Schwingung so hoch ist, dass der andere Aspekt – die Stille – nicht genug bewertet wird. Manchmal ist das so in Seminaren, wo ich das Gefühl habe: Jedes weitere Lied ist eines zu viel. Da muss aufgehört werden, um sich auf den Boden zu legen und nachklingen zu lassen. Das Ausruhen versuche ich auch immer zwischen den Liedern zu ermöglichen. Ich erlebe das Nachklingen-Lassen als sehr hygienisch. Das andere ist Überforderung. Das ist dann kein wirklicher Schaden. Aber man kann erleben, dass man ein Lied anstimmt und jemand ist so dicht dran, dass er erst

mal völlig in Tränen ausbricht. In meinen Gruppen ist das schon so, dass das begleitet ist, aber manchmal ist das für den Betreffenden eine Überforderung. Man hat eine riesige Gruppe, stimmt ein gehaltvolles Lied an, freilassend, aber mit Anliegen, die auch in Tränen münden können. Das ist kein Schaden in dem Sinne, aber es braucht viel Achtsamkeit und wirklich „Da Sein". Dass macht dann auch ehrfürchtig und demütig. In der Jahresgruppe besteht ein anderes Contentment, da wollen viele tiefer gehen, da ist es auch okay, da gibt es ein Einverständnis.

Thomas: Joachim, ich danke Dir sehr für dieses Gespräch und ich wünsche Dir, dass Du noch lange und viele Menschen mit Deinen Liedern und Deinem Klavierspiel so berühren kannst, wie ich es schon erlebt habe und wünsche mir, dass wir noch lange und oft gemeinsam Musik machen können.

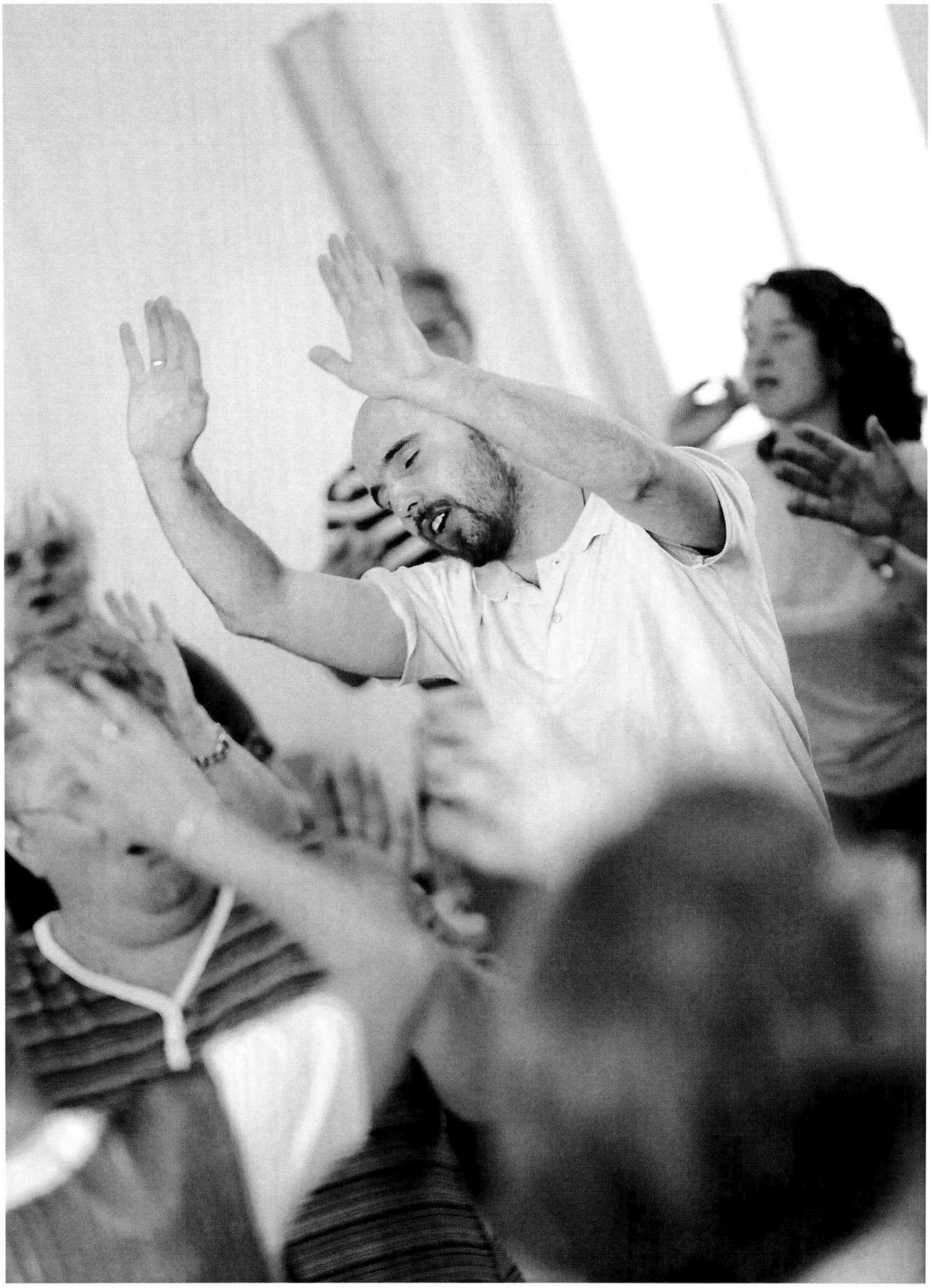

TEILNEHMER

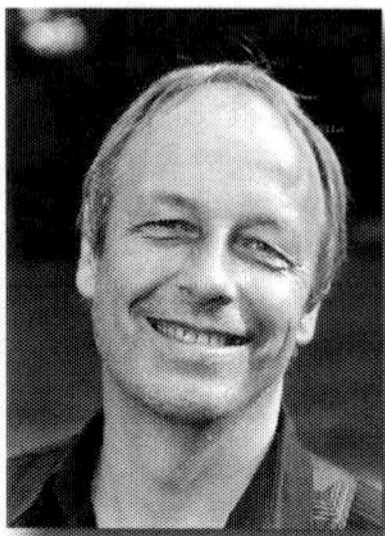

Wolfgang Bossinger

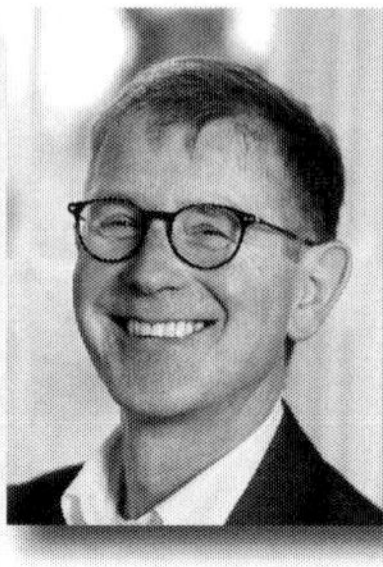

Stephen Clift

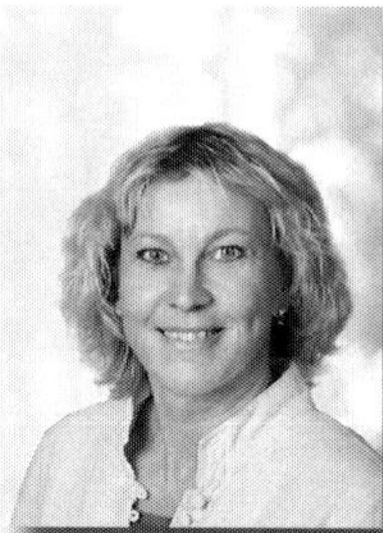

Ute Christine Haberer

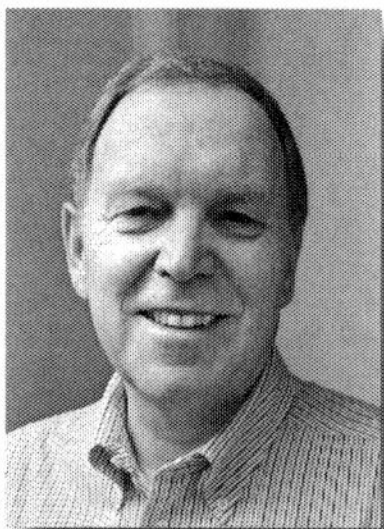

Ellis Huber

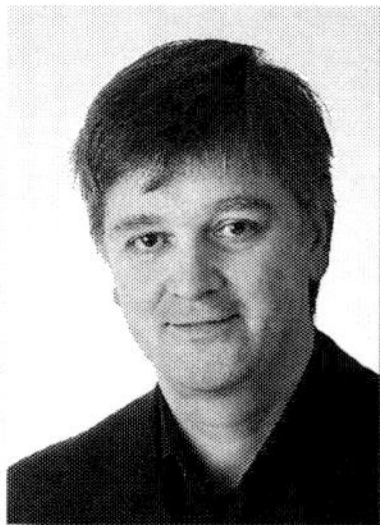

Gunther Kreutz

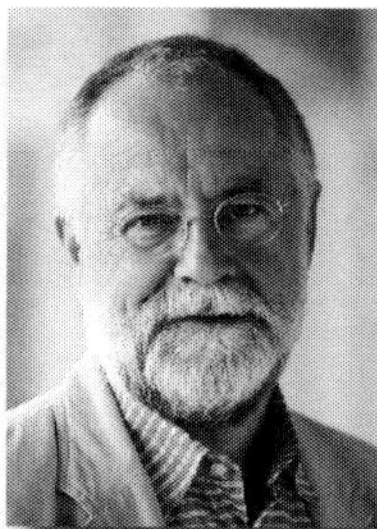

Sebastian Stierl

MODERATION

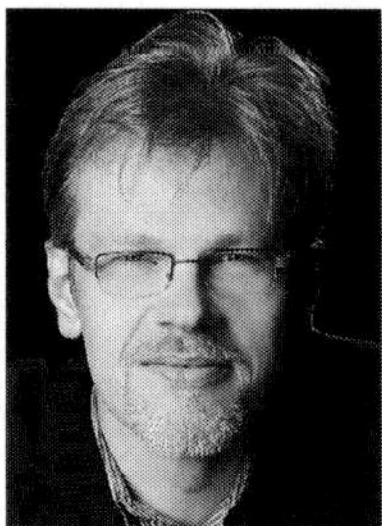

Norbert Hermanns

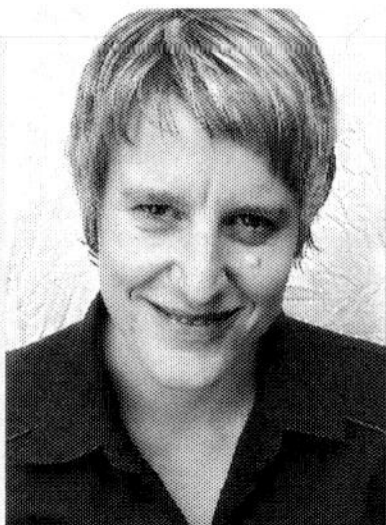

Kordula Voss

Dr. med. Ute Christine Haberer, Hamburg

Chefärztin Abteilung für Psychosomatik und Psychotherapie im Krankenhaus Ginsterhof • seit 2012 Fachärztin für Psychosomatische Medizin und Psychotherapie • seit 1997 Berufsbegleitende Weiterbildung (tiefenpsychologisch fundierte Psychotherapie) • von 1993 – 1997 am Michael Balint Institut Mitglied in der DGPM Hamburg • Mitglied im Arbeitskreis für Psychotherapie (AfP) am Michael Balint Institut, Hamburg. Dort Dozententätigkeit (Vorträge, Seminare, Supervision im Rahmen der Fortbildung für psychosoziale Berufe, Öffentlichkeitsveranstaltungen)

Kordula Voss

Dipl.-Musiktherapeutin (FH Heidelberg), Heilpraktikerin für Psychotherapie, zertifizierte Singleiterin. Seit über zehn Jahren in psychiatrischen und psychosomatischen Kliniken tätig, seit 2011 Musiktherapeutin in der Kinder- und Jugendpsychiatrie, Charité Berlin, Singgruppen und Bandprojekte in unterschiedlichen Bereichen.
Seit 2009 Aufbau einer großen stations- und bereichsübergreifenden Singgruppe im LKH Lüneburg, seit 2011 freie musiktherapeutische Arbeit in Berlin.

Podiumsdiskussion

zur Zukunft von Singgruppen / Forschung und Gesundheitspolitik

„Und es ist in den menschlichen Genen festgeschrieben, dass Singen zum Überleben hilft. Ich kenne keinen Wissenschaftler, der mir das Gegenteil zu beweisen vermag." (Ellis Huber)

Am letzten Tag der Konferenz haben sich Referenten und Fachleute aus unterschiedlichen Bereichen bereit erklärt, eine Podiumsdiskussion mit uns zu führen, in der die unterschiedlichen Aspekte der Konferenz noch mal zusammengetragen und aus verschiedenen Blickwinkeln betrachtet werden sollten. Dabei ging es besonders um die Fragestellung

- der Herkunft und Zukunft der *singenden Krankenhäuser e.V.*
- von Forschungsprojekten und deren Notwendigkeit und Durchführbarkeit
- der Finanzierung von Singgruppen
- der Position innerhalb der Gesundheitspolitik allgemein
- der Wissenschaftlichkeit und Positionierung innerhalb von Kliniken

Folgende Fachleute haben sich bereit erklärt, mit uns zu diskutieren, nachdem sie ihre Position im Vorfeld mit eigenen Thesen erläutert haben.

Thesen der Teilnehmer:

- ***Wolfgang Bossinger (Vorstand Sikra)*** *„Singen ist eine hochwirksame soziale Medizin und kann ein Gegengewicht bilden zum immer mehr um sich greifenden Verlust des sozialen Bindegewebes."*

- **Dr. Ellis Huber (Gesundheitspolitik)** *„Singgruppen sind eine notwendige Infrastruktur für den gesellschaftlichen Fortschritt. Singen eröffnet heilsame Wege für den einzelnen Menschen und die Gesellschaft. Singgruppen bauen die Straßen für die soziale Wohlfahrt."*

- **Prof.Stephen Clift (Forschung)** *„The tension between 'personal, social and spiritual wellbeing and physical health and functional capacity" (Die Spannung zwischen persönlichem, sozialem und geistigem Wohlfühlen und physischer Gesundheit und funktioneller Kapazität.)*

- **Prof. Gunter Kreutz (Forschung)** *„Singgruppen – zwischen esoterisch abgehoben und wissenschaftlich bodenständig" „Als Wissenschaftler bewegt man sich zwischen Skylla und Charybdis. Auf der einen Seite sind Wirkungen des Singens schwer nachzuweisen, weil die methodischen Anforderungen sehr hoch sind. Auf der anderen Seite können sich Menschen mit ihren positiven Erfahrungen über das Singen kaum irren. Wir dürfen daher nicht riskieren, Potenziale zu unterschätzen. Dazwischen gibt es nur einen schmalen Grat."*

- **Dr. Sebastian Stierl (Chefarzt und Ärztlicher Direktor Psychiatrische Klinik Lüneburg)**
„Wer singt, lebt." (Tomi Ungerer)
„Wer lebt, stört." (Tankret Dorst)

- **Dr. Ute Christine Haberer (Chefärztin Ev. Krankenhaus Ginsterhof, Abteilung Psychosomatische Medizin und Psychotherapie)** *„ Das Heilsame Singen ist als einer von vielen Bausteinen in das psychodynamische Therapiekonzept unserer Klinik integriert (nicht esoterisch abgehoben, kein Ehrenamt). Wir sind unseren Patienten und Kostenträgern gegenüber einem hohen wissenschaftlichen Standard verpflichtet und sind umso mehr gespannt darauf, ob sich in Zukunft spezifische Effekte des Heilsamen Singens auf psychische Erkrankungen nachweisen lassen werden (wissenschaftlich bodenständig)."*

Zitate:

- *„So entsteht ein sehr, sehr tragfähiges soziales Netzwerk, Freundschaften, geprägt von gegenseitiger Unterstützung, das wie eine Gemeinde wirkt und alle sind sehr dankbar darüber. Manchmal kommt es mir vor wie ein Wunder: Es könnte ja auch vollkommen anders sein."* (Bossinger)

- *„Die meisten unserer Teilnehmer sagen ja, dass sie in unseren Singgruppen eine Begegnung auf Augenhöhe erfahren, dass sie als Mensch wahrgenommen werden und dass es keine Rolle spielt, ob ich eine Depression oder Psychose habe, ob ich Hausmeister oder Geschäftsführerin bin: Hier bin ich als Mensch und fühle mich angenommen, so wie ich bin und ich glaube, dass dies eine sehr, sehr positive, gesundheitsfördernde Wirkung hat."* (Bossinger)

- *„Insofern ist der Spannungsbogen zwischen der Spezialisierung Musiktherapie und anderer spezieller therapeutischer Angebote und dem, was hier eher als Grundhaltung aufgebaut wird, eben nicht nur eine Frage des Geschmacks oder der Werteorientierung, die man in sich hat. Es wird knallhart zu einem ökonomischen Problem und wir müssen schauen, wie wir die Patientenversorgung in dieses neue Entgeltsystem hineinbekommen, um das, was gebraucht wird, auch tatsächlich bezahlt zu bekommen."* **(Stierl)**

- *„Angst und Misstrauen beherrschen das Gesundheitswesen. Das fehlende Vertrauen unter den Akteuren führt zu Überwachungsprozeduren, die viel kosten, aber keine Gesundheit bringen. Bürokraten sind Menschen, die bereits als Kleinkinder unter der unendlichen Weite ihres Laufstalles litten. Freiheit und soziale Verantwortung führen aus der Krise heraus."* **(Huber)**

- *„Wenn Sie beweisen wollen, dass Fallschirmspringen ungesund ist, müssen Sie Leute abspringen lassen – ohne Fallschirm."* **(Kreutz)**

- *„Meiner Meinung nach führt kein Weg an der Evaluation, der Erforschung unserer Verfahren vorbei. Deren Ergebnisse sollten in den Medien veröffentlicht werden und für alle Leute einsehbar sein. Wir brauchen Fürsprecher. Wir brauchen Forschung. Und wir brauchen Demonstrationsmodelle für unsere Arbeit."* **(Clift)**

- *„Es geht nicht um Theorie - wir müssen uns konkret positionieren. Wo gehören wir denn hin im Schlachtfeld der Kämpfer um die Milliarden im Gesundheitswesen?"* **(Stierl)**

- *„Es gibt für Ärzte und Krankenhäuser nicht mehr Geld, als in dieser Gesellschaft da ist. Ich sehe das ganz gelassen, weil wir gegenwärtig 30 % der Geldmenge in völlig sinnentleerten, abgehobenen, unproduktiven Prozeduren vergeuden, die weder heilen, noch helfen, noch pflegen. Das lässt sich ändern, indem man Transparenz herstellt und zielorientierte Kooperationen zwischen Kostenträgern und Versorgungsträgern einführt."* **(Huber)**

- *„Die Informationstechnologie gibt uns heute die Möglichkeit, die Bevölkerung zu mobilisieren. Wir müssen nicht mehr politische Apparate überzeugen. Der Weg ist, dass man die vielfältigen Erfahrungen der Menschen im Alltag transparent und sichtbar macht."* **(Huber)**

• *„Wenn wir etwas weiterschauen: wie kann man sich in ein System begeben, ohne sich verdächtig zu machen, hier jetzt völlig revolutionäre Dinge zu tun? Aber eigentlich machen wir revolutionäre Dinge, die sozialen Sprengstoff enthalten und die Grenzen überwinden, aber im positiven Sinne."* **(Bossinger)**

• *„Und das finde ich oft das Bewegendste an dieser Art des Singens, dass die Patienten sich eigentlich gegenseitig unterstützen. ‚Der Mensch ist des Menschen Medizin.' "* **(Bossinger – Sprichwort aus Afrika)**

• *„Das, was wir hier machen, ist gesellschaftliche Selbstheilung".* **(Kreutz)**

Diskussion:

Moderator: „Die erste Frage ergeht auf dem Hintergrund seines Statements an *Wolfgang Bossinger*: *„Singen ist eine hochwirksame soziale Medizin und kann ein Gegengewicht bilden zum immer mehr um sich greifenden Verlust des sozialen Bindegewebes."*
Was braucht es aus deiner Sicht, Wolfgang, damit sich dieses Statement erfüllen kann?"

Wolfgang Bossinger: „Nun, ich würde als erstes sagen: Mut! Und zwar Mut von allen Seiten. Mut von Therapeuten, Behandlern, Vertretern des Gesundheitswesens, aber auch von Patienten, ehemaligen Patienten, Politikern. Besonders auch den Mut zu einer direkten Begegnung mit den Patienten, was beim Singen eigentlich unvermeidlich ist.

Auf dieser Konferenz hat was gefehlt. Heute Nacht habe ich dann gemerkt, was das war. Und zwar sind das die Patienten die fehlen! Die Singenden Krankenhäuser sind sozusagen direkt entstanden aus dem Zusammensingen und der Kooperation mit Patienten, und wir wurden auch direkt beauftragt durch die Patienten. Spannend, was da in unserem Netzwerk gewachsen ist. Wir haben sehr viele professionelle Singleiter hier. Bei der ersten Konferenz waren aber auch ganz viele Betroffene, Patienten und ehemalige Patienten mit dabei und heute Nacht habe ich darüber nachgedacht, ob es nicht sinnvoll wäre, einen Beirat für Patienten oder ehemaligen Patienten noch zu installieren, damit die Stimme der Patienten nicht zu leise wird.

Natürlich ist der Nachweis der Wirksamkeit und Belegbarkeit des heilsamen Singens ein wichtiger Schritt, aber für mich hat das Singen, so wie ich es erlebe, etwas Essentielles für alle Beteiligten.
Es entsteht eine Art von Verbundenheit und Gemeinschaft, welche die Grenzen völlig sprengt bezüglich der Frage, wer ist Behandler, wer ist Patient, wer kommt aus der Stadt als Teilnehmer? Man kann

sich natürlich fragen, darf so etwas überhaupt geschehen oder muss man sozusagen in seiner professionellen Rolle bleiben. Manchmal haben diese Verbindungen fast den Charakter einer positiven Liebesbeziehung – unter Respektierung der Grenzen. Es entsteht ein Zusammensein, eine Verbundenheit, bei der es eigentlich gar nicht mehr darum geht, wer gesund oder krank ist. Ich erlebe es zum Beispiel als Geschenk, dass unsere Patienten sich für Menschen aus der Stadt öffnen, die einfach zu uns in die Klinik kommen und mitsingen. Aber auch umgekehrt, dass diese Menschen kommen und glücklich sind, mit uns gemeinsam singen zu dürfen. So entsteht ein sehr, sehr tragfähiges soziales Netzwerk. Freundschaften, geprägt von gegenseitiger Unterstützung, die wie eine Großfamilie wirken - und alle sind sehr dankbar darüber. Manchmal kommt es mir wie ein Wunder vor. Es könnte ja auch vollkommen anders sein: Nämlich, dass Patienten sich belästigt fühlen und denken ‚Was wollen die jetzt hier, ich bin hier in der Klinik und ich will hier meine Ruhe'. Und dies finde ich immer wieder ganz spannend und etwas Wunderschönes. Das meine ich auch mit sozialer Medizin. Hier wird ein soziales Netzwerk geschaffen, das im Bereich psychischer und psychosomatischen Erkrankungen hilft, Stigmatisierungen zu überwinden.

Die meisten unserer Teilnehmer sagen ja, dass sie in unseren Singgruppen eine Begegnung auf Augenhöhe erfahren, dass sie als Mensch wahrgenommen werden und dass es keine Rolle spielt, ob sie eine Depression oder Psychose haben, ob sie Hausmeister oder Geschäftsführerin sind: Hier sind sie als Mensch und fühlen sich angenommen, so wie sie sind. Ich glaube, dass dies eine sehr, sehr positive, gesundheitsfördernde Wirkung hat. Die Schwierigkeit des Singleiters ist, dass er sich dem kaum entziehen kann, sich als Teil einer Singfamilie zu erleben. Das heißt nicht, dass man das nicht auch erforschen und belegen kann, aber es hat eine tiefere Ebene, glaube ich. Deswegen ist es mir ein ganz, ganz wichtiges Anliegen, dass die Patienten viel Raum bekommen und dass sie auch gehört werden mit ihren Wahrnehmungen und Bedürfnissen.

Wir waren jetzt vor kurzem bei einem Frühjahrskaffee bei Frau Gerlinde Kretschmann, der Frau des Ministerpräsidenten von Baden Württemberg. Dort haben wir mit unserem Patienten-/Krankenhauschor gesungen. Ich hielt einen Vortrag, bei dem mir etwas gefehlt hat. Daher war ich sehr glücklich, dass eine unserer ehemaligen Patientinnen etwas zu ihrer Sicht des Erlebens, seit vielen Jahren Mitglied dieser Singgruppe zu sein, gesagt hat. Und ich fand, die in den Singgruppen erfahrenen Prozesse, die sie beschrieben hat, unglaublich spannend. Das ist eine der größten Stärken der Singenden Krankenhäuser, dass wir im direkten Dialog mit unseren Patienten stehen, sie direkt fragen und von ihnen lernen können."

Moderatorin: „Nun vielleicht die Frage, wie weit können wir uns von der Basis wegbewegen, bzw. wie viel Forschung braucht es, um eben so eine Institution wie das *‚Singende Krankenhaus‘* voranzutreiben und es in Kliniken zu installieren, und wie weit darf es ein erlebniszentriertes Angebot bleiben."

Dr. med. Ute Christine Haberer: „Wir haben in unserer Klinik in der Psychosomatik mit 130 Patienten das Glück, Herrn Jüchter als Musiktherapeuten zu haben, der sehr engagiert das heilsame Singen bei uns eingerichtet hat. Wir haben an den Rückmeldungen unserer Patienten gemerkt, wie wirksam dieses Angebot ist. So haben wir uns entschieden, es als Therapiebaustein zu installieren und nicht als Freizeitveranstaltung anzubieten. Wir sind sehr interessiert daran, die diesbezügliche Forschung zu unterstützen. Wir haben in unserem Versorgungssystem die Verpflichtung, dass unsere Leistungen dem jeweiligen Stand der wissenschaftlichen Kenntnisse entsprechen und Behandlung in fachlich gebotener Qualität erbracht wird. Insofern ist es wichtig, Therapieeffekte zu messen. Dies finde ich etwas unglücklich und spröde, weil wir uns damit in ein Korsett begeben und nicht mehr ‚einfach nur singen‘. Ich selbst sitze hier in doppelter Rolle, einmal als Ärztin, die beweisen muss, dass meine Therapieform wirkt und bezahlt werden sollte, und als Privatperson, die einfach wahnsinnig gern singt, und genau das, was Sie alles beschreiben, selbst erlebt beim Singen und deshalb denkt, „wir brauchen doch keine Beweise, wir machen es einfach". Das ist ein großes Spannungsfeld, in dem wir uns bewegen." (Applaus)

Dr. med. Sebastian Stierl: „Ich würde da gerne meine Sicht entgegensetzen, weil ich das wichtig finde, dass, wie ich von außen vermute, die Einforderung von Beweisen nicht nur aus einer fachlichen Entwicklung heraus passiert, sondern dass hier auch die ökonomischen Zwänge sich ganz konkret niederschlagen. Der Hintergrund – wir stehen in der Psychiatrie/ Psychosomatik vor einer Zeitenwende; es geht um ein neues Abrechnungssystem. Ab 1. Januar 2013 wird ein neues Entgeltsystem eingeführt. Das läuft im Moment in einer Form ab, in der alle Interventionen, die wir in der Klinik durchführen, in eine Systematik eingepasst werden müssen. Und diese Systematik besteht im Moment darin, dass 25 Minuten – Einheiten definiert werden, in denen das, was psychiatrisches, psychotherapeutisches Handeln ist, nun tatsächlich auch registriert und bezahlt werden kann. Diese Entwicklung ist das, was z.B. den Unterschied zwischen dem Ginsterhof und der psychiatrischen Klinik in Lüneburg noch einmal zuspitzt. Denn das, was Frau Dr. Haberer gerade sagte, scheint mir nicht ganz zufällig. Ich glaube, all dies passiert auch auf dem Hintergrund dessen, dass das, was wir therapeutisch tun, abrechenbar sein muss.

Wir sagen für die Psychiatrie, dass schwerstkranke Menschen sich nicht irgendwie in dieses System zwängen und in 25 Minuteneinheiten unterbringen lassen. Wir müssen Therapieformen entwickeln, in denen, wie Herr Bossinger gerade formuliert hat, die therapeutische Gemeinschaft und die Entwicklung von Beziehungen angestrebt wird und wo eine entsprechende Haltung zugrunde liegt. Das müssen nicht unbedingt immer therapeutische Maßnahmen sein. Diese Geschichte hat für uns etwas ganz Essentielles. Wir sehen hierin etwas, was in dem neuen Abrechnungssystem aktuell unter dem Begriff ‚Grundrauschen' abgehandelt wird. D.h. es ist die große Frage, ob dieses System überhaupt in der Lage ist, das eigentliche psychiatrische ‚Geschäft' im Sinne von kostentrennenden Kriterien zu operationalisieren. Und ich muss sagen, mir wird dabei ganz mulmig zu Mute. Ich befürchte, dass wir auf diesem Wege möglicherweise in eine Schieflage kommen und die Therapie schwerstkranker Menschen und die dafür notwendige Haltung, also was eher informell 5 Minuten hier und 5 Minuten da geschieht, nachher nicht mehr bezahlt wird.

Insofern ist dieser Spannungsbogen zwischen der Spezialisierung Musiktherapie, spezieller therapeutischer Angebote und dem, was hier so eher als Grundhaltung aufgebaut wird, eben nicht nur eine Frage des Geschmacks oder der Werteorientierung, die man in sich hat. Es wird knallhart zu einem ökonomischen Problem und wir müssen schauen, wie wir die Patientenversorgung in dieses neue Entgeltsystem hineinbekommen, um das, was gebraucht wird, auch tatsächlich bezahlt zu bekommen."

Dr. med. Ute Christine Haberer: „Vielleicht kurz dazu: Ich finde es ganz wichtig, dass Sie dies ansprechen. Es ist derzeit nicht so, dass wir das heilsame Singen sozusagen ‚OPS – tauglich' (Anmerkung des Herausgebers: OPS: Operationen- und Prozedurenschlüssel) machen. Aber der Trend dahin, in der Klinik jede Behandlungsleistung so abbilden zu müssen, dass sie in Kosten umgerechnet und bezahlt werden kann, läuft natürlich unterschwellig mit und droht unsere Arbeit auch inhaltlich zu bestimmen. Da müssen wir sehr aufpassen, dass wir das Inhaltliche und das Ökonomische voneinander trennen."

Moderator: „Dazu würde ich gerne Herrn Dr. Huber befragen: Sehen Sie Alternativen zu dieser Tendenz, unser therapeutisches Wirken mittels Abrechnungsziffer einzukorsettieren? Wo gibt es da möglicherweise politische Spielräume oder auch Spielräume der Krankenkassen?"

Dr. med. Ellis Huber: „Wir haben einen IV Vertrag nach § 140 SGB V mit der ‚Pinel Gesellschaft für psychosoziale Versorgung' in Berlin abgeschlossen, der die Finanzverhältnisse transparent macht:

Die Krankenkasse erhält aus dem Gesundheitsfond für die versorgten Personen eine Jahreskopfpauschale, abhängig von Alter, Geschlecht und der Diagnose. Mit diesem Geld muss also die Versorgung glücken. Der Vertrag regelt ein gemeinsames Finanz- und Erfolgscontrolling für Versorger und Kasse. Wenn beide Seiten sich bemühen, unterhalb der Grenzen des globalen Budgets zu bleiben, kann im Gegenzug therapeutische Freiheit aufbrechen – und das rechnet sich dann für die Kasse und die Therapeuten.

Das Grundproblem ist, dass die Dienstleister, soweit sie sozial verantwortlich und idealistisch gesinnt sind und nicht einer zynischen Egozentrik unterliegen, mit dem Begriff der Ökonomisierung eine Abwehrstruktur aufbauen, die nicht tragfähig sein wird. Denn Ökonomie ist nichts anderes als die Wissenschaft vom Umgang mit knappen Ressourcen. Jede Gesellschaft hat knappe Ressourcen, um ihr Zusammenleben zu stabilisieren und zu organisieren. Also müssen wir mit der knappen Ressource ‚Krankenkassenbeitrag' haushälterisch und achtsam umgehen. Das gehört mit zur Aufgabe eines helfenden Berufs, die Qualität seines Handelns mit einem ökonomischen Mitteleinsatz zu verbinden.

Die systemische Trennung von Finanzierung und Versorgung stellt ein falsches Konzept dar. Ich bin deswegen auf die Kassenseite gegangen, um diese Grenze zu überbrücken und überwinden zu helfen. Der §140 im SGB V ist ein Freiheitsparagraph, der innovative, neue Möglichkeiten erlaubt. Aber es ist nicht einfach, weil in diesem System Angst und Misstrauen vorherrschen und Bürokraten sind eben Menschen, die bereits als Kleinkinder unter der unendlichen Weite ihres Laufstalles litten.

In der Sache plädiere ich für Brückenschläge mit Krankenversicherern und Krankenkassen, die integrierte Versorgungsprojekte machen. Aber eins ist ganz klar: Es gibt nicht mehr Geld, als in dieser Gesellschaft da ist. Ich sehe das ganz gelassen, weil wir gegenwärtig 30 % der Geldmenge in völlig sinnentleerten, abgehobenen, unproduktiven Prozeduren vergeuden, die weder heilen, noch helfen, noch pflegen. Das lässt sich ändern, indem man Transparenz herstellt und Kooperationen zwischen Kostenträgern und Versorgungsträger einführt. Transparenz wird in den nächsten Jahren zum zentralen Begriff und zur bedeutsamen Aufgabe. Es gibt gegenwärtig kein intransparenteres System als das Gesundheitswesen. Transparenz kann befreien und zu mehr Gerechtigkeit und Menschlichkeit führen."

Moderator: „Prof. Kreuz, kann die Forschung zur Transparenz beitragen?"

Prof. Dr. habil. Gunter Kreutz: „Ich möchte das Wort ‚beweisen' noch einmal aufgreifen: Wenn Sie beweisen wollen, dass Fallschirmspringen ungesund ist, müssen Sie Leute abspringen lassen – ohne Fallschirm. Das ist die logische Konsequenz für das Doppelblind-, Kohorten-, Fall-Kontrollmodell. Leider macht sich die medizinische Forschung zum Sklaven einer Methodik, die medikamentöse und apparative Therapien klar begünstigt, während ‚weiche' Verfahren es sehr schwer haben, die geforderten Kriterien zu erfüllen. Wir können ja nicht 100 Babys ohne mütterlichen Gesang aufwachsen lassen und zuschauen, was passiert. Das heißt, wir brauchen von der Methodik her einen weicheren Zugang. Bessere Beweise als die täglichen Erfahrungen mit Patienten gibt es nicht. Die größte Herausforderung ist es, in solchen Erfahrungen Muster und Strukturen zu erkennen, damit wir verstehen können, wie das Singen den Patientinnen und Patienten hilft.

Es gibt ja derzeit keine formale Ausbildung zum Singleiter in Gesundheitseinrichtungen. Wer sind diese Menschen also – wer sind Sie eigentlich? Es gibt ja nicht den Studiengang ‚Singgruppe', das sind ja Self-Made-Professionen. Dies ist ähnlich wie in der musikalischen Früherziehung, da gibt es zwar auch Ausbildungsstätten, aber wenn Sie ins Feld gehen und schauen, wer macht das eigentlich, sind dies alle möglichen Leute. Es ist ein sehr komplexes Feld. So gibt es auch nicht ‚die' Singgruppe. Es können vier oder es können 80 Teilnehmer sein. Es stellen sich sehr viele Fragen, wie Singgruppen funktionieren, um auch Modelle über ihre Wirkungsweisen zu entwickeln."

Moderatorin: „Ich kenne es aus der Musiktherapie, dass das Beschreiben der Phänomene in der Forschung oft nicht ausreicht, um Projekte finanziert zu bekommen. Ich würde gerne weitergeben an Stephen Clift, um das das Thema Forschung noch in dieser Richtung weiter zu vertiefen."

Prof. Stephen Clift: „Ich habe viele Beispiele erlebt, wie machtvoll das Singen auf Menschen wirkt. Doch es ist nicht genug, dieses Erfahrungs-Feld auszubauen und auszubilden. Wir müssen viele Ebenen gleichzeitig in Betracht ziehen.

Es ist unglaublich wichtig, dass Menschen mit Erfahrung, Glaubwürdigkeit und Status im medizinischen Umfeld aufstehen und ihre fundierte Meinung zu diesem Thema sagen. Aber es geht nicht nur darum, dass die Leiter in den medizinischen Berufen sich hierzu aussprechen. Es ist wichtig, dass diese Diskussionen sich durch alle Bereiche der Professionen im Gesundheitsbereich ziehen. Um Ihnen nur ein Beispiel zu geben. Es läuft derzeit ein wunderbares Projekt am Kinderkrankenhaus in Birmingham in England. Es nennt sich ‚Singende Medizin' und beinhaltet, dass Musiker auf die Kinderkrankenstation kommen, um mit den Kindern, ihren Angehörigen und ihren Pflegern gemeinsam zu singen. Es wurde ein sehr beeindruckender Film über dieses Projekt gedreht, und ich möchte Ihnen empfehlen, sich diesen Film anzuschauen. In dieser Dokumentation schildert eine Spieltherapeutin, wie sie seit 14 Jahren in diesem Krankenhaus arbeitet und bislang nie ein Verfahren erlebt habe, das so enorme Wirkungen wie das Singen hatte. Sie empfahl, dass dieses Verfahren in jedem einzelnen Krankenhaus im Lande angewendet werden sollte.

Ich bin sehr beeindruckt von dieser Aussage. Diese Therapeutin hat wirklich lange im Gesundheitssystem gearbeitet und dabei viele Interventionsformen erlebt und ist zu dem Schluss gekommen, dass Singen eine wirklich unvergleichliche, starke Wirkung hat. Anders als andere Therapieformen, die mitunter Stress und Angst verursachen oder schlichtweg langweilig sind. Aber die Frage ist, wie kommen wir von einem Vorzeigeprojekt dahin, dass wir viele Projekte in dieser Art kreieren? Ich denke, es ist sehr schade, dass als einziges Zeugnis von diesem Projekt ein Film geblieben ist, und dass es überhaupt keine öffentliche Bewertung dieses Projektes gibt. Meiner Meinung nach führt kein Weg an der Evaluation, der Erforschung unserer Verfahren vorbei. Deren Ergebnisse sollten in den Medien veröffentlicht werden und für alle Leute einsehbar sein. Wir brauchen Fürsprecher. Wir brauchen Forschung. Und wir brauchen Demonstrationsmodelle für unsere Arbeit."

Dr. med. Ellis Huber: „Wir leben in einem wirklich ängstlichen, zwanghaften Land, in dem die evidenzbasierte Innovation gefordert wird. Niemand ist auf die Idee gekommen, von Kolumbus zu verlangen, vorab zu beweisen, dass er Indien erreichen wird.

Das Gesundheitswesen ist eine materielle Pfründe mit etwa 280 Milliarden Euro Umsatz im Jahr und darum gibt es einen machtpolitischen Kampf. Wissenschaft und Forschung werden missbraucht, als machtpolitischer Hebel, um gruppenegoistische Interessen zu verteidigen. (Applaus)
Das geht besser unter dem Schutzmantel intransparenter Verhältnisse, und die schärfste Macht, die wir haben, ist nichts anderes als die Wahrheit. Die Informationstechnologie gibt uns heute die Möglichkeit, die Bevölkerung zu mobilisieren. Wir müssen nicht mehr politische Apparate überzeugen. Der Weg ist, dass man die vielfältigen Erfahrungen der Menschen im Alltag transparent und sichtbar macht.

Entscheidend für den Krankenstand in Betrieben ist die Führungskultur. Sind die Mitarbeiter krank, ist die Firma der Patient. Niemand kommt in der Wirtschaft auf die Idee, eine randomisierte Doppelblindstudie für die Entscheidungskraft von Managern zu verlangen. Niemand! Warum akzeptieren wir diesen Blödsinn im Gesundheitswesen? Randomisierte Doppelblindstudien setzen ein ideologisches

Postulat: Erfahrungen sind unwichtig - Befunde stehen im Zentrum. Heute wissen wir aber: Die Erfahrungen, Emotionen und Beziehungen sind wichtig, Befunde sind sekundär. Daher brauchen wir eine neue Infrastruktur für soziale Gesundheit. Singgruppen müssen als Infrastruktur so selbstverständlich werden wie Autobahnen und Straßen. Niemand kommt auf die Idee, dass man randomisiert belegen muss, wie Straßen für die Autofahrer von Bedeutung sind. (Applaus)

Ich war vor kurzem bei der Jahresversammlung der ‚Bundesvereinigung für Gesundheitsförderung und Prävention'. Dort berichtete eine Wissenschaftlerin aus dem Forum Familie und legte einen 10 Punkte Katalog vor, was getan werden muss. Punkt 1 war: Jede Familie braucht Förderung. Der erste Diskussionsredner, der sich gemeldet hat, war der Vertreter der Kassenärztlichen Bundes-Vereinigung. Er sagte: Sie behaupten, jede Familie braucht Förderung. Wer soll das denn bezahlen? Solche Forderungen seien vermessen und wirklichkeitsfremd! Daraufhin meinte ich: Jeder Arzt bekommt Förderung in Deutschland, er bekommt sein Studium finanziert und Rahmenbedingungen bereitgestellt, auch jeder Autofahrer bekommt Förderung. Also geht es um Infrastrukturentwicklung und um eine selbstbewusste Vertretung dessen, was wir für die Menschen und die Gesellschaft bieten. Wir bauen die Straßen für die soziale Wohlfahrt. Das zu verdeutlichen bringt uns nicht sofort Geld, aber demütig zu bitten und zu betteln auch nicht." (Applaus)

Dr. Stierl: „Wenn ich Dr. Huber zuhöre, ist da immer die Faszination der Kausalität. Das leuchtet sofort ein und ich merke, dass ich gleichzeitig in mir eine Bremse spüre; weil ich denke, es ist einerseits wichtig, dass wir bloß nicht resignieren, dass wir nicht hoffnungslos werden und dafür braucht man Ideen und auch Utopien. Und dazu ist Herr Dr. Huber in hervorragender Weise geeignet. Auf der anderen Seite habe ich heute Morgen die Zeitung aufgeschlagen und gelesen, dass Fresenius jetzt Rhön frisst; und mit 2,6 / 2,8 Milliarden ist Rhön kein ‚Kleiner'. Das ist die Wirklichkeit, von der ich spreche. Gott sei Dank spricht Ellis Huber vom Kapitalismus. Das heißt, dass uns klar ist: Wir leben hier nicht irgendwo in einem sich selbst definierenden Rahmen, sondern wir haben ökonomische Spielregeln, die es echt schwer machen, diese Ideen tatsächlich umzusetzen. Dass wir trotzdem nichts Anderes haben, als die Wahrheit und dass wir die Solidarität wieder begreifen müssen, dass wir die Kommune als Gestaltungsraum sehen – das sehen wir auch gemeinsam. Was mir wichtig ist: Ich will es wirklich runtergebrochen haben.

Wie soll das konkret passieren? Und in dem Konkreten wird es sehr schwierig. Und ich kann nur sagen, so wie ich seit 23 Jahren hier singe, und heute Nachmittag auch wieder auf einer Station, so werde ich, wie immer am 1. Mai, wieder am Lambertiplatz stehen und versuchen, diese Solidarität praktisch zum Ausdruck zu bringen. Es geht nicht um Theorie – wir müssen uns konkret positionieren. Wo gehören wir denn hin im Schlachtfeld der Kämpfe um die Milliarden im Gesundheitswesen?" (Applaus)

Prof. Kreutz: „Die Hinweise, dass nichts Neues käme, mögen zutreffen. Aber es gibt Einsichten, welche die Diskussion bereichern können. Wenn man zum Beispiel feststellt, dass bei einer musikalischen Stimulation von Müttern Frühgeborener auf Intensivstationen die Muttermilch sowohl quantitativ als auch qualitativ höher ist, weiß man zwar nicht, wie das passiert. Aber dies ist eine Erkenntnis, die man in Diskussionen einbringen kann. Das ist noch keine Legitimation für Musik auf frühkindlichen Stationen, aber es ist ein Hinweis, mit dem man auch politisch argumentieren kann. Wir können den Politikern nur sagen: Da ist etwas, schaut euch das an. Unsere Aufgabe – da hat auch Prof. Stephen Clift zu Recht darauf hingewiesen – ist es, mehr in die Öffentlichkeit zu gehen, mehr solche Diskussionen zu suchen und unsere Beobachtungen publik zu machen. Aber wir sind nicht Heilsbringer, wir sind auch nicht Legitimatoren, wir sind auch keine Beweise schuldig. Wir können dazu nur unseren bescheidenen Beitrag leisten und hoffen, dass die Politik und die sozial Verantwortlichen weise und richtig handeln."

Huber: „Ein Satz! ‚*Und es ist in den menschlichen Genen festgeschrieben, dass Singen zum Überleben hilft*'. Ich kenne keinen Wissenschaftler, der mir das Gegenteil zu beweisen vermag."

Patientin: „Ich möchte zu Wolfgang Bossinger sprechen, und natürlich auch zu allen anderen. Herr Bossinger, Sie sagten eben, dass es wichtig sei, dass Patienten hier sind. Boa, ich bin ganz aufgeregt. Ich persönlich finde es auch ganz wichtig, dass Angehörige dabei sind. Und das möchte ich auch an die Medizin weitergeben. Ich bin Angehörige einer Kranken seit über dreißig Jahren und seit über 30 Jahren damit beschäftigt." (Applaus)

Bossinger: „Auch etwas ganz Wichtiges! Und das habe ich ja eigentlich gesagt, dass diese Art des Singens den Rahmen sprengt gewissermaßen. Wenn wir etwas weiterschauen: wie kann man sich in ein System begeben, ohne sich verdächtig zu machen, hier jetzt völlig revolutionäre Dinge zu tun? Aber eigentlich machen wir revolutionäre Dinge, die sozialen Sprengstoff enthalten und die Grenzen überwinden, aber im positiven Sinne. Und erstaunlicherweise wird es auch sehr wohlwollend aufgenommen. Was wir jetzt in unserer Gegend oft erleben ist, dass sich leider noch oft am wenigsten die

Mitarbeiter trauen in der psychiatrischen Klinik zum Singen dazuzukommen. Und ich bin mir nicht so sicher, ob dies eine professionelle Haltung ist oder Angst vor Nähe und Begegnung mit den Patienten. Das ist so bisschen meine Vermutung, dass dies auch eine Rolle spielt.
Bei uns kann jeder kommen! Wir laden im Grunde einfach jeden Menschen ein. Vielleicht mal ein Beispiel hierzu und eine der bewegendsten Erfahrungen, die wir hatten: Wir hatten zwei Patientinnen mit Babys und die kamen dann immer mit ihren Kindern und wir hatten ältere depressive Damen, die haben dann zwischendurch die Babys gehalten, während diese jungen Mütter mitsangen und mittanzten. Und das war sozusagen das, was da spontan entstanden ist, wo überhaupt nicht irgendjemand von uns irgendetwas vorgeschlagen hat. Das finde ich oft das Bewegendste an dieser Art des Singens, dass die Patienten sich eigentlich gegenseitig unterstützen. ‚Der Mensch ist des Menschen Medizin'. Man kann sehr gut darlegen, dass kranke Menschen sich gegenseitig unterstützen und helfen, und darf sich manchmal als Therapeut richtiggehend zurücklehnen. Auch zum Beispiel, wenn Menschen sehr tief berührt sind und anfangen zu weinen, dann gibt es mindestens immer fünf andere, die sich sofort um denjenigen kümmern. Wir müssen also nicht jedes Mal eine Krisenintervention machen, sondern das machen die Menschen untereinander. Es ist sehr schön dieses zu erleben.

Die Angehörigen kommen wahrscheinlich in Krankenhäusern oft zu kurz oder auch in bestimmten Feldern, darüber habe ich gestern oder vorgestern schon gesprochen, zum Beispiel bei krebskranken Kindern, deren Geschwister. Diese sind auch sehr gefährdet, weil sie sich sehr zurücknehmen müssen.

Aber ich wollte noch etwas sagen zu der Revolution, die ich durchaus interessant und für eine gute Idee halte. Also ich persönlich sehe es eigentlich so, dass wir auf ganz vielen Wegen arbeiten. Zum Beispiel wir waren ja letzte Woche in Berlin beim Patientenbeauftragten des Deutschen Bundestages von der CDU und im Gesundheitsministerium. Da haben wir dann über 100 Patientenfürsprecher zum Singen gebracht. Wolfgang Zöller, der Patientenbeauftragte, hat auch mitgesungen und mitgetanzt. Aber wir wenden uns natürlich auch an andere politische Richtungen. Wir schauen einfach mal, welche Partei schneller ist und sich für Singende Krankenhäuser stark macht. Also wir setzen verschiedene Strategien ein und erleben häufig auch, dass sich viele Türen öffnen. Ich glaube, es gibt auf der einen Seite Verhärtungen, aber manche Menschen kann man durchaus mit Singen und über Musik so ein bisschen zum Schmelzen bringen und es öffnen sich Türen.

Noch eines wollte ich über unserer Singgruppe sagen. Wir wären eigentlich völlig unabhängig von Geldern des Gesundheitssystems, wenn wir sagen würden, jeder soll 2 oder 3 Euro bezahlen und das würden wahrscheinlich viele machen. Bei 80 bis 100 Teilnehmern hätten wir rund 300 EUR und könnten praktisch die Musiktherapeuten damit finanzieren. Wir bräuchten eigentlich überhaupt keine Gelder. Es gibt natürlich auch kleine Singgruppen, da würde das nicht funktionieren. Ich setze auch sehr auf die Kraft der Teilnehmer. Ein anderes Beispiel zur Finanzierung: Die Leiterin einer Selbsthilfegruppe für MS Patienten, die hat einfach die AOK um Unterstützung für eine Singgruppe für MS-Patienten gebeten und wir haben sofort 800 € für den Start unser Singgruppe bekommen. Leider ist jetzt das Geld ausgegeben, und wir müssen überlegen, wie wir weiter gehen. Aber ich hatte zuvor gedacht: ‚Wir müssen erst zahllose Studien führen und beweisen, dass Singen wirklich wirkt, bevor jemals eine (Kranken)kasse zahlt, aber die Leiterin der Selbsthilfegruppe hat sofort das Geld bewilligt bekommen!'. Manchmal sieht man da auch den Wald vor lauter Bäumen nicht. Oder man denkt, vieles geht nicht. Wir haben den großen Vorteil im Verein, dass wir nicht denselben Zwängen unterliegen wie Kliniken."

Singleiter Michael: „Mein Name ist Michael. Ich konnte bereits am Anfang unserer Diskussion feststellen, dass viele von uns insgeheim so den Wunsch haben, dass die Wirkung unserer Arbeit medizinisch wissenschaftlich beweisbar ist, und ich konnte auch irgendwie wahrnehmen, das könnte ein Vorteil für uns sein. Jetzt ist es ja so, dass es offensichtlich bis jetzt nicht wirklich beweisbar ist und diesbezüglich habe ich eine Frage, vor allem an Prof. Kreutz. Könnte man das jetzt nicht so drehen, dass man wissenschaftlich beweisen kann, dass es nicht beweisbar ist und auf unsere positiven Erfahrungen legitim zurückzugreifen?"

Kreutz: „Ja, vielen Dank. Das, was Sie erleben oder zurückbekommen, das sind zweifellos ihre Erfahrungen, auf denen Sie aufbauen, auf denen auch die Forschung aufbaut: Also, ich glaube schon, dass wir belastbare Hinweise in der Hand haben. Aber ich glaube, es kommt auch darauf an, dass man die Erwartungen nicht zu hoch oder zu niedrig, sondern nahe an der Realität ansiedelt. Das bekommen wir nur hin, wenn wir unsere Vorbehalte und Stereotypen über Wissenschaft und Praxis ein bisschen revidieren. Newton hat mal gesagt, wir bräuchten keine Wissenschaft, wenn wir die Antworten schon wüssten. Aber wenn wir die Antwort nicht wissen, heißt das nicht, dass Erfahrungen invalide wären. Im Gegenteil, wissenschaftliche Fragen bauen immer auf Erfahrungen auf. Ohne ein wissenschaftliches Vorgehen wüssten wir jedoch nicht, ob unsere Erfahrungen zufällig sind und auch nicht, wie sie zustande kommen.

Es mag sein, dass einzelne Beobachtungen dann ein Gesamtbild ergeben, das dann so erdrückend ist, dass man am Ende mit Fug und Recht sagen kann, wer keine musikalische Anamnese macht mit einem Patienten, der vernachlässigt therapeutisches Potential. Viele Facetten führen erst zu einem Gesamtbild. Wir haben eine sehr fragmentierte Medizin aus irgendwelchen Gründen; das kann mit dem Technologiezeitalter zusammenhängen. Vielleicht ist der Erfolg von Singgruppen auch ein gesellschaftlicher Selbstheilungsprozess. Damals, als Adorno uns nach dem II. Weltkrieg das Singen verboten hat und in Rheinland Pfalz in den sechziger Jahren das Singen einfach verpönt war, ist man zu einer auditiven Erziehung übergegangen. Wir haben allerdings zwei Musikinstrumente in unserem Körper, das sind die Stimmbänder und das ist das Trommelfell. Aber wir können nicht unsere Musikalität auf das Hören reduzieren lassen, wie es die Musikpädagogik jahrzehntelang versucht hat. Gut, das mag jetzt merkwürdig klingen, weil vielleicht einige von Ihnen viele Schulen oder Kindergärten kennen, in denen gesungen wird. Das sind Leuchttürme, die leider überdecken, an wie vielen Orten eben nicht richtig gesungen wird."

„Das, was wir hier machen, ist letztlich gesellschaftliche Selbstheilung."

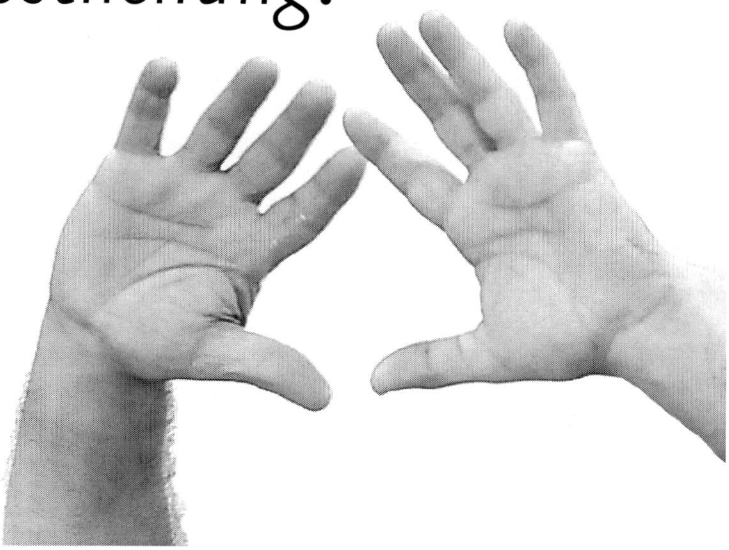

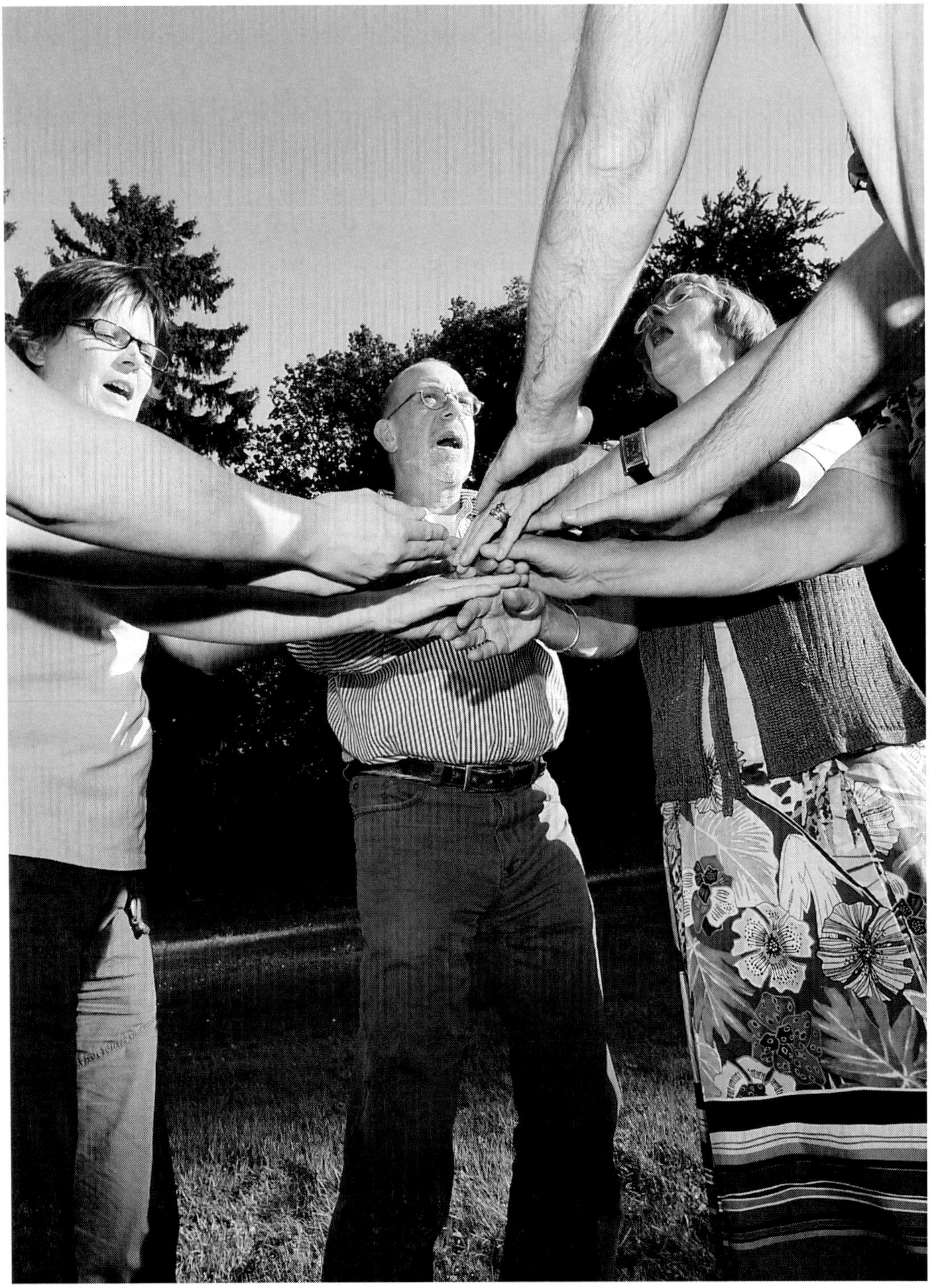

Infos zum internationalen Netzwerk

>>> *Von Thomas Jüchter und Sonja Heim*

Singende Krankenhäuser - internationales Netzwerk zur Förderung des Singens in Gesundheitseinrichtungen e.V. engagiert sich seit 2010 für heilsame Singangebote im gesamten Gesundheitsbereich und die Förderung singtherapeutischer Ansätze in speziellen Bereichen, wie etwa Aphasie, Demenz, Depressionen, Frühgeburten, Krebserkrankungen, psychosomatische Erkrankungen, Parkinson, Lungen- und Schmerzerkrankungen, traumatische Belastungen bei Kindern und Jugendlichen.

Vision

Schirmherrin des in Stuttgart beheimateten Vereins ist Gerlinde Kretschmann, die Ehefrau des baden-württembergischen Ministerpräsidenten. Unsere Vision ist ein Gesundheitswesen, in dem den Menschen die heilsame Kraft des Singens erlebbar gemacht wird. Mit einer intensiven Öffentlichkeitsarbeit und einem immer stärker wachsenden Mitgliedernetz wollen wir das Bewusstsein dafür schärfen, dass ergänzend zur Schulmedizin die Aktivierung körpereigener Ressourcen und Selbstheilungskräfte eine wichtige Rolle in der Medizin spielt. Das Singen mit kranken Menschen setzt im Gesundheitswesen positive Akzente und kann dazu beitragen, den Menschen mehr in den Mittelpunkt der medizinischen Behandlung zu rücken.

Forschung und Weiterbildung

Wir untermauern unsere Arbeit durch Vernetzung von wissenschaftlichen Forschungsprojekten zu gesundheitsfördernden Wirkungen des Singens in Kooperation mit international führenden Wissenschaftlern und führen eigene Studien hierzu durch. Die gewonnenen Erfahrungen und Erkenntnisse vermitteln wir in fundierten Singleiter-Weiterbildungen an interessierte Menschen und Fachkräfte aus Krankenhäusern, Gesundheitseinrichtungen und Altersheimen. Wir vergeben an geprüfte Einrichtungen mit einem regelmäßig stattfindenen gesundheitsfördernden Singangebot das Zertifikat „Singendes Krankenhaus/Singende Gesundheitseinrichtung“ bzw. „Singendes Altersheim“.

Leitbild

Die ethischen Grundlagen der Singangebote im Gesundheitsbereich, wie sie von Singende Krankenhäuser e.V. entwickelt worden sind, basieren auf einem humanistisch-ganzheitlich orientierten Menschenbild. Die Leitung von Singangeboten im Gesundheitsbereich erfordert die Beachtung wichtiger ethischer Grundlagen und Leitlinien, die dem Schutz und der Würde aller Beteiligten dienen. Sie sollen stets dem Wohlergehen, der Stärkung der Selbstheilungskräfte, der Förderung von Ressourcen und des Selbstwertes aller Beteiligten dienen. Singleiter, die bei Singende Krankenhäuser e.V. eine Weiterbildung absolvieren, verpflichten sich dazu, die berufsethischen Richtlinien und Grundlagen einzuhalten.

Neben der Wahrung der Würde und der Ausrichtung auf das Wohlergehen der Teilnehmer, distanzieren sich die Singleiter ausdrücklich von unseriösen und unwissenschaftlichen Heilungskonzepten (z.B. ungeprüfte esoterische Heilungsversprechen, unbewiesene Konzepte über Klangwirkungen). Dabei respektieren sie, dass spirituelle Dimensionen des Menschen relevant für die Förderung von Heilungs- und Selbstheilungsvorgängen sein können, im Sinne wichtiger Ressourcen wie Sinnhaftigkeit, Selbstwirksamkeit und Gemeinschaftserleben. Sie respektieren die Glaubenssysteme und Überzeugungen der Klienten und suggerieren nicht eigene Vorstellungen. Die Singleiter orientieren sich hierbei an aktuellen Erkenntnissen der Bewusstseinsforschung, der transpersonalen Psychologie, Religionswissenschaft usw.

Tätigkeitsfelder

Weiterbildung

Wir erforschen die gesundheitsfördernden Wirkungen des Singens praktisch und wissenschaftlich. Die Ergebnisse dieser Arbeit vermitteln wir seit April 2011 in der Weiterbildung „Singleiter/-in für Gesundheitseinrichtungen und Krankenhäuser“ in 5 zweitägigen Modulen und seit Februar 2012 in der Weiterbildung „Singleiter/-in für Altersheime und Senioren“ in 4 zweitägigen Modulen, jeweils an den Wochenenden. Die diesbezüglichen Ausbildungskonzepte, wie beispielsweise Singen mit krebskranken Menschen, Singen in der Psychiatrie, auch gemeindeintegriert und Singen mit schwerstpflegebedürftigen oder dementen Menschen entwickeln wir fortlaufend weiter.

Die Weiterbildungen finden derzeit an der Evangelischen Akademie Bad Boll in Baden Württemberg oder in den norddeutschen Seminarhäusern MaRah in Rahden bei Minden/Westfalen und in der Alten Mühle in Bad Gandersheim bei Braunschweig statt. Sie richten sich an Menschen, die im Gesundheitsbereich tätig oder tätig sein wollen und verteilen sich jeweils auf den Zeitraum von einem Jahr. Sie werden von erfahrenen Fachkräften durchgeführt, die seit Jahren gezielt Singen zur Gesundheitsförderung in Gesundheitseinrichtungen praktizieren.

Zertifizierung von Krankenhäusern, Gesundheitseinrichtungen und Altersheimen

Zertifizierte Einrichtungen

Eine Einrichtung, die als *Singendes Krankenhaus* oder *Singendes Altersheim* von uns ausgezeichnet wird, signalisiert damit nach außen den hohen Stellenwert, den sie den eher weichen Faktoren bei der Behandlung wie gutes Arbeitsklima, freundliche Einrichtungsatmosphäre, Kunst und Kultur und nicht zuletzt einer ganzheitlichen Betrachtungsweise des Menschen mit seinen sowohl körperlichen als auch seelisch-geistigen Anteilen beimisst.

Einrichtungen, die die Zertifizierungsrichtlinien erfüllen, werden von uns als *Singendes Krankenhaus*, *Singendes Altersheim* oder *Singende Gesundheitseinrichtung* ausgezeichnet und können diese Auszeichnung für ihre Außendarstellung verwenden. Die jeweilige Einrichtung bietet regelmäßig stattfindende Singgruppen oder alternativ andere Formen einer besonderen Förderung des Singens an der Einrichtung wie z.B. therapeutisches Singen mit Einzelpatienten im stationären Kontext durch eine entsprechend qualifizierte Leitung an.

Das Singangebot sollte angemessen vergütet werden. Die zertifizierte Einrichtung selbst wird korporatives Mitglied bei Singende Krankenhäuser e.V. und unterstützt damit die Ziele und Leitbilder des Vereins.

Die Singleiter sollen mit dem heilsamen Singen vertraut sein und daher unsere Weiterbildung besucht haben. Die Mitgliedseinrichtungen können das Logo von Singende Krankenhäuser e.V. zu eigenen Werbezwecken verwenden und profitieren von der großen medialen Aufmerksamkeit. Sie können sich außerdem an Forschungsvorhaben beteiligen und erhalten für all ihre Mitarbeiter 10% Rabatt auf Gebühren von Seminaren und Tagungen.

In Deutschland, Österreich und in der Schweiz gibt es mittlerweile über 45 zertifizierte singende Gesundheitseinrichtungen.

Forschung

Ziel der von uns betriebenen Forschungsarbeit ist es, die gesundheitsfördernden und therapeutischen Wirkungen des Singens wissenschaftlich zu erforschen. Zudem soll der Prozess der Theoriebildung vorangetrieben werden, um die gesundheitsfördernden Wirkungen aktiven Singens besser verstehen und gezielt nutzen zu können.

Diese Forschungskooperation wird derzeit ausgeführt in intensiver Zusammenarbeit zwischen Wolfgang Bossinger, Dipl. Musiktherapeut, Ehrenvorsitzender von *Singende Krankenhäuser e.V.*, Prof. Dr. Stephen Clift, Director of the Sidney de Haan Research Centre for Arts and Health, Professor for Health Education, Canterbury Christ, Church University, GB und Prof. Dr. Gunter Kreutz, Musikwissenschaftler, Carl von Ossietzky Universität, Oldenburg.

Das erste groß angelegte gemeinsame Forschungsprojekt trug den Titel: „Gesundheitliche Bedeutungen von Singgruppen aus Sicht von Singgruppenleitern und teilnehmenden Sängerinnen und Sängern". Es wurde im Sommer 2012 abgeschlossen und untersuchte, inwieweit die subjektiv empfundene tiefe Wirkung des heilsamen Singens sich auch wissenschaftlich belegen lässt.

Die Analyse aller Erhebungen wird bis April 2013 fertiggestellt sein und auf der Jahreskonferenz 2013 präsentiert werden. Daran schließt sich auch eine Veröffentlichung in einer wissenschaftlichen Fachzeitschrift an. Weitere wissenschaftliche Publikationen in nationalen und internationalen Journalen und Büchern sind geplant. Die Forschungskooperation ist langfristig angelegt und eingebettet in eine internationale Kooperation mit weiteren wissenschaftlichen Instituten und Netzwerken. Eine Follow-Up-Studie ist bereits geplant. Außerdem sollen weitere wissenschaftliche Fragestellungen, die aus den Ergebnissen dieser Studie resultieren, in kommenden Studien untersucht werden.

Jahreskonferenz

Seit der ersten Konferenz im Mai 2011 in Göppingen veranstaltet der Verein Jahrestagungen, die als Netzwerktreffen dem Austausch über den Stand der Singforschung und aktueller Entwicklungen im Schnittfeld von Singen und Medizin dienen. Die 2. Jahrestagung im April 2012 mit über 140 Teilnehmern an der Psychiatrischen Klinik Lüneburg trug den Titel: ***„Das Potential des heilsamen Singens. Singend gesund werden. Forschung – Praxis – Perspektiven."*** Zukünftig soll es im jährlichen Wechsel öffentliche Jahreskonferenzen und interne Symposien für Mitglieder geben. Die Jahrestagung 2013 in

Bad Boll trägt den Titel: *„Tönen und Singen. Vom ersten Schrei bis zum letzten Atemzug. Ressourcenorientierte und gesundheitsfördernde Singangebote in verschiedenen Phasen der Lebensspanne“*. 2014 gibt es dann das erste Symposion nur für Mitglieder von *Singende Krankenhäuser e.V.* Die Jahreskonferenzen sollen im Wechsel zwischen Nord und Süd, Ost und West in ganz Deutschland ausgerichtet werden und so auch Regionen einbeziehen, in denen die Vereinsarbeit noch nicht so bekannt ist.

Landesbotschafter

Botschafter des Vereins gibt es mittlerweile auf fast allen Kontinenten. Landesbotschafter, die bereit sind, ein entsprechendes Netzwerk in ihrem Land mit aufzubauen, konnten wir bis heute gewinnen in den Ländern Großbritannien | Finnland | Niederlande | Rumänien | Spanien | Türkei | Ungarn | Frankreich | Kanada | USA | Argentinien | Brasilien | China | Iran | Sri Lanka | Südafrika

Wissenschaftlicher Beirat

Neben den Landesbotschaftern kann der Verein noch eine illustre Reihe wissenschaftlicher Beiräte aufbieten, die auf der ganzen Welt verteilt sind. Im deutschsprachigen Raum am bekanntesten dürften Prof. Joachim Bauer, Prof. Gerald Hüther, Prof. Rolf Verres sowie der bekannte Arzt und Kabarettist Dr. med. Eckart von Hirschhausen sein.

Musikalische Botschafter

Außerdem können wir immer mehr prominente musikalische Botschafter für unsere Arbeit gewinnen. Hier seien genannt der Kinderliedermacher Reinhard Horn, Roland Kaiser, Konstantin Wecker sowie aus dem klassischen Bereich Samuel Youn, Cornelius Hauptmann und Franz Josef Selig.

Internationaler Ausbau

Der internationale Ausbau des Netzwerks soll langfristig vorangebracht werden. Hierzu gehört, dass wir zunächst den Verein finanziell und personell so ausstatten, dass wir die Vielzahl der Aufgaben und Anfragen bewältigen können. Anschließend wollen wir den Aufbau des Netzwerks in den deutschsprachigen Ländern Europas sowie in Großbritannien weiterentwickeln, wohin bereits enge Kontakte bestehen. Im Jahr 2012 haben wir mit einer eigenen Weiterbildungsreihe für Altersheime und Senioren in der Schweiz begonnen und stehen in Verhandlungen bezüglich der Ausdehnung der Weiterbildungsreihe auf Österreich.

Englischsprachiger Internetauftritt

Die englischsprachige Website >>> www.singing-hospitals.com soll langfristig und analog zu unseren Kapazitäten ausgebaut werden.

Eine professionelle Corporate Identity für die Außendarstellung des Vereins (Infoflyer, Broschüren, Referenzen) wurde über das ganze Jahr 2012 erstellt, einschließlich einer großangelegten Überarbeitung der Website und dem Aufbau eines neuen Webshops. Merchandising-Produkte wie Liedpostkarten, Tragetaschen und Buttons werden für Freunde und Förderer angefertigt und verkauft.

Weiterentwicklung der Module

Wir werden unser Weiterbildungsprogramm mit zusätzlichen Modulen ergänzen und die Bedürfnisse von einzelnen Patientengruppen in krankheitsspezifischen Singangeboten gezielter aufgreifen. Deutschlandweit haben wir im Auge, unsere Weiterbildungsangebote weiter zu dezentralisieren, um eine Ausbreitung auch im Norden und Osten des Landes zu fördern, da sich unsere Arbeit in der Anfangszeit auf den Süden konzentriert hat. Seit Mitte 2012 bieten wir unsere Weiterbildungsmodule bereits in drei Seminarhäusern an, zwei davon in Norddeutschland. Für die Weiterbildungsteilnehmer, die aus dem gesamten deutschsprachigen Raum stammen, können hierdurch mitunter lange Anfahrtswege vermieden werden.

Kassenfinanzierung „Singen hilft heilen"

Zudem streben wir eine Kooperation mit innovativen Krankenkassen an und befinden uns hier schon in der Projektplanung. Auch von dieser Seite erhoffen wir uns finanzielle Unterstützung für die singtherapeutische Arbeit an Kliniken und in der Gesundheitsprävention. Wir erleben immer wieder, dass unsere Singangebote für ehemalige Patienten in der Nachsorge wertvolle Räume zur Gefühls- und Stressregulaton und der Alltagsbewältigung bieten und die Teilnehmer Halt und Unterstützung in den dabei entstehenden informellen sozialen Netzwerken finden. Patienten können sich hier mit ihren Angehörigen gemeinsam in neuer Weise erfahren und begegnen. Eine Singgruppe kann somit eine wichtige Hilfe bei der dauerhaften Krankheitsbewältigung sein und Rückfälle und Krisen abmildern helfen, die Komunikationsfähigkeit und die Integration in das Leben fördern. Offene Singangebote, an denen auch Mitarbeiter und Angehörige teilnehmen können, sind ein wirksames Mittel zur Burn-Out-Prophylaxe.

Mitgliederservice

Wir sind bestrebt, den Mitgliederservice für unsere Mitglieder kontinuierlich auszubauen. Anfang 2013 haben wir den geschützten Mitgliederbereich auf unserer Homepage erheblich erweitert. Dort können von angehenden Singgruppenleitern nun Checklisten, Musteranschreiben und hilfreiche praktische Tipps zum Aufbau von Singgruppen heruntergeladen werden. Unterstützung bei Bewerbungsaktivitäten bieten wir auch durch Mustervorträge, Power-Point-Präsentationen und kostenloses Infomaterial. Die Vernetzung unserer Mitglieder treiben wir durch eine Art Pinnwand voran, auf der sich online jedes Mitglied – auch unter der Rubrik „Suche/Biete“ vorstellen kann. Außerdem wurde ein Diskussionsforum eingerichtet, über das ein Austausch mit Gleichgesinnten und Dozenten auch über die Weiterbildung hinaus möglich ist.

Finanzierung

Singende Krankenhäuser e.V. ist ein gemeinnütziger Verein, der sich durch ehrenamtliches Engagement mit hohem Idealismus seitens der Mitglieder trägt und sich über Mitgliedsbeiträge, Weiterbildungsangebote und Spenden finanziert. Ihre Spenden werden ausschließlich für die in der Satzung festgelegten Zwecke verwendet. Mit Ihrer Spende unterstützen Sie den Aufbau des Netzwerks und viele wichtige Projekte, wie zum Beispiel die wissenschaftliche Erforschung des Singens, die Etablierung von Singgruppen in Gesundheitseinrichtungen durch Beratungs- und Öffentlichkeitsarbeit sowie die qualitativ hochwertige Fortentwicklung unserer Weiterbildungsangebote. Vielen Dank für Ihre Spende!

Wir freuen uns über aktive Mitglieder und über Ihre Spende! Unsere Bankverbindung lautet:
Singende Krankenhäuser e.V., bei der Sparkasse Ulm, BLZ 630 500 00, Kto. Nr.: 211 60 613,
Für Auslandsüberweisungen: IBAN: DE81 6305 0000 0021 1606 13, BIC: SOLADES1ULM

Nähere Informationen:

Weitere Informationen über den Verein und aktuelle Veranstaltungen finden Sie auf unserer Internetseite >>> www.singende-krankenhaeuser.de oder unter diesem Kontakt:

LEITUNG DER GESCHÄFTSSTELLE / GESCHÄFTSFÜHRUNG

Sonja Heim, M.A.

Klosterhof 11 | 88255 Baindt / Ravensburg

Tel.: 07502 / 91340-50

Email: sonja.heim@singende-krankenhaeuser.de

Telefonische Bürozeiten: Mo. – Do. 10 – 13 Uhr

Singende Krankenhäuser – internationales Netzwerk zur Förderung des Singens in Gesundheitseinrichtungen e.V., Vereinsregister Amtsgericht Stuttgart Nr. 720762

Herausgeber stellen sich vor

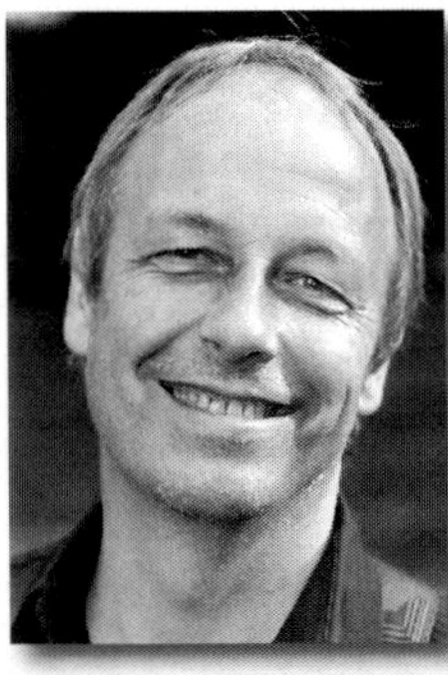

Wolfgang Bossinger

Wolfgang Bossinger, Diplom-Musiktherapeut (FH), Psychotherapie (HPG), Systemischer Familientherapeut, Singleiter und Weiterbilder begründete 2009/2010 *Singende Krankenhäuser – internationales Netzwerk zur Förderung des Singens in Gesundheitseinrichtungen e. V.* Er war 1. Vorsitzender bei *Singende Krankenhäuser e. V.* von 2010 bis 2012 und ist jetzt Ehrenvorsitzender. Bossinger ist Leiter der Akademie für Singen und Gesundheit, Vorstandsmitglied bei il canto del mondo e. V. und der Deutschen Stiftung Singen.

>>> www.healingsongs.de

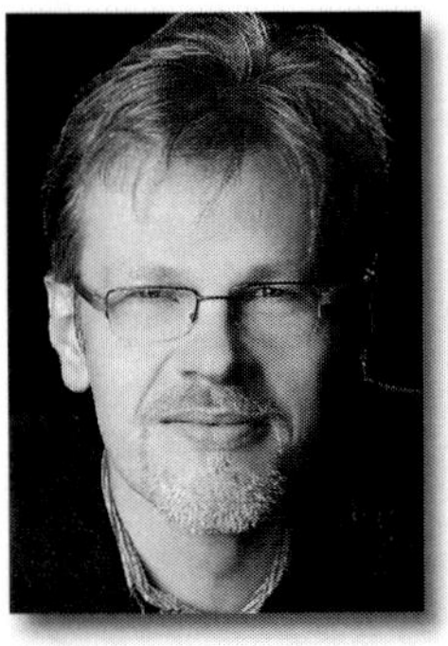

Norbert Hermanns

Dipl. Musiktherapeut (DMtG), Dipl. Sänger, Dipl. Religionspädagoge, 1.Vorsitzender der *Singende Krankenhäuser e.V.*, Koordinator Musiktherapie LebensWert e.V. / Psychoonkologisches Therapiezentrum an den Unikliniken (UK) Köln, Musiktherapeut Palliativzentrum / UK Köln, Mitglied im Bundesarbeitskreis der Musiktherapeuten in der Onkologie, Seminarleiter und zertifizierter Singleiter, Mitglied des Opernchores der Stadt Köln seit 1994, freiberuflicher Sänger, Gastvorträge und Seminare als Referent in Europa, Rundfunk- und Fernsehbeiträge.

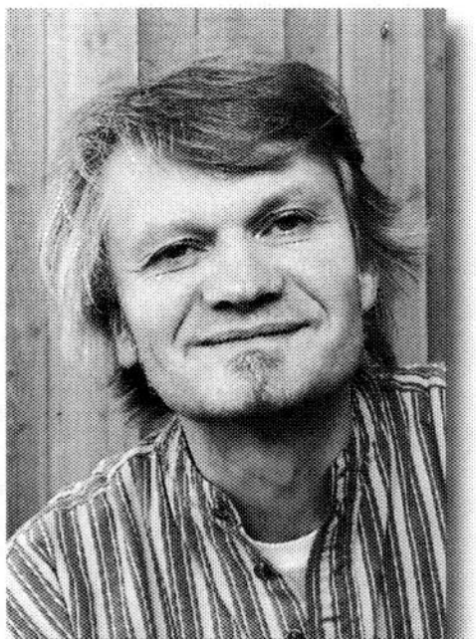

Thomas Jüchter

Verh., zwei Söhne, Dipl.Musiktherapeut/FH-NL, Studium in Nijmegen/NL, seit 1994 tätig in psychosomatischen Kliniken, seit 2001 im Krankenhaus Ginsterhof, Schwerpunkt Traumatherapie und somatoforme Schmerzstörungen. Zusatzausbildung in Transaktionsanalyse nach Eric Berne. Ehemals Tenor u.a im international renommierten Oldenburger Kammerchor, Ensemble Vocal (Hamburg). Singleiter-Weiterbildung bei Wolfgang Bossinger, Zertifikat Singende Krankenhäuser e.V., Aufbau diverser Singgruppen, sowohl stationär als auch ambulant und frei. Dozent in der Singleiter-Weiterbildung bei *Singende Krankenhäuser e.V.*, Initiator der Buxtehuder Nächte der spirituellen Lieder, Mitglied bei Soulgate (Mantraband)

>>> www.cantokreise.de | www.krankenhaus-ginsterhof.de

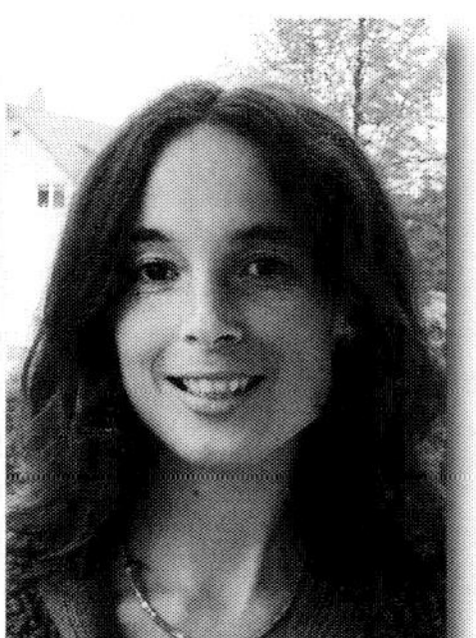

Sonja Heim

Und zu meiner Arbeit: Singen ist für mich ein Anti-Stress-Therapeutikum und passt daher wunderbar in unsere stressgeplagte Zeit. Es ist schlichtweg unmöglich zu singen, ohne sich selbst zu spüren und mit Herz und Verstand daran beteiligt zu sein. Angesichts der vielen Einflüsse, die uns heutzutage von uns selbst wegziehen und ablenken, bringt uns das Singen wieder "nach Hause", zu unserer Mitte und, wenn wir es gemeinsam tun, in eine vorurteilsfreie Begegnung mit unseren Mitmenschen. Gesunden Menschen hilft das Singen, ihre Stimmung zu verbessern, für kranke Menschen kann es Wege aus der Krise weisen. Singen transportiert Lebensfreude, Wärme und Hoffnung. Für mich persönlich kann es keine schönere Aufgabe geben, als mitzuhelfen, dass es wieder Orte gibt, an denen gesungen wird, Orte, wo Menschen aller Generationen und Schichten etwas miteinander teilen können. Ich bin zuversichtlich, dass auch die Kassen die Bedeutung des gemeinsamen Singens erkennen werden und ihre Aufgabe verstärkt darin sehen, soziale und haltgebende Netzwerke zu stärken.

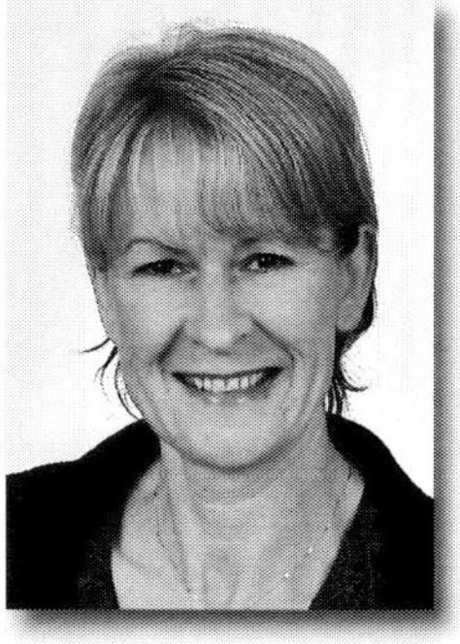

Martina Mackamul

Dipl.Betriebswirtin, zertifizierte Singleiterin, 2.Vorsitzende und Dozentin in der Weiterbildung von Singende Krankenhäuser e.V., seit 2009 eigene Singkreise und seit März 2012 das Projekt „Singen ohne Barrieren", eine Singgruppen-Initiative von Amsel Leonberg-Flacht. „Die Kraft und Freude, die diese Art des gemeinsamen Singens wecken kann, möchte ich möglichst vielen Menschen zugänglich machen." >>> www.martina-mackamul.de

Weiterführende Links

INTERNATIONAL:

Sidney De Haan Research Centre for Arts and Health

>>> www.canterbury.ac.uk/Research/Centres/SDHR/Home.aspx

Forschungszentrum, das sich mit der Bedeutung des Singens, der Musik und anderer Künste für Gesundheit und Wohlbefinden beschäftigt. Direktoren des Zentrums sind der Präsident von Singende Krankenhäuser e. V. Prof. Dr. Stephen Clift, sowie der wissenschaftliche Beirat von Singende Krankenhäuser e. V. Prof. Grenville Hancox. Hier gibt es umfangreiche Infos zur Singforschung, sowie Artikel und Materialien zu Parkinson, COPD, Demenz und psychischer Gesundheit

AIRS Advancing Interdisciplinary Research on Singing Project in Canada

>>> www.airsplace.ca

Interdisziplinäre Forschungsinitiative, die sich mit allen theoretischen und praktischen Formen und Anwendungen des Singens beschäftigt

International Association for Music and Medicine

>>> www.iammonline.com

Diese Gesellschaft beschäftigt sich mit der wissenschaftlichen Erforschung, interdisziplinären Vernetzung und Koordinierung von Projekten, die er Anwendungen von Musik in gesundheitlichen Kontexten dienen.

Musique et sante

>>> www.musique-sante.org

Die Organisation fördert Projekte mit Künstlern/Musikern, um durch den Einsatz von Musik und Musizieren in Kliniken und Gesundheitseinrichtungen Krankheit besser zu bewältigen

IM DEUTSCHSPRACHIGEN RAUM:

Akademie für Singen und Gesundheit

>>> www.healingsongs.de

Website der Ehrenvorsitzenden von Singende Krankenhäuser Wolfgang Bossinger und Katharina Neubronner. Enthält viele Informationen zu heilsamen Wirkungen des Singens in Prävention und Therapie, Singleiter- und Singkreisverzeichnisse, zu Seminaren, Gesang, Stimmbildung, Musiktherapie, Gesangsforschung.

Il canto del mondo e.V.

>>> www.il-canto-del-mondo.de

Internationales Netzwerk zur Förderung der Alltagskultur des Singens. Das Netzwerk fördert insbesondere mit Canto elementar das Singen zusammen mit Senioren in Kindergärten und mit Canto family das Singen im Familienkontext. Der Begründer des Netzwerkes Dr. Karl Adamek und seine Mitstreiter machen sich dafür stark, das Singen und seine gesundheitsfördernden Wirkungen wieder mehr im Alltag der Menschen und in der Gesellschaft zu etablieren

Singen mit Kindern

>>> www.singen-mit-kindern.de

Die Stiftung fördert schwerpunktmäßig durch konkrete Projekte das Singen mit Kindern vor allem im Bereich der Familien, der Kindertagesstätten und der Grundschulen.

Singen mit Kindern

>>> www.klasse-wir-singen.de

Um dieser Entwicklung zu begegnen und das Singen in der Gesellschaft wieder neu zu beheimaten, wurde "Klasse! Wir singen" in der Region Braunschweig im März 2007 als Schulprojekt vom Braunschweiger Domkantor Gerd-Peter Münden initiiert. Ein durchdachtes pädagogisches Konzept, das die individuellen Bedürfnisse, Kenntnisse und Fähigkeiten der Lehrerinnen und Lehrer und ihrer Schülerinnen und Schüler berücksichtigt, und zum Abschluss alle teilnehmenden Klassen einer Region zu großen Erlebnis-Liederfesten in repräsentativen Hallen zusammenführt.

Deutsche Stiftung Singen

>>> www.deutschestiftungsingen.de

Die Stiftung fördert das „einfache" Singen der Menschen im Alltag. Es geht also nicht um künstlerisches Singen, sondern um geselliges Singen in Familien, im Kindergarten, in der Schule als Lebensart

Verein „Eltern-Kind-Singen"

>>> www.eltern-kind-singen.ch

Der Verein fördert frühkindliches Musikerleben insbesondere durch gemeinsames Singen von Eltern und Kindern, durch Weiterbildungen und die Verbreitung von Eltern-Kind-Singgruppen

Schweizer Stimmvolk

>>> www.stimmvolk.ch

Der Verein Schweizer Stimmvolk organisiert Sing-Aktionen und – Veranstaltungen, mit denen er Menschen ermöglichen will die Freude am Singen zu teilen und sich kreativ-sinnlich gesellschaftlich und politisch zu engagieren, indem gemeinsam die Stimme erhoben wird für wichtige gesellschaftliche Anliegen (u. a. offene Begegnungskultur und Förderung von Toleranz durch gemeinsames Singen von Schweizer Liedern und Liedern anderer Kulturen, Nachhaltigkeit und Erhaltung der Erde)

Deutscher Chorverband e. V.

>>> www.saengerbund.de

>>> www.deutscher-chorverband.de

Umfangreiche Informationen zum Chorsingen

Deutsche musiktherapeutische Gesellschaft e. V.

>>> www.musiktherapie.de

Die Gesellschaft fördert Forschung, Lehre sowie Praxis der Musiktherapie

Deutsche Gesellschaft für Musikgeragogik e.V.

>>> www.dg-musikgeragogik.de

Die Gesellschaft fördert die Ausbildung im Fach Musikgeragogik, sowie musikalische Bildungsangebote für ältere Menschen

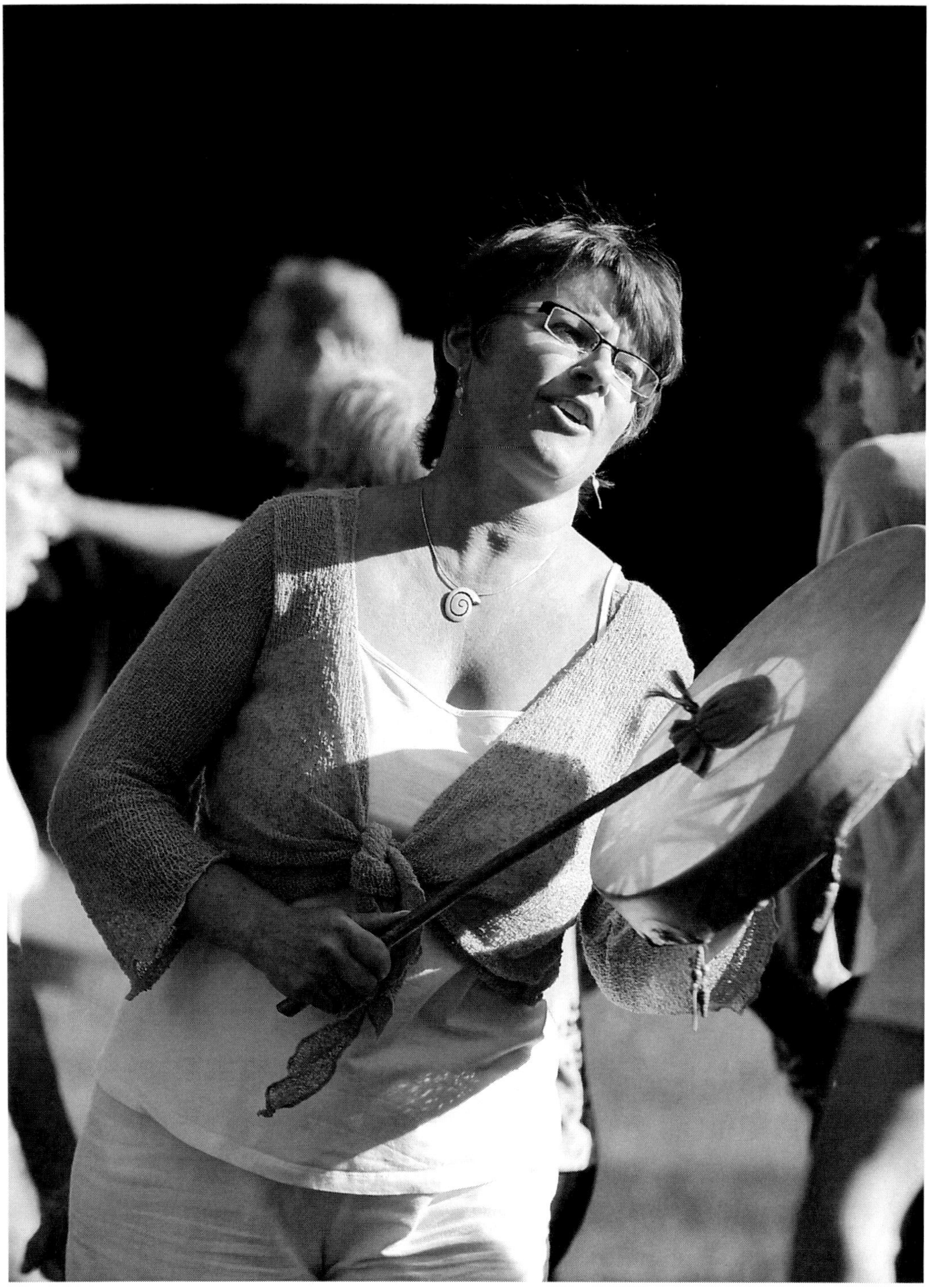